U0210481

实用儿科疾病诊断与治疗

主　编　周嘉云　宋茂媛　孙尚菲　谢桂玲
副主编　朱艳姬　葛兴净　丁文玲　王明芳
编　委（按姓氏笔画排序）

　　　　丁文玲　马克玲　王明芳　朱艳姬　刘　敏

　　　　孙尚菲　孙笑茜　宋茂媛　周嘉云　葛兴净

　　　　谢桂玲

科学出版社

北　京

内 容 简 介

本书共 18 章，详细阐述了儿科各种常见病、多发病、疑难病、危急重症的诊断、鉴别诊断和治疗的思路、方法、步骤与要点。本书内容充实全面，重点突出，简明扼要，实用性强。

本书是儿科住院医师、妇幼保健医师、基层临床工作者及儿科进修医师、实习医生实用的儿科临床医学参考书。

图书在版编目（CIP）数据

实用儿科疾病诊断与治疗 / 周嘉云等主编. —北京：科学出版社，2021.1
ISBN 978-7-03-066240-8

Ⅰ. ①实… Ⅱ. ①周… Ⅲ. ①小儿疾病－诊疗 Ⅳ. ①R72

中国版本图书馆 CIP 数据核字（2020）第 182475 号

责任编辑：朱 华 郭雨熙/责任校对：贾娜娜
责任印制：李 彤/封面设计：范 唯

科学出版社 出版
北京东黄城根北街 16 号
邮政编码：100717
http://www.sciencep.com

北京虎彩文化传播有限公司 印刷
科学出版社发行 各地新华书店经销

*

2021 年 1 月第 一 版 开本：787×1092 1/16
2021 年 1 月第一次印刷 印张：11 1/2
字数：320 000
定价：139.00 元
（如有印装质量问题，我社负责调换）

前　言

本书的编写工作，是根据临床医生岗位胜任力目标、按照临床医院对儿科医师的要求，再借鉴国内外儿科学诊疗技术及研究所成的儿科学专业学科体系，体现了科学性、实用性、代表性和适用性。本书内容整合了实用知识体系，注重系统性，保证点面结合，突出基本知识、基本理论和基本操作。

本书由儿科一线的专家共同编写完成，他们从事儿科学临床、教学和科研工作，有丰富的临床经验。本书注重住院医师临床思维的培养，使学生快速把握儿科学关键点，高效掌握并解决临床实践中遇到的具体问题。

本书共 18 章。详细阐述了儿科各种常见病、多发病、疑难病、危急重症，结合基层医师需求，重点阐述了疾病的临床特点、诊断与鉴别诊断要素、辅助检查、治疗要点、经验指导和预后等。许多诊疗方法是作者多年从事临床实践的经验总结，内容新颖，简明实用，查阅方便。

本书适合广大基层医院医生，各大医院的住院、进修、实习医生及医学院校师生参考使用。

由于编写人员水平和经验有限，难免存在不妥之处。恳请使用本书的广大师生和儿科的同道们批评指正，以便再版时进一步完善。

《实用儿科疾病诊断与治疗》编写组

2021 年 1 月

目　　录

第一章 生长发育与儿童保健

第一节 生长发育概念与小儿年龄分期

生长指小儿身长、体重的增加和各器官的长大，是量的增加；发育指细胞、组织、器官功能完善和成熟，是质的改变。两者之间紧密相连，不易分开。生长发育是小儿不同于成人的基本特征，它既是一个连续的过程，又具有阶段性，也受遗传、性别、内分泌、营养、生活环境、疾病等多种因素的影响。

小儿年龄分期：根据小儿的解剖、生理、心理和病理等特点，一般将小儿年龄分为八个不同阶段或年龄期，有助于掌握儿童保健和医疗工作的特点和重点。各期既有区别，又有联系，不能截然分开。

1. 胎儿期（fetal period） 从精子和卵子结合形成受精卵开始至小儿出生的时期。

2. 围生期（perinatal period） 指出生前、后的一个特定时期。我国采用定义为：自胎龄满28周至出生后7足天内。

3. 新生儿期（neonatal period） 自胎儿娩出、脐带结扎开始至出生后28天内。

4. 婴儿期（infant period） 从出生后至满1周岁前。

5. 幼儿期（toddler's age） 1周岁后到满3周岁前。

6. 学龄前期（preschool age） 3周岁后到6～7岁入小学前。

7. 学龄期（school age） 从入小学起（6～7岁）到进入青春期前（女12岁，男13岁）。

8. 青春期或少年期（adolescence） 女孩从11～12岁开始到17～18岁，男孩从13～14岁开始到19～20岁。

第二节 体格生长和骨骼发育

【体重】

足月新生儿出生体重约3200g，男婴略重于女婴，城市重于农村。出生后3～4日有生理性体重下降，下降原有体重的3%～9%，至7～10日体重逐渐恢复至出生时的体重。出生前3个月每个月增长700～800g，4～6个月时，每个月增长500～600g；6个月后体重增长速度减慢，每个月平均增长300～400g。一般在3个月时体重可达出生时的2倍（6kg），1岁时达3倍（9kg），2岁时达4倍（12kg），2岁后到12岁前（青春期前）平均每年约增长2kg。可按以下公式粗略估计小儿体重：

1～6个月　　体重（kg）＝出生体重＋月龄×0.7

7～12个月　　体重（kg）＝6＋月龄×0.25

2～12岁　　体重（kg）＝年龄×2＋8

【身长（身高）】

身长是从头顶到足底的全身长度。3岁以下仰卧位测量称身长，3岁以后站立位测量称身高。足月新生儿出生时身长约50cm，男婴略长于女婴，城市长于农村。第1年身长约增长25cm，第二年增长10cm。一般1岁时达75cm，2岁时达85cm，2岁后到12岁前（青春期前）平均每年约增加5.0～7.5cm，青春期时身高加速增长。可按以下公式粗略估计小儿身高：

2～12岁　　身高（cm）＝年龄×7＋70

上部量、下部量与身体中点：上部量指从头顶至耻骨联合上缘的长度，下部量指从耻骨联合上缘至足底的长度。出生时上部量＞下部量，中点在脐上；2岁时中点移至脐下；6岁时中点在脐与耻骨联合上缘之间；12 岁时上部量=下部量，中点在耻骨联合上缘。

【坐高】

坐高是从头顶至坐骨结节的长度，因下肢增长速度随年龄增加而加快，坐高占身高的百分数则随年龄而下降，此百分数可反映肢体的生长情况。

【指距】

指距是两上肢向左右平伸时两中指尖的距离，反映上肢长骨的发育情况。正常人指距略短于身高。如指距大于身高，可见于 Marfan 综合征。

【头围】

经眉弓上方、枕后结节绕头一周的长度为头围，反映脑和颅骨的发育情况。出生时头围约 34cm，出生后前半年增长最快，增长 9～10cm，后半年增加 3cm，故 6 个月时达 44cm，1 岁时达 46cm，1 岁后增长减慢，2 岁时 48cm，5 岁时 50cm，15 岁时接近成人头围，为 54～58cm。

【胸围】

沿乳头下缘水平绕胸一周的长度为胸围，反映胸廓、肺、肌肉和皮下脂肪的发育情况。出生时胸围比头围小 1～2cm，约 32cm，1 岁后胸围赶上头围。

【腹围】

平脐（婴儿以剑突与脐之间的中点）水平绕腹一周的长度为腹围。2 岁前腹围与胸围大致相等，2 岁后腹围小于胸围。因影响腹围因素较多，一般体检不测量。如有腹水，需定时测量，动态观察。

【上臂围】

沿肩峰与尺骨鹰嘴连线中点的水平绕上臂一周的长度为上臂围，反映上臂肌肉、骨骼、皮下脂肪和皮肤的发育，可用于评估 1～5 岁小儿营养状况。评估标准：＞13.5cm 为营养良好，12.5～13.5cm 为营养中等，＜12.5cm 为营养不良。

【头颅骨发育】

前囟：出生时为 1.5～2.0cm，1～1 岁半闭合。

后囟：出生时很小或已经闭合，出生后 6～8 周闭合。

骨缝：出生时稍分离或重叠，出生后 3～4 个月闭合。

【牙齿发育】

乳牙总数 20 个，恒牙 32 个（或 28 个，第三磨牙也有终身不出者）。

1. 出牙时间 乳牙于出生后 4～10 个月开始萌出，2～2 岁半出齐；2 岁以内乳牙数等于月龄减 4～6。恒牙 6 岁左右开始萌出（称第一磨牙或六龄齿），7～8 岁开始按乳牙出牙先后顺序逐个以恒牙换代，12 岁左右出第二磨牙，18 岁以后出第三磨牙，20～30 岁时出齐。

2. 乳牙出牙顺序

$$\frac{9\ 6\ 8\ 3\ 2\ |\ 2\ 3\ 8\ 6\ 9}{10\ 5\ 7\ 4\ 1\ |\ 1\ 4\ 7\ 5\ 10}$$

【脊柱发育】

出生时脊柱是直的。3 个月小儿抬头时出现颈椎前凸（第一个生理弯曲），6 个月小儿能坐时出现胸椎后凸（第二个生理弯曲），1 岁小儿站立行走时出现腰椎前凸（第三个生理弯曲），从而形成脊柱的自然弯曲，至 6～7 岁时随韧带的发育而固定。

【骨化中心发育】

临床上通常采用左腕、掌、指骨正位 X 线片来了解和判断小儿的骨骼发育年龄。小婴儿可采用膝及髋部 X 线片来了解发育情况。腕部在出生时无骨化中心，其出生后的出现顺序为：头状骨、钩骨（3 个月左右）；下桡骨骺（1 岁左右）；三角骨（2～2 岁半）；月骨（3 岁左右）；大、小多角骨（3 岁半～5 岁）；舟骨（5～6 岁）；下尺骨骺（6～7 岁）；豆状骨（9～10 岁）。10 岁时出齐，共 10 个。简易计算法：10 岁以前腕部骨化中心数目等于年龄加 1。骨龄（bone age）即为正常小儿出现此数目骨化中心的年龄。临床上多根据骨化中心的数目及每个骨化中心的出现时间、大小、形态、密度等与标准骨龄图谱进行比较，其骨骼成熟度相当于某一年龄标准图谱时，该年龄即为其骨龄。

第三节　神经精神发育

神经精神发育包括感知、运动、语言和认知、情感、性格等方面的发育。其主要发育进程要点见表 1-1。

表 1-1　小儿神经精神发育进程表

月（年）龄	动作	语言	接触人、物的反应
1 个月	无规律，不协调动作；紧握拳	能哭叫	铃声使全身活动减少
2 个月	直立及俯卧位时能抬头	发出"咕咕"声	能微笑，眼及头随物转动
3 个月	仰卧扶起时头不后垂	认识奶瓶，转头向声源
4 个月	坐位时抬头自由，握持玩具	"咿呀"作声	抓面前物件
6 个月	翻身，扶起时能站立、跳跃，握物、抱奶瓶	发单音，听到喊声有反应	伸手取物
9 个月	坐稳、会爬	发"哒""妈"单音	开始分辨亲人与陌生人
12 个月	能站，自扶床沿或搀着手能跨步，用拇、示指捡物	理解一些单词的意思，如"给我""再见"，叫"妈妈"	能指物件表示需要
15 个月	独立行走，起坐	听懂一些日常用语	表示需要，指点自己眼、鼻
18 个月	爬台阶，扶栏上楼	说出身体各部分名称	用匙进食，喜看图，能翻几页书，认识几种图中物
2 岁	跑，上楼，扶栏下楼，踢球	说短句，如"我要苹果"等	戴帽，拉好裤子，白天能控制大小便
3 岁	两足交替上楼梯	数到 10，说短歌谣	认识图中物，较好控制大小便，模仿大人动作
4 岁	爬上梯子，穿、脱衣，模仿游戏	叙述发生的事情，唱歌，说自己姓名、年龄	好发问，记忆力强
5 岁	足尖走路，系鞋带，单腿跳	开始识字	能分辨出 10 种颜色，画人像

第四节　儿童保健要点

1. 营养指导

（1）大力提倡母乳喂养。

（2）加强断乳后营养。

（3）注意幼儿、学龄前儿童和小学生营养。

2. 预防接种

（1）1 岁以内婴儿必须完成计划免疫的初种任务。

（2）1 岁以后儿童必须完成计划免疫的复种任务。

（3）根据需要和条件选择进行其他疫苗的接种。

3. 开展早期教育。

4. 加强体格锻炼。

（1）"三浴"（空气浴、日光浴、水浴）锻炼。

（2）体育运动。

5. 定期健康检查和新生儿访视

（1）进行 4、2、1 健康检查

1）1 岁以内儿童每 3 个月健康体检 1 次，全年共 4 次。

2）1～3 岁儿童每半年健康体检 1 次，全年共 2 次。

3）3 岁以上儿童每年健康体检 1 次，全年 1 次。

（2）新生儿访视：不应少于 4 次（于出生后第 3、7、14、28 天）。

6. 常见病防治和先天性疾病筛查

（1）"四病"（营养不良、佝偻病、缺铁性贫血、腹泻病）防治。

（2）矫治缺点（如弱视、龋齿、不良卫生习惯等）；纠正生长发育偏离（如生长发育迟缓、肥胖症等）。

（3）筛查先天性遗传代谢性疾病［如苯丙酮尿症、先天性甲状腺功能减低症、6-磷酸葡萄糖脱氢酶（G-6-PD）缺乏症、先天性髋关节脱位等］。

7. 加强托幼机构管理。

8. 改善儿童生存环境。

第五节　计划免疫与预防接种

计划免疫和预防接种是控制和消灭传染病的最有效措施。

（一）计划免疫的接种程序

计划免疫的接种程序见表 1-2。

表 1-2　国家免疫规划疫苗儿童免疫程序表（2016 年版）

接种年（月）龄

疫苗种类	缩写	出生时	1月	2月	3月	4月	5月	6月	8月	9月	18月	2岁	3岁	4岁	5岁	6岁
乙肝疫苗	HepB	1	2					3								
卡介苗	BCG	1														
脊灰灭活疫苗	ZPV			1												
脊灰减毒活疫苗	OPV				1	2								3		
百白破疫苗	DTap				1	2	3				4					
白破疫苗	DT															1
麻风疫苗	MR								1							
麻腮风疫苗	MMR										1					
乙脑减毒活疫苗[1]	JE-L								1		2					
乙脑灭活疫苗[1]	JE-I								1、2		3					4
A群流脑多糖疫苗	MPSv-A							1		2						
A群C群流脑多糖疫苗	MPSv-AC												1			2
甲肝减毒活疫苗[2]	HepA-L										1					
	HepA-I										1	2				

注：1. 选择乙脑减毒活疫苗接种时，采用两剂次接种程序。选择乙脑灭活疫苗接种时，采用四剂次接种程序；乙脑灭活疫苗第 1、2 剂间隔 7～10 天。

2. 选择甲肝减毒活疫苗接种时，采用一剂次接种程序。选择甲肝灭活疫苗接种时，采用两剂次接种程序。

（二）其他疫苗接种

根据流行季节和地区选择进行流行性脑脊髓膜炎菌苗、风疹疫苗、腮腺炎疫苗、甲型肝炎疫苗、流感疫苗等疫苗接种。

（三）预防接种注意事项

1. 有发热时可延缓接种。

2. 接种百白破疫苗后出现严重接种反应，如虚脱、休克、高热、抽搐或其他神经系统症状者，下一次停止注射百白破三联疫苗，只注射白破二联类毒素疫苗。

3. 有免疫缺陷或进行免疫抑制剂治疗时，不能接种活疫苗。

4. 在 6～8 周肌内注射过丙种球蛋白者，不宜接种麻疹、风疹、腮腺炎疫苗。

5. 有惊厥史及脑发育不良者不应接种百白破疫苗。

（四）接种反应及处理

1. 局部反应　在接种疫苗后 24h 左右在局部发生红、肿、热、痛等现象，反应轻者不需处理，反应强者可进行热敷。

2. 全身反应　主要表现为发热、头痛及偶有恶心、呕吐、腹痛、腹泻等症状，一般经降温、多饮水、适当休息后都可以很快恢复。

3. 异常反应　较少见。主要表现为晕厥，一旦发生让孩子平卧，保持安静，或喂饮热开水或糖开水，一般在短时间内可恢复。若数分钟后不恢复或出现过敏反应者，注射 1∶10 000 的肾上腺素，剂量 0.1～0.3ml/（kg·次），经上述处理仍不见效需迅速转院。

第六节　添 加 辅 食

（一）添加辅食的原则

1. 由少到多，由稀到稠，由细到粗，由一种到多种。

2. 应在小儿健康、消化功能正常时逐步添加。

（二）添加辅食的时间和步骤

1.1～3 个月　水果汁、青菜汤、米汤、鱼肝油和钙片。

2.4～6 个月　米糊、稀粥、蛋黄、鱼泥、菜泥、果泥。

3.7～9 个月　粥、烂面、碎菜、蛋、鱼、肝泥、肉末、豆腐、饼干、馒头片、面包片、熟土豆、芋头等。

4.10～12 个月　粥、软饭、烂面条、豆制品、碎菜、碎肉、带馅食品等。

（三）添加辅食注意事项

小儿在患病或炎热季节时暂不添加或更换新的食品，以免引起消化功能紊乱。

第二章　新生儿与新生儿疾病

第一节　新生儿分类

由于新生儿学的发展，既往仅以胎龄来区分足月儿或早产儿已远不能满足临床需要。目前分别根据胎龄、出生体重、体重和胎龄的关系及出生后周龄等对新生儿进行分类。

（一）按胎龄分类

1. 足月儿　指 37 周≤胎龄＜42 周（259～293 天）的新生儿。

2. 早产儿　指胎龄＜37 周（＜259 天）的新生儿。其中第 37 周（253～258 天）的早产儿因成熟度已接近足月儿，故又称过渡足月儿。

3. 过期产儿　指胎龄≥42 周（≥294 天）的新生儿。

（二）按出生体重分类

1. 低出生体重儿　指出生 1h 内体重＜2500g 者，其中大多数为早产儿和小于胎龄儿；凡＜1500g 者，称极低出生体重儿；＜1000g 者称超低出生体重儿或微小儿（tiny baby）。

2. 正常出生体重儿　指出生体重为 2500～4000g 的新生儿。

3. 巨大儿　指出生体重＞4000g 的新生儿，包括正常和有疾病者。

（三）按体重与胎龄的关系分类

1. 小于胎龄儿　指出生体重在同胎龄平均体重第 10 百分位数以下的新生儿，有早产、足月、过期小于胎龄儿之分。我国将胎龄已足月，而体重＜2 500g 的新生儿称足月小样儿，是小于胎龄儿中发生率较高的一种。

2. 适于胎龄儿　指出生体重在同胎龄平均体重第 10～90 百分位数之间的新生儿。

3. 大于胎龄儿　指出生体重在同胎龄平均体重第 90 百分位数以上的新生儿。

（四）按出生后周龄分类

1. 早期新生儿　指出生后 1 周以内的新生儿。处于子宫与外环境转变阶段，体内脏器发育尚不完善，患病率与死亡率较高，需加强监护及护理。

2. 晚期新生儿　指出生后 2～4 周的新生儿。一般情况较稳定，但仍应加强护理。

（五）高危儿

高危儿指已经发生或可能发生危重疾病而需要监护的新生儿。

第二节　新生儿胎龄评估

胎龄（gestational age，GA）系指胎儿在宫内的周龄或日龄。如果母亲月经规则，以末次月经第 1 天起至出生的时间计算胎龄是比较准确的。临床上则常以预产期推断胎龄。预产期的推算方法：以胎龄为整 40 周计算，则预产期为末次月经的月份－3 或＋9、日期＋7（阳历）；但如果母亲月经不规则或其他原因不易推算时，则需通过出生 48h 内新生儿外表特征和神经肌肉系统检查评估胎龄，称胎龄评估（assessment of gestational age）。

（一）足月儿与早产儿外观特点

足月儿与早产儿外观特点见表 2-1。

表 2-1 足月儿与早产儿外观特点

部位	早产儿	足月儿
皮肤	发亮，水肿，毳毛多	肤色红润，皮下脂肪丰满，毳毛少
头发	乱如绒线头	头发分条清楚
耳郭	软，缺乏软骨，可折叠，耳舟不清楚	软骨发育良好，耳舟成形、直挺
指甲	未达指尖	达到或超过指尖
跖纹	足底纹理少	足纹遍及整个足底
外生殖器	男婴睾丸未降，阴囊少皱裂；女婴大阴唇不发育，不能遮盖小阴唇	男婴睾丸已降，阴囊皱裂形成；女婴大阴唇发育，可覆盖小阴唇及阴蒂

（二）神经肌肉成熟度检查方法

1. 姿势 婴儿取仰卧位，保持安静，观察婴儿体位。

2. 方窗征 检查者用拇指将婴儿的手向前臂屈曲，可稍用力使之充分屈曲，测量小鱼际隆起与前臂腹侧的夹角，操作时不要旋转婴儿腕关节。

3. 足背屈 检查者的拇指放在婴儿足底，其他手指放在小腿背后，可稍用力使足尽可能向小腿前侧背屈，测量足背与小腿前侧之间的夹角，按角度评分。

4. 前臂回缩 婴儿取卧位，检查者用双手将婴儿两前臂压向上臂，使肘部弯曲，5s 后拉回前臂使其伸直，随即放手，按婴儿前臂弹回的位置评分。

5. 下肢回缩 将髋与膝充分屈曲 5s 后，牵引两足使伸直，随即放手，按髋与膝弹回的位置评分。

6. 腘角征 检查者在婴儿右侧以左手拇指与示指抵住膝部，使之与身体呈 60°后，检查者以右手拇指和示指抬起踝后方，使小腿充分伸展，测量在腘窝处所形成的角度。

7. 足跟触耳 婴儿取仰卧位，拉婴儿足轻轻弯向其头部，观察与头的距离及膝部伸展程度，按角度评分（注意使膝部处于自然状态，并沿腹部侧面牵拉）。

8. 围巾征 将婴儿一侧手牵引至对侧肩部，尽可能放在对肩后方，观察肘部的位置是否超过躯干中心线（胸骨中线）。

9. 屈颈征 婴儿仰卧位，抓住婴儿双手（若为极小婴儿则抓前臂）慢慢拉向坐位，观察头部与躯干的相对位置，肌张力较强者头能与身体保持呈一条线，甚至头向前倾。

10. 腹部悬吊 置婴儿于俯卧位，检查者用一只手伸入婴儿下腹部将婴儿抬起使其离开检查台，观察婴儿，①背部弯曲程度：肌张力强者背部较平，弱者背部弯曲；②下肢屈曲度：肌张力强者下肢稍向背部伸直，弱者荡向下方；③头与躯干的关系：肌张力强者头向上抬起，稍高于躯干，弱者头向下弯曲。

（三）简易胎龄评估法

简易胎龄评估法见表 2-2。

表 2-2 简易胎龄评估法（胎龄周数=总分+27）

体征	0分	1分	2分	3分	4分
足底纹理	无	前半部红痕不明显	红痕>前半部，褶痕<前1/3	褶痕>前2/3	明显深的褶痕>前2/3
乳头形成	难认，无乳晕	明显可见，乳晕淡、平，直径<0.75cm	乳晕呈点状，边缘不突起，直径<0.75cm	乳晕呈点状，边缘突起，直径>0.75cm	—
指甲	—	未达指尖	已达指尖	超过指尖	—
皮肤组织	很薄，胶冻状	薄而光滑	光滑，中等厚度，皮疹或表皮翘起	稍厚，表皮皱裂翘起，以手足最明显	厚，羊皮纸样，皱裂深浅不一

注：各体征的评分如介于两者之间，可用其均数。

第三节 正常新生儿特殊表现

正常新生儿中存在一些特殊表现，属于正常范围，但有些只限于个别新生儿，且多在短期内存在。现简要介绍如下：

1. 新生儿红斑 常在出生后 1～2 天出现，原因不明，可能与皮肤薄嫩、表皮角质层发育不良、出生后与大自然接触皮肤受刺激有关。皮疹为大小不等、边缘不清的多形性红斑，散布于头面部、躯干及四肢。婴儿无不适感，多在 1～2 天内迅速消退。

2. 青记 为青蓝色斑，是新生儿的一种先天性色素沉着，源于神经嵴的黑色素细胞在向表皮移行时，未能穿过表皮与真皮的交界，潴留在真皮中延迟消失所致。青记可几厘米大小或大片融合，分布于腰、背、臀及大腿部。多数在 2～3 岁消退，极个别 7～8 岁自然消失。

3. 粟粒疹 在鼻尖、鼻翼、颊等处，常可见到皮脂腺堆积形成针头样黄白色的粟粒状疹，脱皮后自然消失。

4. 汗疱疹 炎热季节，常在前胸、前额等处见到针头大小的汗疱疹，又称白痱。因新生儿汗腺功能欠佳所致。

5. 马牙或板牙 新生儿上腭中线和齿龈部位有散在黄白色、米粒大小隆起颗粒，系上皮细胞堆积或黏液腺分泌积留所致，于出生后数周或数月自行消失，属正常现象，不宜挑刮，以免发生感染。

6. 额外齿 在正常新生儿中可出现，常于乳牙的下中切牙位置上萌出 1 个或 1 个以上的易位切牙，此牙松动易落，无釉质。

7. 生理性黄疸 详见"新生儿黄疸"一节。

8. 生理性体重下降 新生儿出生后 2～4 天体重可下降 6%～9%，最多不超过 10%，约经 10 日即可恢复。其原因可能与最初几天进食较少、非显性失水增加及水钠排出等有关。提早喂哺可防止或减少生理性体重下降。

9. 假月经 部分女婴在出生后 5～7 天可见阴道流出少量血液，持续 1～3 天自止，此系母亲雌激素在孕期进入胎儿体内，出生后突然中断所致。一般不必处理。

10. 乳腺肿大 男、女足月新生儿均可发生，出生后 3～5 天出现，如蚕豆到鸽蛋大小，是因母亲的孕酮和催乳素经胎盘至胎儿，出生后母体雌激素中断所致。多于 2～3 周消退，不需处理，如强行挤压，可致继发感染。

第四节 早产儿特点与护理

早产儿又称未成熟儿，指胎龄不足 37 周的活产婴儿，常与母亲孕早期疾病、外伤、生殖器畸形、过度劳累有关；多胎、胎儿畸形及胎盘异常也是引起早产的原因。

【临床表现】

（一）外观特点

早产儿与足月小样儿（足月小于胎龄儿）大多属低出生体重儿，但其外观有明显差异，胎龄越小差异越明显。其外观特征见表 2-3。

表 2-3 早产儿和足月小样儿外观特征

部位	早产儿	足月小样儿
皮肤	薄、水肿、黄亮、胎毛多、胎脂多，皮下脂肪少、多皱纹	极薄、干燥脱皮、胎毛少、胎脂少、皮下脂肪少、多皱纹
头发	细而卷，乱如绒线头	细而齐，如梳纹状
耳郭	软，软骨发育差，紧贴颞部，耳舟不清楚	如正常新生儿
颅骨	头相对较大，多颅骨软化	如正常新生儿

续表

部位	早产儿	足月小样儿
指（趾）甲	软、多不超过指（趾）端	如正常新生儿
跖纹	仅见跗趾跟部 1～2 条纹	整个足底均有纹（37～38 周足跟无纹）
外生殖器	阴囊皱裂少、睾丸未降；大阴唇发育差，常不能遮盖小阴唇	如正常新生儿

（二）呼吸功能

早产儿呼吸中枢发育不成熟，呼吸常不规则，吸奶后可有暂时性青紫，甚至发生呼吸暂停（呼吸停止在 20 秒以上，伴心率减慢，<100 次/分，并出现青紫）。肺泡表面活性物质少，易发生肺透明膜病及肺不张。

（三）消化功能

1. 早产儿吸吮能力差，吞咽反射弱，贲门括约肌较松弛，幽门括约肌较紧张，胃容量小，易产生喂养困难、呛奶、溢奶，如护理不当可导致吸入性肺炎。

2. 各种消化酶不足，胆酸分泌较少，不能将脂肪乳化，故脂肪消化吸收差，易发生消化不良、腹泻，在缺氧缺血、喂养不当情况下，可发生坏死性小肠结肠炎。

3. 肝功能发育较差，葡萄糖醛酸转移酶缺乏，导致生理性黄疸程度较足月儿严重，且持续时间长；肝合成凝血因子不足及铁、维生素 A、维生素 D 等储存少，易出现颅内出血、肺出血、贫血、低钙血症等。

（四）肾功能

肾小球滤过率低，对尿素、氯、钾、磷的清除率低下；抗利尿激素不足，肾小管浓缩功能较差，因此早产儿易产生钠潴留、水肿；同时肾小管对醛固酮反应低下，如不注意补钠，易出现低钠血症。

早产儿调节酸碱平衡的能力较差，碳酸氢盐的肾阈值低，肾脏处理酸负荷能力不足，易发生代谢性酸中毒。在用普通牛奶人工喂养时，由于蛋白质量多，酪蛋白含量高，内源性氢离子产生增加超过肾小管排泄的能力时，即可发生晚期代谢性酸中毒，临床表现为面色苍白、反应差、生长迟缓、体重不增。改用人乳或婴儿配方乳喂养，以降低蛋白质量，改变酪蛋白和白蛋白的比例，使症状改善。

（五）代谢功能

1. 糖储备不足，肝糖原转变成血糖的功能低，当缺氧、寒冷时易产生低血糖。早产儿胰岛 B 细胞亦不成熟，故输入葡萄糖亦应谨慎，否则会产生高血糖。

2. 体内蛋白储存不足，常易发生低蛋白血症。

3. 甲状旁腺功能不成熟，加上肾脏排磷少，容易形成高磷低钙血症与低钙惊厥。

（六）神经系统

其成熟度与胎龄密切相关，胎龄越小，各种反射越差。早产儿肌张力亦低，四肢呈伸直位，拥抱反射常不完善。由于脑室管膜下存在着胚胎生发层组织，血管丰富，在无明显外伤或窒息情况下，常发生脑室管膜下出血和脑室内出血。

（七）免疫系统

胎儿被动免疫来自母亲，越近妊娠后期，提供免疫抗体越多，早产儿因提前分娩，来自母体的 IgG 含量低，其补体水平亦低下，吞噬细胞作用差，对感染的抵抗力弱。

（八）体温调节

因中枢神经系统发育未成熟，体温调节功能差，新生儿时期主要产热的棕色脂肪储存亦少，且体表面积相对较大，皮下脂肪薄，容易散热，故早产儿易出现低体温，甚至体温不升。由于早产儿汗腺发育差，在环境温度高时，可突发高热。

【护理】

1. 保暖 出生后立即采取保暖措施，方法因地制宜，如采用辐射式保暖床、暖箱、热水袋等。早产儿应根据体重、日龄选择适中温度或中性温度，它是一种适宜的环境温度，能保持新生儿正常体温，且耗氧量最少（表 2-4）。

表 2-4 不同出生体重早产儿的适中温度

出生体重（kg）	箱温			
	35℃	34℃	33℃	32℃
1.0	出生 10 天内	10 天以后	3 周以后	5 周以后
1.5	—	出生 10 天以内	10 天以后	4 周以后
2.0	—	出生 2 天以内	2 天以后	3 周以后
>2.5	—	—	出生 2 天以内	2 天以后

2. 喂养 目前主张早期足量喂养，体重过低或一般情况较差者可推迟喂养，但应静脉补液，以防低血糖。吸吮力差者可用胃管或滴管喂养，尽量以母乳或乳库奶喂养，必要时用早产儿配方奶；如用鲜牛奶则开始按 1∶1 稀释，以后渐至 3∶1，逐渐过渡为全奶。首次可试喂 10% 葡萄糖溶液 2ml/kg，以后奶量为 2～5ml/次，如能耐受，则每次增加 1～2ml，直至达到每日需要的热卡。

早产儿对热卡需求量有较大的个体差异，不可硬性规定。多数热卡可按 120kcal/（kg·d）计算供给，最大量需 160～180kcal/（kg·d）。

3. 呼吸管理 保持呼吸道通畅，早产儿仰卧时可在肩下置软垫以避免颈部曲折。出现青紫时可间断给氧，以维持血氧分压在 50～80mmHg。呼吸暂停早产儿可采用拍打足底、托背呼吸、放置水囊垫等方法；无效者可给予氨茶碱静脉滴注，负荷量为 5mg/kg，每日维持量为 2mg/kg；亦可用枸橼酸咖啡因静脉注射，负荷量为 20mg/kg，每日维持量为 2.5mg/kg；严重呼吸暂停时需用面罩或机械正压通气。

4. 预防感染 严格执行新生儿室的消毒隔离制度，加强脐部、皮肤皱褶处及臀部的护理，有感染者及时治疗，有传染病者及时隔离。

5. 维生素及铁剂的供给 出生后每日供给维生素 K_1 1mg，肌内注射或静脉滴注，共 3 天。出生后 4 天可服用复合维生素 B 半片及维生素 C 50mg，每日 2 次。出生后第 10 天可给予浓缩鱼肝油滴剂，每日 1 滴逐步增加到每日 3～4 滴，出生后 1 个月给予铁剂，10% 枸橼酸铁铵 2ml/(kg·d)。早产儿一般缺少维生素 E，无论何种喂养方式均需另加维生素 E 25mg/d，直至体重达到 1800g。

第五节　小于胎龄儿

小于胎龄儿（small for gestational age infant，SGA）指出生体重在同胎龄儿平均体重第 10 百分位数以下的新生儿。早产儿、足月儿和过期产儿均可发生，以足月儿为多见，后者又称为足月小样儿。

【诊断】

1. 询问母亲孕期疾病史及胎儿宫内发育情况。

2. 临床分型

（1）匀称型：此型占 10%～20%，患儿体重、身长、头围成比例减少，体型均匀。常与遗传、代谢缺陷及宫内感染有关。在妊娠早期生长即受损，各器官细胞数减少，易发生先天性畸形及永久性生长发育迟缓。

（2）非匀称型：此型占 80% 左右。患儿身长及头围受影响不大，但皮下脂肪减少或消失，呈营养不良外貌。在妊娠晚期生长受损，与妊娠期高血压综合征、胎盘功能不全等因素有关。各器官细胞数正常，因营养不良致使细胞体积变小，补充适量营养可恢复正常。

（3）混合型：较少见，以上病因均可存在，器官细胞数减少，体积亦缩小，先天畸形发生率高，死亡率亦高。

3. 临床分型的评估

（1）匀称型：<37周，重量指数>2.00；≥37周，重量指数>2.20。身长与头围之比>1.36。

（2）非匀称型：<37周，重量指数<2.00；≥37周，重量指数<2.20。身长与头围之比<1.36。

注：重量指数＝出生体重（g）×100/［身长（cm）］³。

4. 足月小样儿外观特点　参见早产儿外观特点部分（表2-3）。

5. 并发症

（1）围生期窒息：由于胎盘功能不全，慢性缺氧，易发生宫内窘迫及出生后窒息。

（2）胎粪吸入：因宫内缺氧，肠蠕动增加和肛门括约肌松弛，胎粪排入羊水，胎儿在产前或产程中吸入胎粪污染的羊水，导致胎粪吸入综合征。

（3）低血糖：由于肝糖原储存不足，糖原异生作用差，出生后代谢旺盛，25%～50%可发生低血糖症。

（4）红细胞增多症-高黏滞综合征：由于宫内慢性缺氧，红细胞代偿性增多，导致血液黏稠度增高，血流阻力增大，引起全身多器官功能受损。

（5）伴宫内感染者常有肝脾大、黄疸、皮疹、中枢神经系统畸形及视网膜脉络膜炎等。

【治疗】

1. 出生时处理　分娩前即作好复苏的准备，出生时尽量防止窒息及胎粪吸入，有呼吸困难及青紫者应予吸氧，以青紫消失为原则。注意保温，维持体温在36.5～37.0℃，必要时放入温箱。

2. 喂养　出生后2～4h经口喂养，先喂1～2次糖水，之后改为母乳或配方奶。因足月小样儿体重增长较快，第2周后热卡可渐增至120～150kcal/（kg·d），液量增至150ml/（kg·d），蛋白质每天3～4g/kg。

3. 低血糖治疗　出生后2天内每4～6h监测血糖一次，发生低血糖时先静脉注射25%葡萄糖溶液2～4ml/kg，然后以8～10mg/（kg·min）的速度维持。使血糖稳定在2.2mmol/L（40mg/dl）以上。

4. 红细胞增多症-高黏滞综合征的治疗　当静脉血细胞比容>0.65时，应进行部分换血。具体换血方法详见"新生儿红细胞增多症"一节。

5. 其他　及时纠正酸中毒，防止感染，有感染者及时治疗。

第六节　大于胎龄儿

大于胎龄儿（large for gestational infant，LGA）指出生体重大于同胎龄平均体重的第90百分位数的新生儿。出生体重>4kg者称为巨大儿。

【诊断】

（一）生理性

常与遗传有关，见于双亲或其中之一体格高大者，营养丰富的孕期母亲，食欲良好者，以及某些过期产儿。

（二）病理性

可发生于母亲有未控制糖尿病、溶血病、Beckwith综合征、大血管错位性先天性心脏病患儿。多与胰岛素增加有关，高胰岛素血症使葡萄糖转化为糖原，阻止脂肪分解，促进蛋白合成，使胎儿迅速成长。

1. 糖尿病母亲巨大儿　患儿巨大，器官功能相对不成熟，易早产，常合并窒息、颅内出血、肺透明膜病、低血糖（胰岛素增加所致）、低血钙（与甲状旁腺功能低下有关）、红细胞增多症、高胆红素血症等。约有 10%伴有先天性畸形。

2. Rh 溶血病巨大儿 除溶血表现外，易发生低血糖。

3. Beckwith 综合征 患儿体型大、突眼、舌大、内脏大，伴脐疝及其他畸形如腭裂、虹膜缺损、尿道下裂等。新生儿早期约 50%发生低血糖症。病死率较高。

4. 大血管错位巨大儿 主要表现为青紫、气促、心脏扩大，出生后早期易发生心力衰竭。

【治疗】

巨大儿不一定是成熟儿，但均属于高危新生儿，应密切监护，进行相应处理。

第七节　新生儿窒息

新生儿窒息（neonatal asphyxia）指患儿出生时无呼吸或出现呼吸抑制的情况；若出生时无窒息，数分钟后出现呼吸抑制者亦属窒息。凡使血氧浓度降低的任何因素都可引起窒息，各种影响母体与胎儿间血液循环、气体交换的因素都会造成胎儿窘迫，它可发生在妊娠期，但绝大多数在产程开始后，出生后窒息常为宫内窒息的延续。其发生率占活产婴儿的 5%～10%，是围生期死亡及致残的重要原因之一。

【病因】

造成新生儿窒息的病因可分为母亲因素、分娩因素及胎儿因素等（表 2-5）。

表 2-5　引起新生儿窒息的常见因素

母亲因素	分娩因素	胎儿因素
1. 高龄初产（＞35 岁）	1. 脐带脱垂	1. 早产儿、小于胎龄儿、巨大儿、多胎产儿
2. 糖尿病	2. 脐带打结、绕颈	
3. 心、肾疾病	3. 各种手术助产，如产钳、臀位、胎头吸引不顺利	2. 各种畸形
4. 贫血（Hb＜80g/L）		3. 羊水或胎粪吸入
5. 妊娠中毒症、高血压	4. 剖宫产、滞产、急产	4. 宫内感染所致神经系统受损
6. 胎盘早剥、前置胎盘、胎盘功能不全	5. 产程延长（第一产程＞24h，第二产程＞2h）	
7. 母亲吸毒、吸烟或被动吸烟	6. 分娩时不恰当使用镇静剂、镇痛剂	

【诊断】

（一）临床表现

1. 宫内窒息 早期有胎动增加，胎心率增快（≥160 次/分）；晚期胎动减慢甚至消失，胎心率变慢，羊水被胎粪污染而呈黄绿或墨绿色。

2. 窒息程度的评定 目前大多采用 Apgar 评分来评价刚出生婴儿的窒息程度：出生后 1min 评分在 8～10 分无窒息，4～7 分为轻度，0～3 分为重度。5min 评分仍低于 6 分者神经系统受损可能性较大（表 2-6）。

表 2-6　新生儿窒息 Apgar 评分

体征	出生后 1min 内评分			5min 评分	10min 评分
	0	1	2		
心跳（次/分）	0	＜100	≥100		
呼吸	无	呼吸浅表，哭声弱	呼吸佳，哭声响		
肌张力	松弛	四肢屈曲	四肢活动好		
吸清咽部黏液后弹足底或导管插鼻反应	无反应	有些动作	反应好		
皮肤颜色	紫或白	躯干红，四肢紫	全身红		

3. 多器官损害及并发症

（1）心血管系统：心源性休克、心力衰竭和持续胎儿循环。

（2）呼吸系统：羊水或胎粪吸入综合征，肺透明膜病。

（3）肾脏损害：较多见，急性肾衰竭时有少尿、蛋白尿、血尿素氮增高；肾静脉栓塞时可见血尿。

（4）中枢神经系统：缺氧缺血性脑病、颅内出血。

（5）代谢方面：酸中毒、低血糖、低钠血症、低钙血症。

（6）胃肠道：应激性溃疡、坏死性小肠结肠炎、高胆红素血症等。

（二）实验室检查

血氧分析：pH 降低、$PaCO_2$ 升高、PaO_2 下降；动态监测血电解质及肾功能指标变化；动态进行头颅 B 超扫描，有助于缺氧缺血性脑病及颅内出血的诊断，必要时作头颅 CT 或 MRS 检查。

【治疗】

（一）ABCDE 复苏方案

A（airway）：尽量吸净呼吸道黏液。

B（breathing）：建立呼吸，增加通气。

C（circulation）：维持正常循环，保证足够心搏出量。

D（drug）：药物治疗。

E（environment，evaluation）：保持环境温度，进行动态评价。

前三项最重要，其中 A 是根本，B 是关键，E 贯穿于整个复苏过程中。

（二）复苏程序

1. 最初复苏处理措施有，①置保暖处；②揩干全身；③摆好体位；④吸净黏液；⑤触觉刺激。

2. 有自主呼吸且心率＞100 次/分时，则评价肤色，如肤色红润或仅手足发绀，继续观察；如肤色发绀，则给予80%～100%氧吸入后观察。

3. 无自主呼吸和（或）心率＜100 次/分时，应先面罩加压给氧 15～30s。如有麻醉药物抑制，给纳洛酮后观察呼吸、心率，再有呼吸抑制时再次给药。如无麻醉药物抑制时，观察自主呼吸并评价心率，如心率＞100 次/分，且出现自主呼吸时继续观察；如心率在 60～100 次/分，且有增快趋势时，继续面罩加压给氧；如心率在 60～100 次/分且无增快趋势，或心率＜60 次/分时，行气管插管加压给氧，同时按压心脏 30s，如仍无好转则应用肾上腺素，必要时每 5min 重复一次，直至心率＞100 次/分时停止给药；有代谢性酸中毒时给予碳酸氢钠溶液，有出血、低血容量时给予扩容剂，有持续休克时使用多巴胺。

（三）复苏时常用药物及剂量

复苏时常用药物及剂量见表 2-7。

表 2-7　新生儿复苏常用药物剂量表

药物	浓度	预备量	剂量	途径和速度	备注
肾上腺素	1∶10 000	1ml	每次 0.1～0.3ml/kg	静脉注射或气管内注射	气管内注射时加 0.9%氯化钠溶液 1∶1 稀释
碳酸氢钠溶液	5%	10ml	每次 3～5ml/kg	静脉注射，＞5min 注完	有效换气后用
扩容剂		40ml	每次 10ml/kg	静脉注射，5～10min 注完	种类见后述
纳洛酮	0.4mg/ml 或 1mg/ml	1ml	每次 0.1mg/kg	肌内注射，静脉注射	
多巴胺			每次 5～15μg/（kg·min）	静脉滴注	密切观察心率及血压
多巴酚丁胺			每次 2.5～10μg/（kg·min）	同上	同上

注：扩容剂种类有自身胎盘血、全血、血浆、5%人血白蛋白、0.9%氯化钠溶液等。

（四）复苏后处理

1. 监护体温、呼吸、心率、血压、尿量、肤色和窒息所导致的神经系统症状及酸碱失衡、电解质紊乱等。

2. 新生儿如出现严重并发症，需转运至 NICU 治疗。

3. 呼吸平稳、面色转红半小时后停止给氧，并吸净胃内容物。

4. 凡进行气管插管或脐血管插管疑有感染可能者，需给予抗生素防治感染。

5. 重度窒息患儿应推迟喂养，并给予静脉补液 50～60ml/（kg·d）。

第八节　新生儿缺氧缺血性脑病

新生儿缺氧缺血性脑病（hypoxic-ischemic-encephalopathy，HIE）是新生儿窒息后的严重并发症，病情重，病死率高，可产生永久性神经功能障碍，如智力低下、癫痫、脑性瘫痪、共济失调等。足月儿多见，是儿童神经系统伤残的常见原因之一。

【诊断】

1. 有围生期窒息病史。

2. **临床表现**　出生后 1 周内尤其在 12h 内出现过度兴奋、嗜睡甚至昏迷等意识障碍，肌张力及原始反射和脑干功能（瞳孔改变、眼球震颤、呼吸节律）的改变及惊厥、脑水肿、颅内高压等表现。根据病情临床可分为轻、中、重三型（表 2-8）。

表 2-8　HIE 分度

项目	轻度	中度	重度
意识	过度兴奋	嗜睡、迟钝	昏迷
肌张力	正常	减低	松软
原始反射			
拥抱反射	稍活跃	减弱	消失
吸吮反射	正常	减弱	消失
惊厥	无	通常伴有	多见或持续
中枢性呼吸衰竭	无	无或轻度	常有
瞳孔改变	无	缩小	不对称，扩大或光反射消失
前囟张力	正常	正常或稍饱满	饱满、紧张
病程及预后	24h 左右，预后好有后遗症	大多数 1 周后症状消失，不消失者如存活，可能病死率高	多在 1 周内死亡，存活者症状持续数周，多有后遗症

3. **辅助检查**

（1）颅脑超声检查：可发现脑室变窄或消失（提示有脑水肿），脑室周围尤其是侧脑室外角后方有高回声区（系脑室周围白质软化、水肿引起），在局灶或广泛的脑实质缺血区域可见局部或散在高回声区。本检查简便价廉，能在床边操作，可用于系列随访。

（2）头颅 CT 检查：对脑水肿、脑梗死、颅内出血的类型及病灶部位等有确诊价值。

（3）MRI 或 MRS 检查：对超声及 CT 不能检测的某些部位的病变（如大脑皮质矢状旁区、丘脑、基底核梗死等）有助于诊断。

（4）脑电图：可出现异常棘波，有助于临床确定脑病变严重程度，判断预后和对惊厥的鉴别。

（5）血生化检测：血清肌酸磷酸激酶脑型同工酶（CPK-BB）测定，正常值＜10U/L，脑组织受损时增高。对确定脑组织损伤的严重程度及判断预后有帮助。

【治疗】

（一）支持疗法

1. 供氧、纠正酸中毒，要求 24h 血气恢复正常。

2. 纠正低血糖，按 6～8mg/（kg·min）输注葡萄糖，使血糖＞3.3mmol/L（60mg/dl）。注意防止高血糖。

3. 保证充分的脑血流灌注，监测心率、血压、周围循环及尿量，可用血浆等纠正低血压，必要时可用多巴胺 5～15μg/（kg·min）或多巴酚丁胺 2.5～10μg/（kg·min）静脉滴注，应从小剂量开始逐渐增加用量。

4. 补液，每日液量控制在 60～80ml/kg。

5. 保持适宜的环境温度，维持正常体温。

（二）抗惊厥治疗

1. 苯巴比妥钠　负荷量为 20mg/kg，15～30min 内静脉滴入，若不能控制惊厥，1h 后加用 10mg/kg；每日维持量为 5mg/kg。也可用苯妥英钠，用法和用量相同。

2. 地西泮　在上述药物效果不显著时可加用，剂量为 0.3～0.5mg/kg，直接静脉注射。在两药合用时应注意呼吸抑制的可能。

（三）脑水肿治疗

1. 甘露醇　首剂 0.5～0.75g/kg 静脉注射，之后可用 0.25～0.5g/（kg·次），每 4～6h 一次。

2. 呋塞米　剂量为每次 1mg/kg，必要时 4～6h 可重复应用。

3. 地塞米松　剂量为每日 0.5～1.0mg/kg，分次静脉滴注，48h 后减量，一般仅用 3～5 天。目前尚有争议，一般不主张使用。

（四）脑功能恢复治疗

1. 胞磷胆碱　剂量为 100～125mg/d，静脉滴注，连用 7～10 天为 1 疗程，可用 2～3 疗程。

2. 脑活素　剂量为 1～2ml/d，静脉滴注或肌内注射，7～10 天为 1 疗程，用 2～3 疗程。

3. 纳洛酮　剂量为 0.01～0.03mg/（kg·d），静脉给药，疗程 14～18 天。

4. 高压氧疗　每次 1～1.5h，10 天为 1 疗程，共 2～3 疗程。

第九节　新生儿肺透明膜病

新生儿肺透明膜病（hyaline membrane disease，HMD）又称新生儿呼吸窘迫综合征（neonatal respiratory distress syndrome，NRDS）。本病特点为出生后不久即出现进行性呼吸困难、青紫、呼气性呻吟、吸气性三凹征和呼吸衰竭；其病理特征为肺泡壁至终末细支气管壁上附有嗜伊红透明膜。主要见于早产儿、糖尿病孕妇所产婴儿及窒息儿，胎龄越早发病率越高。其为肺泡表面活性物质（pulmonary surfactant，PS）不足导致进行性肺不张所致。

【诊断】

（一）临床表现

1. 病史　早产儿、剖宫产儿、男婴、母亲有糖尿病患儿、有宫内窒迫和出生后窒息史患儿等。

2. 症状及特征　大多在出生后 1～3h 开始或在 6h 以内出现呼吸困难、青紫，伴三凹征及呼气性呻吟，并进行性加重。面色青灰，肌张力减弱，心音由强转弱，有时可在胸骨左缘听到收缩期杂音，两肺呼吸音减低，早期多无啰音，之后吸气末可闻及细湿啰音，肝可增大。重者多于 3 天内死亡，出生后第 2 天病死率最高，能生存 3 天以上者，随肺成熟度增加可逐步恢复。但不少患儿因并发肺炎，病情继续加重。

（二）辅助检查

1. X 线胸片检查　两肺野透光度普遍下降，内有均匀的细小颗粒状阴影，可见支气管充气征，最后两肺呈毛玻璃状，又称白肺，使支气管充气征显示更明显。

2. 肺成熟度评估

（1）羊水中卵磷脂/鞘磷脂（L/S）比例超过 2，表示肺已成熟，如小于 1 则大多不能存活。

（2）胃液泡沫试验：取出生后 1h 内婴儿胃液 0.5ml 加无水乙醇 0.5ml，置入直径约 1cm 的玻璃试管内，以拇指盖住管口用力振荡 15s 后静置 15min，无泡沫者为阴性，试管周边 1/3 或不足 1/3 有泡沫为+，液面周边大于 1/3 至整个管周有泡沫为++，试管周边有两层或更多泡沫为+++，阴性结果支持 HMD 诊断，+或++为可疑，+++可排除 HMD。其原理为表面活性物质有助于泡沫的形成，而纯乙醇则阻止泡沫的形成。

3. 其他检查

（1）血气分析：根据病情轻重表现为不同程度的 pH、PaO_2 下降及 $PaCO_2$ 升高。

（2）血电解质改变：血钠偏低，血钾早期正常，以后升高，常合并血钙及血糖降低及血胆红素增高。

【鉴别诊断】

1. B 族 β 溶血性链球菌感染性肺炎 国内少见，临床表现与胸片均似 HMD，但孕妇有羊膜早破史或妊娠后期感染史，应采血培养以资鉴别。

2. 湿肺 多发生于足月小样儿或剖宫产儿。病情较轻，病程较短，呈自限性，预后良好。

3. 胎粪吸入性肺炎 多见于足月儿、过期产儿，有窒息史或胎粪吸入史，胸片有不规则斑片状阴影，肺气肿明显。

【治疗】

（一）护理

患儿置于适宜环境温度，以减少氧耗，维持正常体温。出生后 3 日内控制液体摄入量在每天 60ml/kg 左右，热卡每日 50kcal/kg，病情严重者适当补充脂肪乳及氨基酸溶液。有条件者应用心电监护仪及经皮测氧仪，动态监测心率、呼吸、血压及血气的变化。

（二）纠正缺氧

纠正缺氧，使 PaO_2 维持在 50～70mmHg。

1. 早期用鼻塞持续正压通气（CPAP） 压力在 5～10cmH₂O，如压力过高可影响 CO_2 排出，导致肺泡破裂，心搏出量降低。

2. 机械通气 经以上通气 PaO_2 仍<50mmHg 或 $PaCO_2$>60mmHg，或频发呼吸暂停者，则应插管用呼吸机进行间隙正压通气（IPPV），加呼气末正压通气（PEEP），压力为 4～6cmH₂O。

（三）纠正酸中毒

如无条件测血气分析时，可先给予 5%碳酸氢钠溶液 3～5ml/kg，加等量 5%～10%葡萄糖溶液缓慢滴注，之后根据血气分析结果酌情补充。

（四）妥拉明的应用

本药有扩张肺血管、增加供氧的效果，剂量为每次 0.5～1mg/kg，加入 10%葡萄糖溶液中缓慢滴注，根据病情 1～6h 后可重复。

（五）肺泡表面活性物质替代疗法

肺泡表面活性物质（如固尔苏）经气管内给药，每次 100～200mg/kg，溶于 0.9%氯化钠溶液 3～5ml 中，经气管插管滴入肺中，滴入时应更换体位，使其均匀分布，可在 2～3h 内改善症状，间隔 8～12h 可重复应用 2～3 次。

（六）恢复期动脉导管未闭的治疗

可用吲哚美辛，共用 3 剂，每剂间隔 12h，首剂 0.2mg/kg，第 2、3 剂可根据日龄渐增，小于 2 天者各剂 0.1mg/kg，日龄 2～7 天者各剂为 0.2mg/kg，>8 天者各剂为 0.25mg/kg，以静脉滴注者效果较好，口服者效果较差。若药物疗效不佳，可用手术治疗。

（七）产前后孕母预防用药

可能发生早产的孕妇，后期给予肾上腺皮质激素，以预防早产儿发生呼吸窘迫综合征或减轻新生儿呼吸窘迫综合征症状。常用倍他米松或地塞米松各 24mg，分为 2 次肌内注射，间隔 24h。国内常用剂量为 5～10mg，肌内注射或静脉滴注，每天 1 次，共 3 次，预防均需在分娩前 7 天至出生后 24h 给予。

第十节　胎粪吸入综合征

胎粪吸入综合征（meconium aspiration syndrome，MAS）指胎儿因缺氧在宫内或娩出过程中吸入有胎粪污染的羊水，出生后出现以呼吸窘迫为主要临床表现的综合征，是足月儿及过期产儿发生呼吸衰竭及死亡的常见原因。胎粪吸入后在支气管或细支气管形成阻塞，完全阻塞形成肺不张；不完全阻塞时常形成活瓣样阻塞，造成肺气肿；当肺泡破裂时，可导致肺间质气肿、纵隔气肿和（或）气胸。

【诊断】

（一）临床表现

1. 病史　多为足月儿或过期产儿，有宫内窘迫史，出生后 Apgar 评分低，有胎粪污染羊水史，皮肤、指甲和口腔可被胎粪污染。

2. 症状及体征　出生后很快出现呼吸困难、三凹征、呼气性呻吟及青紫，胸部可见桶状隆起，肺部听诊呼气音延长，有干、湿啰音及管状呼吸音。并发气胸或纵隔气肿时，呼吸困难和青紫突然加重。重型可导致肺动脉高压，发绀加重。

（二）辅助检查

1. 胸部 X 线片　两肺有不规则斑片状或粗大结节阴影，分布广泛而不均匀。肺气肿明显时横膈下移，心影可缩小。可有节段性肺不张及间质性肺气肿。10%～15%患儿并发气胸或纵隔气肿。

2. 血气检查　pH、PaO_2 降低，$PaCO_2$ 增高。

【治疗】

1. 做好复苏的准备工作，胎儿分娩后立即吸清鼻咽部分泌物，必要时应借助气管插管将已吸入的胎粪尽量吸清，在未吸清前切忌刺激使其啼哭。

2. 供氧　使血 PaO_2 维持在 60～80mmHg，无效时可用鼻塞简易 CPAP 或气管插管 CPAP，压力为 2～5cmH_2O。

3. 抗生素　可选用氨苄西林或头孢菌素等。

4. 体位引流及胸部物理治疗　根据 X 线胸片中病变位置选用适当体位引流（表 2-9）。亦可应用超声雾化吸入，湿化呼吸道分泌物，并可加用 α 糜蛋白酶、地塞米松及抗生素等。

表 2-9　胸部不同病变部位的体位引流

病变部位	体位引流
上叶尖段	垂直位（扶坐位）
上叶前段	仰卧位，床头抬高 30°
右肺尖段	左侧卧位，右侧抬高 30°
左肺尖后段	右侧卧位，左侧抬高 30°
右上叶后段	俯卧位，右侧抬高 45°，床头抬高 30°
左上叶后段	俯卧位，左侧抬高 45°，床头抬高 30°
右肺中叶	侧仰卧位，右侧抬高 45°，床头放低 15°
左上叶舌段	侧仰卧位，左侧抬高 45°，床头放低 15°
下叶上段	俯卧位
下叶前基底段	仰卧位，床头放低 30°
下叶基底段	仰卧位，床头放低 30°
下叶后基底段	俯卧位，床头放低 30°

5. 新生儿持续性肺动脉高压治疗 详见下节。

6. 一般治疗 保暖，维持营养及酸碱平衡。

第十一节 新生儿肺出血

新生儿肺出血（neonatal pulmonary hemorrhage）是指肺部大量出血，至少影响两个大叶，不包括肺部局灶性小剂量出血。本症发生在许多严重原发疾病的晚期，常是临终前的表现。其发生原因常与缺氧、感染、低体温、充血性心力衰竭、弥散性血管内凝血（DIC）等有关。

【诊断】

1. 临床表现 本症在新生儿期有2个高峰，第一个高峰在出生后第一天，约占50%，以窒息、呼吸窘迫综合征、胎粪吸入性肺炎和颅内出血等严重缺氧性疾病为主。第二高峰在出生后6～7天，约占25%，主要为败血症及细菌性肺炎等。原发症状各不相同，当原发病突然加重，患儿面色苍白、呼吸困难严重甚至呼吸暂停、全身青紫、胸廓出现三凹征、肺部出现湿啰音，应考虑肺出血的可能。约有50%的患儿从鼻孔或口腔流出血性或棕色液体，最后喷出新鲜血液。但也有少数患儿不流出血性分泌物，医务人员应高度警惕，及时治疗。

2. 胸部X线片 常见为肺纹理增多，两肺广泛性斑片状阴影，大小不一，密度均匀，两侧肺门血管影增宽，心脏增大，以左心室增大为明显。若治疗顺利，肺出血所致阴影可于2～3天内吸收，动态观察，有助于鉴别诊断。

【治疗】

1. 保暖 低体温是肺出血的原因之一，产房应有保暖设备，婴儿出生后即用预热的干毛巾将身体擦干，并立即放入适宜的环境温度中处理。

2. 机械通气 及早采用正压呼吸是近年来抢救肺出血成功的关键。可采用IPPV/PEEP，呼吸机初调参数：氧浓度60%～80%，呼吸频率40次/分，吸氧峰压25～30cmH_2O，呼气末正压5～7cmH_2O，吸∶呼（时间）＝1∶1，用呼吸机30～40min后若PaO_2仍低于正常，则呼吸机参数改为氧浓度80%～90%，呼吸频率30～35次/分，吸氧峰压30～35cmH_2O，呼气末正压8～9cmH_2O，吸∶呼＝（1.5～2）∶1。在呼吸机应用过程中，气管内有血性分泌物时每0.5～1h吸痰一次。必要时可在吸净后用1∶10 000肾上腺素0.1～0.3ml/kg气管内滴入，半小时可重复一次。当PaO_2稳定在50mmHg以上时，逐渐降低呼吸机条件，至气管内无血性分泌物，肺部啰音消失，便可撤离呼吸机，经间歇指令通气（IMV）逐渐过渡到CPAP，然后改为面罩或鼻导管给氧。正压呼吸需在监护条件下使用，治疗后临床好转时间平均为48h。

3. 补充液量及纠正酸中毒 液量不宜过多，以免加重肺水肿及心力衰竭。

4. 纠正贫血及凝血机制的紊乱，贫血严重时可输血10ml/kg，补充维生素K_1 5～10mg，每日1次，肌内注射。

5. 原发病的治疗 选用有效的抗生素，控制心力衰竭等。

第十二节 新生儿感染性肺炎

新生儿感染性肺炎（infectious pneumonia）可分为出生前感染即在宫内、分娩过程中和出生后感染。出生前感染性肺炎，往往因胎膜早破、母亲在妊娠期有感染、病原菌通过胎盘屏障至胎儿或分娩过程中吸入母亲产道中分泌物所致；出生后感染性肺炎主要由于与呼吸道感染患者密切接触，或抢救时所用器械污染，或患儿因败血症经血行传播等所致。病原菌以B族溶血性链球菌、金黄色葡萄球菌、大肠杆菌及呼吸道病毒多见，而医源性感染则以铜绿假单胞菌、厌氧菌及某些低致病力的细菌引起。

【诊断】

（一）临床表现

1. 病史 患儿常有窒息史，以及有引起产前或产后感染的各种致病因素的病史。

2. 症状及体征 宫内感染者多于 3 天内出现症状，产时及出生后感染多于 3 天后发病，病初常先出现体温不升或发热、反应低下、拒奶、呻吟、吐泻及黄疸等一般症状，随后出现咳嗽、呼吸急促、口吐泡沫、鼻翼扇动、青紫、吸气性三凹征，约半数患者肺可闻及细湿啰音、呼吸音粗糙或降低，常有腹胀及肝脾大。严重病例可发生呼吸衰竭及心力衰竭等合并症。

（二）辅助检查

1. 胸部 X 线片 肺纹理增多，可有局灶、节段性或弥漫性炎症浸润。金黄色葡萄球菌性肺炎常出现肺大疱，早发性 B 族溶血性链球菌肺炎肺野透明度降低，伴支气管充气征，与呼吸窘迫综合征不易区别。

2. 实验室检查 出生后脐血或周围血清 IgM＞200～300mg/L，提示有宫内感染。特异性 IgG、IgM 增高更有诊断价值，气管内分泌物和血培养有助于病原学诊断，呼吸困难明显者应作血气分析。

【治疗】

1. 保暖 将患儿置于适宜的环境温度，保持新生儿皮肤温度达 36.5℃。

2. 供氧 根据病情选用鼻导管或面罩给氧，如青紫无改善或低氧血症不能纠正，则选用 CPAP。

3. 超声雾化吸入 可稀释气管内分泌物，使其易于排出。雾化液使用：0.9%氯化钠溶液 10ml/kg 内加入 α 糜蛋白酶、抗生素、地塞米松等，每日 1～2 次。

4. 胸部理疗和体位引流 包括定时翻身、体位引流及胸部叩击等，配合超声雾化吸入有利于分泌物的清除、肺泡扩张、改善通气。

5. 抗病原体治疗 细菌性肺炎应及早选用抗生素，原则上选用敏感药物静脉注射，常用抗生素有青霉素、氨苄西林、头孢菌素等；沙眼衣原体肺炎选用红霉素，每日 30～40mg/kg，连用 2～3 周；病毒性肺炎主要为支持疗法，可用利巴韦林雾化吸入或干扰素-α（轻症 20 万 U/d，重症 100 万 U/d），肌内注射，疗程为 5～7 天。

6. 并发症处理 心力衰竭时应用洋地黄。合并气胸、脓胸时行穿刺或闭式引流。

第十三节　新生儿黄疸

新生儿黄疸（neonatal jaundice）可为生理现象，亦可为多种疾病的表现形式之一。血中未结合胆红素增高在新生儿可引起胆红素脑病（核黄疸），常导致死亡，幸存者留有后遗症。因此，每个黄疸患儿应首先区分生理性或病理性黄疸，后者应尽快找出病因，及时治疗。

1. 病史 详细询问病史，如有无围产因素、感染因素、引起溶血病的家族史、用药史、喂养史、排便史等。了解黄疸出现的时间、进展情况及大小便颜色的改变等。

2. 生理性黄疸特点 一般出生后 2～3 天出现黄疸，4～5 天达高峰，足月儿血清胆红素＜205µmol/L（12mg/dl），在 2 周内消退；早产儿血清胆红素＜257µmol/L（15mg/dl），消退时间可延迟到 3～4 周。在生理性黄疸期间一般情况良好，不伴有其他症状。

3. 病理性黄疸特点

（1）黄疸出现过早：黄疸出现在 24h 以内。

（2）血清胆红素程度过重：足月儿＞205µmol/L（12mg/dl），早产儿＞257µmol/L（15mg/dl）；或每日升高＞85µmol/L（5mg/dl）。

（3）黄疸持续过长：足月儿＞2 周，早产儿＞4 周。

（4）血清结合胆红素＞26µmol/L（1.5mg/dl）。

（5）黄疸退而复现或进行性加重。

出现以上任何一条均为病理性黄疸。

4. 病理性黄疸的病因分类 见表 2-10。

表 2-10 新生儿病理性黄疸病因

胆红素产生过多	胆红素结合障碍	胆红素排泄异常
1. 新生儿溶血病：ABO、Rh 血型不合等	1. 暂时性结合胆红素抑制物的存在：母乳性黄疸、Lucey-Driscoll 综合征	1. 肝炎（病毒性、寄生虫性、中毒性）
2. 红细胞酶缺陷：G-6-PD、丙酮酸激酶等缺乏	2. 先天性非溶血性高胆红素血症：Crigler-Najjar 综合征、Gilbert 病	2. 先天代谢病：α_1-抗胰蛋白酶缺乏、半乳糖血症、果糖不耐症、酪氨酸代谢病、Dubin-Johnson 综合征
3. 红细胞形态异常：球形、椭圆形、固缩、口形细胞增多症	3. 其他：糖尿病母亲所产婴儿、先天性甲状腺功能减低症、21-三体综合征	3. 先天性胆道闭锁
4. 感染：败血症、TORCH 感染		4. 胆总管囊肿
5. 体内出血：头颅血肿、颅内出血、皮下出血等		5. 胆道受压引起梗阻性黄疸：环状胰腺、肠旋转不良
6. 红细胞增多症：胎-胎、胎-母间输血，扎脐延迟		6. 胆汁黏稠综合征、Byler 病、先天性肝内胆管发育不良
7. 肝肠循环增多：肠闭锁、幽门狭窄、喂养延迟等		

5. 病理性黄疸的诊断步骤 见图 2-1。

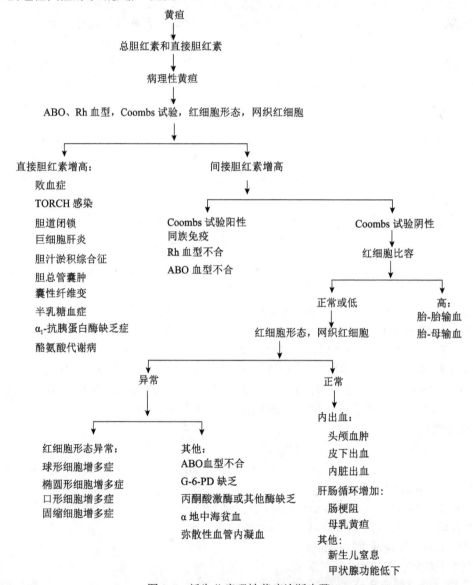

图 2-1 新生儿病理性黄疸诊断步骤

第十四节 新生儿溶血病

新生儿溶血病（hemolytic disease of the newborn）是因母婴血型不合，母亲的血型抗体通过胎盘进入胎儿循环，发生同种免疫反应而引起的溶血。我国以 ABO 血型不合最常见，多数母为 O 型，子为 A 或 B 型，因自然界广泛存在 A 或 B 型抗原物质，故可第一胎发病。Rh 血型不合在我国较少见，主要见于母为 Rh 阴性，子为 Rh 阳性。Rh 血型有六种抗原（C、c、D、d、E、e），其中以 D 抗原性最强，其次为 E，临床上仅把与抗 D 血清呈阳性反应者称 Rh 阳性，反之为阴性，因此少数母亲 Rh 阳性者亦可发生 Rh 血型不合溶血病，以抗 E 为多见。本病除因孕母曾接受过 Rh 血型不合的输血外，一般在第二胎发病，病情随胎次而加重。

【诊断】

（一）临床表现

1. 病史 母既往有异常妊娠史，如原因不明的死胎、死产、水肿胎儿等。曾有重症高胆红素血症或诊断为新生儿溶血病的患儿及母子血型不合等病史。

2. 临床症状 症状轻重与溶血程度有关，一般 Rh 血型不合较 ABO 血型不合为重。

（1）黄疸：胎儿胆红素主要通过母体代谢，故出生时常无明显黄疸。Rh 溶血病约 77% 在 24h 内出现黄疸，而 ABO 溶血病者多在第 2～3 天出现黄疸。黄疸均迅速加重，于 3～4 天达高峰值。一般间接胆红素增高，少数严重者亦可为结合胆红素增高，表现为胆汁淤积综合征，系与肝脾髓外造血、胆管增殖、胆栓淤积、肝细胞坏死等因素有关。

（2）贫血：轻度患儿血红蛋白可＞140g/L，80g/L≤中度＜140g/L，重度常＜80g/L，甚至低于 40g/L，易发生贫血性心力衰竭。部分溶血患儿在出生后 2～6 周发生明显贫血（Hb＜80g/L），称为晚发性贫血，系血型抗体持久存在溶血（超过 1～2 个月）所致。

（3）肝脾大：程度不一，轻者无明显肿大，重度水肿患儿肝脾大很明显，甚至因脾大而发生脾破裂，肝脾大与髓外造血有关。

（4）胎儿水肿：多见于病情严重者，出生时全身水肿，常有胸腔积液、腹水、肝脾大及贫血性心力衰竭，如抢救不及时大多死亡，严重者为死胎。

（5）核黄疸：当未结合胆红素超过下述临界值时，即可通过血脑屏障与神经组织结合产生胆红素脑病（核黄疸）：足月儿＞342μmol/L（20mg/dl），早产儿＞257μmol/L（15mg/dl），极低体重儿＞171μmol/L（10mg/dl）。一般发生在出生后 2～7 天。首先出现嗜睡，喂养困难，吸吮无力，拥抱反射减弱、消失，肌张力减低。半天至 1 天后很快发展为双眼凝视，肌张力增高，角弓反张，前囟隆起，呕吐，惊厥，常有发热。如不及时治疗，1/3～1/2 患儿死亡，幸存者吸吮力及对外界反应逐渐恢复，随后呼吸好转，肌张力恢复正常，但常逐渐出现手足徐动症、高频听力障碍、智力落后、眼球运动障碍、牙釉质发育不良等后遗症。

（二）实验室检查

1. 产前检查 常规检测母血型，若母为 O 型或 Rh 阴性时应检查父血型，血型不合者于妊娠 12～16 周、28～32 周和 36 周时检查母血抗体，如滴度增高，进一步检测羊水胆红素浓度，增高即可确诊。胎儿水肿及并发腹水时 B 超检查可协助诊断。

2. 产后检查

（1）血常规：血红蛋白下降，网织红细胞增高，有核红细胞增多，球形红细胞增多（见于 ABO 溶血）。

（2）查血型：母子血型不合（ABO 血型及 Rh 血型）。

（3）血清胆红素：主要为间接胆红素增高，重症者亦偶有直接胆红素增高。

（4）免疫学检查：出生后 3～7 天内取血清作特异性免疫抗体检查，Rh 溶血病抗人球蛋白直接阳性（表明婴儿红细胞被血型抗体致敏），间接阳性表明血型抗体存在，并进一步鉴别抗体类型；ABO 溶血病因红细胞的抗体结合较少，抗人球蛋白试验常为阴性或弱阳性，用改良法可提高阳性率，血清游离抗体阳性，抗体稀释试验阳性，即可确诊。

【治疗】

（一）产前治疗

1. 孕妇血中 Rh 抗体 1∶64 时应考虑血浆置换术，以清除 Rh 血型抗体。

2. 胎儿水肿或胎儿 Hb＜80g/L 而肺未成熟者可行宫内输血。

3. 孕妇分娩前 1～2 周口服苯巴比妥 60mg/d，以诱导胎儿葡萄糖醛酸苷酶的产生。

4. 羊水中胆红素明显增高，且卵磷脂与鞘磷脂（L/S）之比大于两者可考虑提前分娩，以免发展为胎儿水肿或死胎。

（二）新生儿治疗

1. 药物治疗

（1）酶诱导剂：常用苯巴比妥。用法：出生后 24h 开始每日口服 4～8mg/kg。因该药产生作用较慢，黄疸发生后应用效果较差。

（2）输注白蛋白或血浆：提高血中白蛋白浓度，增加白蛋白与胆红素的结合，降低血清中游离胆红素的含量，从而减少核黄疸的发生。用量：白蛋白 1g/（kg·次）或血浆 20～30ml/次，静脉滴注。

（3）静脉输注丙种球蛋白：早期使用效果较好。按 1g/kg 给予，于 6～8h 静脉滴注完。

（4）纠正缺氧和酸中毒：5%碳酸氢钠溶液 3～5ml/（kg·次）稀释后静脉滴注。

（5）糖皮质激素：可抑制抗原抗体的反应，提高肝酶的活力，泼尼松每日 1～2mg/kg，或氢化可的松每日 10～20mg 静脉滴注。

2. 光疗　是目前应用最多且安全有效的措施，通过光照使皮肤 2mm 深度的胆红素氧化为无毒水溶性产物并从胆汁及尿中排出。足月儿胆红素＞205μmol/L（12mg/dl），早产儿＞171μmol/L（10mg/dl）时均可进行光疗。如已确诊为新生儿溶血病，一旦出现黄疸即可光疗，亦可作为换血前后的辅助治疗。一般采用蓝光照射，日光灯也有较好疗效，通常用 20W 灯管，总亮度为 160～320W，管间距离 2.5cm，灯管与患儿距离 35cm。双面光管优于单面光管，照射时间为 24～48h，必要时可连续照射数天。在光疗期间不能以目测判断黄疸程度，应每 12h 监测血清胆红素浓度。照射时患儿应裸体，为避免灯光损伤视网膜及生殖器，应用黑布遮盖双眼及小块尿布遮盖生殖器。为避免青铜症，直接胆红素＞68.4μmol/L（4mg/dl）时不予光疗。照射期间还可能有发热、腹泻、皮疹、核黄素缺乏及血小板减少等副作用，停止光疗后均可自愈。

3. 换血疗法。

【预防】

1. Rh 阴性孕妇在娩出 Rh 阳性婴儿 3 天内肌内注射抗 D-IgG 300μg，此剂量可中和 10ml 胎儿血，以避免产妇致敏。

2. Rh 阴性妇女在流产、羊膜穿刺后，因产前出血或异位妊娠输过 Rh 阳性血时，亦应采用同样剂量预防。

第十五节　新生儿惊厥

新生儿惊厥（convulsion of newborn）是新生儿期常见的症状，早产儿发病率更高，反复发作可致脑损伤，留有后遗症。因此早期诊断，及时治疗，对减少后遗症有重要的意义。

其病因可分为非感染性及感染性两大类：非感染性因素有缺氧缺血性脑病、颅内出血，中枢神经系统先天性畸形，代谢异常（如低血糖、低血钙、低血镁，维生素 B_6 依赖症，胆红素脑病，氨基酸代谢紊乱疾病），药物撤退综合征等。感染性因素有化脓性脑膜炎，宫内病毒感染（巨细胞病毒、风疹病毒）等。

【诊断】

（一）临床表现

1. 病史 ①询问母亲疾病史，孕母用药史及家族史；②胎龄：小于胎龄儿、早产儿易发生低血糖，过期产儿易产生缺氧缺血性脑病，巨大儿易引起头颅损伤；③围产期情况：如窒息、产伤、羊膜早破及感染史等；④惊厥发作开始的时间：出生后2～3天内发作的惊厥多为围产期窒息、产伤、低血糖引起，1周后则以化脓性脑膜炎、败血症、低血钙等引起者多见。

2. 症状及体征 新生儿惊厥表现为不规律性和局灶性，有时与正常活动不易区分，一般来说病理性特点为突然出现的肌张力改变，持续性的肌强直，反复迅速的肢体某一部位抽搐及阵发性痉挛等。而正常新生儿虽可有不规则、粗大震颤样动作，一般不会多次重复。

（1）惊厥类型：按其临床表现分为五种类型，分别是轻微型、强直型、多灶性阵挛型、局灶性阵挛型和全身肌阵挛型。

1）轻微型：此型临床常被忽略，表现为眼睑反复抽动，眨眼动作，眼球水平位或垂直位偏斜，吸吮、咀嚼或其他嘴部动作，四肢呈游泳或踏车样运动，某一肢体震颤或固定在某一姿势，以及呼吸暂停，自主神经紊乱如出汗、面色潮红或苍白等，是足月儿及早产儿常见的惊厥发作型，常与其他惊厥发作型同时存在。

2）强直型：表现为四肢强直伸展，有时上肢屈曲、下肢伸展并伴头向后仰，足月儿、早产儿均可见，是病情严重的征象，表示为脑器质性病变，预后差。

3）多灶性阵挛型：又称游走性阵挛性抽搐，为多个局部性阵挛，迅速地不固定地从肢体某一部位转移至另一部位，有时可影响呼吸而出现青紫，常有意识障碍，多为器质性疾病所致。

4）局灶性阵挛型：为身体某一部位局限性痉挛，可自一个肢体或一侧局部扩大到身体的同侧的其他部位，通常意识清醒或轻度障碍，多见于低血糖、低血钙、缺氧缺血性脑病或蛛网膜下腔出血。足月儿常见，预后较好。

5）全身肌阵挛型：全身反复屈曲性痉挛，类似婴儿痉挛症，新生儿期较少见。

（2）其他表现：应观察全身情况，如出生后即有黄疸、皮疹、肝脾大或合并有其他畸形者应考虑宫内感染；神经系统器质性病变常伴有意识障碍、两眼凝视、脑性尖叫、舌震颤、前囟隆起、张力增高，原始反射消失或减弱等，而代谢异常时则无以上神经系统症状。

（二）实验室检查

1. 脑脊液 外观清亮、混浊或为血性，镜下有无皱缩红细胞，细胞计数及分类，蛋白质及糖定量等。

2. 血生化 检测血糖、钙、磷、镁、钠、钾、氯，以及先天性代谢性疾病的筛查等。

（三）头颅影像检查

脑B超，头颅CT、MRI，对判断颅内出血、脑水肿、脑梗死等极为重要，CT较B超为准确，MRI更能准确反映脑组织的病理变化，但价格昂贵。B超可在床边检查，损伤小，价廉，更适合做动态观察及监护。因此，必须根据患者的经济情况及需要，选择合适的检查手段。

（四）其他检查

脑电图对判断预后有一定价值。头颅X线片可发现骨折、畸形和先天性感染的钙化灶。眼底检查可协助了解有无出血及脑水肿。颅骨透照检查对硬膜下血肿，脑贯通畸形及脑水肿的诊断有一定帮助。

【治疗】

查明主要病因并对症治疗。

第十六节 新生儿颅内出血

新生儿颅内出血（neonatal intracranial hemorrhage）是新生儿期常见的脑损伤。由围生期缺氧或产伤引起，前者多见于早产儿，以脑室周围-脑室内出血及脑实质出血为主，后者以硬膜下及蛛网膜下腔出血为常见，多见于足月儿。重症者病死率高，存活者常有神经系统后遗症。

【诊断】

（一）病史

有新生儿窒息或产伤史。

（二）临床表现

颅内出血症状与体征因出血部位与出血量不同而异，临床表现为中枢神经系统兴奋或抑制状态。

1. 脑室周围-脑室内出血 临床症状轻重不一，轻者可无症状，重症者表现如下：①急剧恶化型，数分钟至数小时内病情急剧进展，出现意识障碍、呼吸暂停、光反射消失、凝视、肌张力严重低下或周身强直性惊厥、前囟紧张隆起，出现难以纠正的酸中毒或猝死；②断续进展型，症状在数小时至数天内断续进展，可出现病情缓解间隙，表现为神态异常，四肢肌张力低下，但不昏迷，可存活或进一步恶化而死亡，幸存者可有脑性瘫痪、癫痫或脑积水等后遗症。

2. 硬脑膜下出血 多因机械性损伤致使大脑镰及小脑幕表浅静脉撕裂出血。急性大量出血者，在数分钟或几小时内神经系统症状恶化，呼吸停止死亡；亚急性者，在出生24h后出现症状，以神经兴奋症状及惊厥为主，有局灶性脑征如偏瘫、斜视；有些症状在新生儿期不明显，在出生后数月发展为慢性硬脑膜下积液，导致癫痫发作。

3. 原发性蛛网膜下腔出血 典型症状是出生后第2天发生惊厥，发作间隙一般情况良好，少量出血者常无症状，大多数预后良好，常在1周内恢复，个别病例可因粘连而出现脑积水症状，大量出血者常于短期内死亡。继发性是指脑室内出血或硬脑膜下出血时，血液流入蛛网膜下腔所致。

4. 小脑出血 多发生在胎龄<32周的早产儿，患儿呈进行性呼吸困难及脑性尖叫、呕吐、肌张力降低等，其严重呼吸障碍可能与出血压迫脑干呼吸中枢有关，最后因呼吸衰竭而死亡。

（三）实验室检查

1. CT及B超扫描 可提供出血的准确部位和范围，有利于诊断及预后的判断，颅内出血一般按Papile分级：Ⅰ级，为脑室管膜下出血；Ⅱ级，脑室内出血，但无脑室扩大；Ⅲ级，脑室内出血伴脑室扩大；Ⅳ级，脑室内出血伴脑实质血肿。

2. 脑脊液检查 脑室内及蛛网膜下腔出血时脑脊液可呈均匀血性并可见皱缩红细胞，其他类型出血脑脊液可正常。

3. 连续观察头围变化 有助于监测脑室体积的变化。

【治疗】

1. 加强护理 保持安静，减少干扰，抬高头位，保证液量及热卡的供应，液量一般控制在50～60ml/（kg·d），有呕吐等情况时酌情增加。

2. 控制惊厥 见"新生儿缺氧缺血性脑病"一节。

3. 降低颅内压 对伴有颅内高压者可使用地塞米松0.5～1.0mg/（kg·d）分4次静脉滴注。必要时慎用甘露醇，每次250～500mg/kg，静脉推注。

4. 止血药 可选用维生素K、酚磺乙胺、卡巴克络等。

5. 恢复脑细胞功能药 见"新生儿缺氧缺血性脑病"一节。

6. 硬脑膜穿刺 硬脑膜下出血者，每日1次，每次抽液量不超过15ml。

7. 脑室穿刺　出血后脑积水，作脑室穿刺引流，维持 7 天后撤除，如头围继续增大，可考虑行脑积水分流术。

8. 预防医源性颅内出血　防止脑血流动力学紊乱，突然和（或）持续的脑血流过高，如高碳酸血症、高血压、迅速扩容等。

第十七节　新生儿细菌性败血症

新生儿细菌性败血症（neonatal bacterial sepsis）指细菌侵入新生儿血液循环并在其中生长、繁殖、产生毒素而造成的全身性反应。国内多年来病原菌一直以金黄色葡萄球菌最为常见，其次为大肠杆菌等革兰氏阴性杆菌。近年来随着 NICU 的发展，静脉留置针、气管插管、广谱抗生素的广泛应用及极低出生体重儿存活率明显提高，表皮葡萄球菌、铜绿假单胞菌、克雷伯菌等机会致病菌，产气荚膜梭菌等厌氧菌及耐药菌株所致的感染有增加趋势。空肠弯曲菌、幽门螺杆菌等已成为新的致病菌。

发病时间与感染途径有关，①早发型：出生后 7 天内起病，在出生前或出生时通过母亲垂直传播感染，病原菌以大肠杆菌等革兰氏阴性杆菌为主，常呈暴发性多器官受累，死亡率高；②晚发型：出生后 7 天后起病，在出生时或出生后通过水平传播感染，病原菌以金黄色葡萄球菌、机会致病菌为主。细菌入侵途径广泛，可从脐部、皮肤黏膜、呼吸道、消化道侵入，也可通过医源性途径，如医务人员的手、吸痰器、各种导管甚至暖箱感染新生儿。

【诊断】

（一）病史

早发型母亲多有产前或产时感染、胎膜早破、羊水污染、产程延长等病史；晚发型可有皮肤感染、挑"马牙"、气管插管等病史。

（二）临床表现

早期症状、体征常不典型。一般表现为反应差、嗜睡、发热或体温不升、不吃、不哭、体重不增等症状。出现以下表现时应高度怀疑败血症，①黄疸：有时是败血症的唯一表现，表现为生理性黄疸迅速加重或退而复现；②肝脾大：出现较晚，一般为轻至中度肿大；③出血倾向：皮肤黏膜瘀点、瘀斑、针眼处渗血不止、消化道出血、肺出血等；④休克：面色苍灰，皮肤呈大理石样花纹，血压下降（<2 000g 者收缩压<30mmHg，>3 000g 者收缩压<45mmHg）；尿少或无尿，硬皮症出现常提示预后不良；⑤其他：呕吐、腹胀、中毒性肠麻痹、呼吸窘迫或暂停、青紫；⑥可合并肺炎、脑膜炎、坏死性小肠结肠炎、化脓性关节炎和骨髓炎等。

（三）实验室检查

1. 外周血象　白细胞总数<$5×10^9$/L 或>$20×10^9$/L、中性粒细胞中杆状核细胞所占比例≥20%、粒细胞内出现中毒颗粒或空泡、血小板计数<$100×10^9$/L 有诊断价值。

2. 细菌培养　①血培养：对明确诊断很重要，但阴性结果不能除外诊断。应在使用抗生素之前进行，抽血时必须严格消毒，机会致病菌阳性必须是不同部位的两份标本均为同一血清型；同时作 L 型细菌和厌氧菌培养可提高阳性率。②脑脊液、尿培养：脑脊液除培养外，还应涂片找细菌；尿培养最好从耻骨上膀胱穿刺取尿液，以免污染，尿培养阳性有助于诊断。③其他：可酌情行胃液、外耳道分泌物、咽拭子、皮肤拭子、脐残端、肺泡灌洗液（气管插管患者）等细菌培养，阳性仅证实有细菌定植但不能确立败血症的诊断。

3. 急相蛋白　C 反应蛋白（CRP）、触珠蛋白、α_1-酸性糖蛋白、α_1-抗胰蛋白酶等在急性感染早期即可增加，其中 CRP 反应最灵敏，感染 6~8h 即上升，8~60h 达高峰，可超过正常值的数百倍，当感染控制后可迅速下降，但在严重的非感染性疾病时也可增高。

4. 白细胞层涂片检查　取血离心吸取白细胞层，涂片染色后找细菌，发现细菌数量越多，提示感染越重。但在白细胞减少患儿，其结果常不满意。

5. 病原菌检测 采用对流免疫电泳、酶联免疫吸附试验（ELISA）、乳胶凝集试验等方法用于血、脑脊液和尿中大肠杆菌 K_1 抗原和 B 族 β 溶血性链球菌抗原检测。采用核酸杂交、聚合酶链反应（PCR）亦可检测病原菌。

【治疗】

1. 抗菌疗法 用药原则：①早用药；②静脉给药；③联合给药；④疗程要足；⑤注意药物毒副作用。氨基糖苷类抗生素因可能产生耳毒性，目前已禁止在新生儿期使用。新生儿抗菌药物选择和使用方法见表 2-11。

表 2-11 新生儿抗菌药物选择和使用方法

抗菌药物	每次剂量	每日次数		主要病原菌
		<7 天	> 7 天	
青霉素 G	5 万～10 万 U	2	3	肺炎链球菌，溶血性链球菌，青霉素敏感的葡萄球菌，革兰氏阴性球菌
氨苄西林	50mg/（kg·次）	2	3	革兰氏阴性杆菌，革兰氏阳性球菌
苯唑西林	25～50 mg/（kg·次）	2	3～4	耐青霉素的葡萄球菌
羧苄西林	100mg/（kg·次）	2	3～4	铜绿假单胞菌，变形杆菌，多数大肠杆菌，沙门氏菌属
哌拉西林	50mg/（kg·次）	2	3	铜绿假单胞菌，变形杆菌，大肠杆菌，肺炎链球菌
头孢拉定	50～100 mg/（kg·次）	2	3	金黄色葡萄球菌，链球菌，大肠杆菌
头孢呋辛	50mg/（kg·次）	2	3	革兰氏阴性杆菌，革兰氏阳性球菌
头孢噻肟	50mg/（kg·次）	2	3	革兰氏阴性菌，革兰氏阳性菌，需氧菌，厌氧菌
头孢曲松钠	50～100 mg/（kg·次）	1	1	革兰氏阴性菌，耐青霉素的葡萄球菌
头孢他啶	50mg/（kg·次）	2	3	铜绿假单胞菌，脑膜炎双球菌，革兰氏阴性杆菌，革兰氏阳性厌氧球菌
红霉素	10～15mg/（kg·次）	2	3	革兰氏阳性菌，衣原体，支原体，螺旋体，立克次体
万古霉素	10～15mg/（kg·次）	2	3	金黄色葡萄球菌，链球菌
伊米配能/西司他丁	20～30mg/（kg·次）	2	2	对绝大多数革兰氏阴性、革兰氏阳性需氧和厌氧菌有强大杀菌作用
甲硝唑	7.5mg/（kg·次）	2	2	厌氧菌

2. 严重并发症治疗 ①休克时输注新鲜血浆或全血，10ml/（kg·次）；多巴胺或多巴酚丁胺 5～15μg/（kg·min），静脉滴注。②清除感染灶。③纠正酸中毒。④纠正低氧血症。⑤减轻脑水肿。

3. 支持疗法 注意保温，供给足够热卡和液体，维持血糖和血电解质在正常水平。

4. 免疫疗法 ①静脉注射免疫球蛋白，300～500mg/（kg·d），连用 3～5 日。②重症患儿可行换血疗法，换血量 100～150ml/kg。③中性粒细胞明显减少者可输注粒细胞 $1×10^9$/kg。④血小板减低者可输注血小板 1～2U/5kg。

第十八节 新生儿寒冷损伤综合征

新生儿寒冷损伤综合征（neonatal cold injury syndrome）又称新生儿硬肿症（scleredema），指新生儿期内多种原因引起的皮肤和皮下脂肪变硬及水肿。常伴有低体温，重者可发生多器官功能受损，也可发生在严重的败血症、窒息过程中，又称硬皮症。

【诊断】

（一）病史

寒冷季节，出生1周内新生儿、早产儿及低出生体重儿多见，常有保暖或喂养不当史，或严重感染、窒息史。

（二）临床表现

1. 一般情况 反应差，不吃、不哭、不动。

2. 低体温 常降至35℃（肛温）以下，轻症可无低体温；重症<30℃（肛温），四肢或全身冰冷，常伴有心率减慢。

3. 硬肿 全身皮下脂肪积聚部位发硬、水肿。感染或窒息引起者皮肤硬而不肿犹如皮革状。严重时可致面部表情呆滞、关节活动受限、呼吸困难。硬肿发生顺序：小腿→大腿外侧→整个下肢→臀部→面颊→上肢→全身。

4. 肤色 早期颜面、四肢皮肤潮红如熟虾，严重者面色苍白或发灰。

5. 多器官功能受损 心音低钝、脉细弱、尿少或无尿等休克表现，合并心力衰竭、DIC、肺出血、肾衰竭等。

6. 病情分度 见表2-12。

表 2-12　新生儿硬肿症病情分度

程度	硬肿范围*	腋-肛温差	器官功能改变
轻度	<20%	正值	无或轻度功能低下
中度	20%～50%	0 或正值	功能损害明显
重度	>50%	负值	功能衰竭、DIC、肺出血

*头颈部20%；双上肢18%；前胸及腹部14%；背及腰骶部14%；臀部8%；双下肢26%。

（三）实验室检查

根据病情检测血气、血糖、电解质、肾功能、血常规及血小板。必要时测凝血酶原时间（刚出生新生儿≥20s，出生5天后新生儿≥15s），凝血酶时间（>25s），部分凝血活酶时间（>45s），纤维蛋白原（≤1.6g/L），胸部X线摄片。

【治疗】

1. 复温 是治疗新生儿低体温的关键。轻中度（肛温>30℃）患儿可立即置入30℃的暖箱内，调节箱温于30～34℃，力争使患儿6～12h内体温恢复正常。重度患儿（<30℃）则先以高于患儿体温1～2℃的暖箱温度开始复温，每小时提高箱温1℃（不高于34℃），使患儿体温在12～24h恢复正常，并保持暖箱在适中温度。基层单位可采用热水袋、热炕、电热毯包裹，有条件者亦可采用恒温水浴、远红外线抢救台等方法复温。

2. 热量和液体补充 供给充足热量是复温及维持正常体温的关键。开始时每天热量50kcal/（kg·d），然后增至100～120kcal/（kg·d），经口、部分或完全静脉营养。液量按1ml/kcal给予。重症患儿应严格限制输液量及速度。

3. 纠正器官功能紊乱 其原则为防治感染，纠正代谢紊乱，防治多脏器功能衰竭，改善微循环障碍。血小板减少伴高凝状态时，可用肝素，首剂1mg/kg，6h后按0.5～1.0mg/kg给予，病情好转后改为1次/8h，逐渐停药。第2剂肝素后可给予新鲜血或血浆20～25ml/次。有出血倾向者，给予维生素K$_1$、酚磺乙胺等。肺出血者应早期进行气管内插管正压通气治疗。

第三章 营养性疾病

第一节 蛋白质-热能营养不良

蛋白质-热能营养不良（protein-energy malnutrition，PEM）简称营养不良，是由于长期缺乏热能和（或）蛋白质所致的营养缺乏症，主要见于 3 岁以下婴幼儿，临床特点为体重下降、渐进性消瘦或水肿、皮下脂肪减少或消失，常伴有各器官不同程度功能紊乱和性格、行为、心理等改变。

【诊断】

（一）病史

1. 喂养史 多有长期喂养不当或长期偏食、摄入不足。

2. 疾病史 常见有消化系统疾病（如腹泻、肠吸收不良综合征等）；先天畸形（如唇裂、腭裂）；急、慢性传染病（如肝炎、结核、痢疾、肠寄生虫病）；肿瘤性疾病；先天不足（如早产、多胎）等。

（二）临床表现

最先出现体重不增，继之体重下降、皮下脂肪逐渐减少或消失。皮下脂肪消减的顺序依次为腹部、躯干、臀部、四肢、面颊部。常伴活动减少、易疲乏、食欲减退、烦躁不安、头发干枯等表现，病久者身高亦低于正常。

（三）分度标准

营养不良分度标准见表 3-1。

表 3-1 营养不良分度标准

指标	I 度（轻）	II 度（中）	III度（重）
体重低于正常均值	15%～25%	25%～40%	40%以上
腹部皮褶厚度	0.4～0.8cm	0.4cm 以下	消失
肌张力	基本正常	减低、肌肉松弛	低下、肌肉萎缩
精神状态	基本正常	不稳定、易疲乏、烦躁不安	精神萎靡、反应低下、抑制与烦躁交替

（四）分型

重度营养不良可分为三型。

1. 消瘦型 能量和蛋白质均不足，以缺乏能量为主。特点为皮下脂肪变薄、肌肉减少，皮肤干枯、多皱、失去弹性和光泽，呈老人脸，骨瘦如柴。无水肿。血浆总蛋白和白蛋白正常。

2. 水肿型 以蛋白质缺乏为主。特点为水肿，严重者可出现全身性凹陷性水肿，伴有毛发稀疏、干燥、无光泽、易折断和脱落，皮肤干燥、色素沉着或脱屑、溃疡，肝大。血浆总蛋白和白蛋白明显降低，总蛋白<45g/L，白蛋白<25g/L。

3. 混合型 消瘦和水肿同时存在。

【治疗】

1. 去除病因、加强护理、防治并发症。

2. 调整饮食

（1）轻度和中度营养不良：从热卡 120kcal/（kg·d）、蛋白质 3.0g/（kg·d）开始，逐渐增至热卡 150kcal/（kg•d）、蛋白质 3.5～4.5g/（kg•d），待体重接近正常后，再恢复至热卡 110～120kcal/（kg•d）、蛋白质 3.5g/（kg•d）。同时补充多种维生素、微量元素等。

（2）重度营养不良：从热卡 40～60kcal/（kg•d）、蛋白质 2.0g/（kg•d）、脂肪 1.0g/（kg•d）开始，逐渐增至热卡 120～150kcal/（kg•d）、蛋白质 3.5g/（kg•d）、脂肪 3.5g/（kg•d），待体重接近正常后，再恢复到正常生理需要量。同时还要补充各种维生素、微量元素等。热卡、蛋白质、脂肪调整速度按具体情况而定，不宜过快，以免引起消化不良。

3. 药物治疗

（1）给予各种消化酶（胃蛋白酶、胰酶等）以助消化。

（2）口服各种维生素，必要时肌内注射或静脉注射。

（3）血锌降低者口服 1%硫酸锌糖浆，从 0.5ml/（kg•d）开始，逐渐增至 2ml/（kg•d），补充锌剂摄入可促进食欲、改善代谢。

（4）必要时可肌内注射蛋白质同化类固醇制剂如苯丙酸诺龙，每次 10～25mg，每周 1～2 次，连续 2～3 周，以促进机体对蛋白质的合成、增进食欲。

（5）对进食极少或拒绝进食者，可应用普通胰岛素 2～3U/次，肌内注射，每日 1～2 次，在肌内注射前需先服 20～30g 葡萄糖或静脉注射 25%葡萄糖 40～60ml 以防发生低血糖，每 1～2 周为一个疗程。

4. 中医治疗　针灸、推拿、捏脊等疗法可起一定促进食欲作用。中药可服用参苓白术散等健脾补气药，以帮助消化，促进吸收。

5. 其他治疗　病情严重者，可给予要素饮食或进行胃肠道外全营养。酌情选用葡萄糖、氨基酸、脂肪乳剂、白蛋白静脉滴注。

第二节　单纯性肥胖症

单纯性肥胖症（simple obesity）是由于长期能量摄入超过消耗，导致体内脂肪积聚过多，使体重超过同年龄、同性别、同身高小儿均值的 20%以上者。可发生于任何年龄。

【诊断】

1. 病史　有遗传因素、营养过度、活动过少、饮食习惯及精神因素等。

2. 临床表现　肥胖体型但全身皮下脂肪分布均匀，以腹部、肩部、面颊部、乳房等处尤为明显，因脂肪过多致腹部、臀部、大腿皮肤出现白色或紫色纹。男孩因大腿会阴部脂肪堆积过多，阴茎埋入会阴部而被误认为阴茎发育不良或乳房部脂肪丰厚而被误认为乳房发育。部分小儿有心理障碍（如自卑、孤独等）。

分度：体重超过同年龄、同性别、同身高均值的 20%～30%为轻度肥胖；超过 30%～40%为中度肥胖；超过 40%～60%为重度肥胖；超过 60%为极度肥胖。

体重指数（body mass index，BMI）：　BMI＝体重（kg）/［身高（m）］^{2}。BMI≥30kg/m^2 或≥同年龄、同性别的第 95 百分位数亦可诊断肥胖症。

3. 实验室检查　可有糖耐量曲线异常，血胰岛素浓度增高；可有血三酰甘油、胆固醇或 β 脂蛋白增高。

4. 除外神经、内分泌、遗传性疾病等所致的继发性肥胖症。

【治疗】

1. 控制饮食　限制热卡，以高蛋白质、低脂、低碳水化合物为主食，少吃饭、多吃菜，不吃零食，尽量避免热量高的食物，如巧克力、奶油、糖果等，在控制饮食过程中要避免孩子自取食物。

2. 增加运动。

3. 心理治疗　鼓励孩子自觉地控制食量，树立信心，坚持运动锻炼。

【预防】

1. 加强宣教 纠正越肥胖越健康的错误观念。在怀孕后期开始适当控制饮食，防止胎儿体重过度增加。

2. 强调母乳喂养 减少添加高糖、高脂肪的辅食，饮食量要适度。6～8 个月的婴儿若已有肥胖，应限制奶量，减少精制米面食品，以控制摄入过多的能量。

3. 养成良好的饮食习惯 不偏爱高糖、高脂肪的食物；避免长时间看电视、玩游戏机等静坐活动。

4. 定期进行体重监测，及早发现肥胖倾向。

第三节　维生素 A 缺乏症

维生素 A 缺乏症（vitamin A deficiency）可因饮食中缺乏维生素 A 所致，如长期以米糊等谷类、糖类食物喂养，未及时添加辅食，食物中缺乏脂肪、肉类、肝、蛋黄、乳类、红黄色蔬菜（胡萝卜、南瓜、西红柿）；在某些疾病如慢性腹泻、脂肪泻、肝胆疾病、迁延性肺炎、各种传染病等过程中维生素 A 吸收障碍和（或）消耗增加均可引起此病。各年龄均可发病，以婴幼儿多见。主要表现为眼结合膜与角膜干燥，暗光下视力差，皮肤干燥、毛囊角化。

【诊断】

（一）病史

有维生素 A 摄入不足、吸收不良、需要量增加和营养代谢障碍者。

（二）临床表现

1. 眼 早期为夜盲、视敏度降低；畏光、干眼、泪少，出现毕脱斑（Bitot's spot）；严重者角膜混浊、坏死、溃疡，甚至穿孔、失明。

2. 皮肤 干燥脱屑、角化增生、毛囊突出呈粗沙样改变，以上、下肢伸侧为重；毛发枯黄，易脱落，指（趾）甲失去光泽、易折断。

3. 其他 反复呼吸道及泌尿道感染，且迁延不愈。舌乳头肥大或萎缩。婴幼儿可影响体格发育。

（三）实验室检查

血清维生素 A 浓度测定，低于 0.68μmol/L 可确诊。若低于 1.02μmol/L 可诊断为亚临床维生素 A 缺乏症。

【治疗】

1. 一般治疗 去除病因，调整饮食，给予维生素 A 丰富的食物；在治疗继发感染时，同时治疗并存的营养缺乏症。

2. 维生素 A 治疗

（1）轻症：口服维生素 A，每日总量 2.5 万～5.0 万 U，分 2～3 次服用。

（2）重症：肌内注射维生素 A，每日 1 万 U/kg，4～5 日后改为 2.5 万 U/d；或深部肌内注射维生素 AD 制剂 0.5～1.0ml/d，3～5 日后症状好转即改为口服鱼肝油或维生素 A 胶丸，症状消失后继续口服预防量。在维生素 A 治疗同时，给予维生素 E 可提高疗效。

3. 眼部治疗 早期使用 0.25%氯霉素眼药水或 0.5%红霉素或金霉素眼膏以防止继发感染和角膜溃疡穿孔；有溃疡者，用消毒鱼肝油及抗生素眼药水（0.1%利福平或 0.5%卡那霉素）滴眼，每 1～1.5h 交替滴眼 1 次，每天 20 次，并用 1%阿托品扩瞳，以防虹膜粘连。

【预防】

1. 提倡母乳喂养，人工喂养儿应及时添加含维生素 A 丰富的胡萝卜、蛋黄等食物。

2. 维生素 A 每日生理需要量 30U/kg；每日预防量 4 岁以下为 2500U，4 岁以上为 5 000U。

3. 积极治疗慢性消化功能紊乱、长期感染、肝胆疾病及消耗性疾病，并及早补充维生素 A。

4. 要求母亲在孕期多食含有维生素 A 及胡萝卜素的食物，以免发生维生素 A 缺乏，影响胎儿维生素 A 的储存。

第四节 维生素 D 缺乏性佝偻病

维生素 D 缺乏性佝偻病（vitamin D deficiency rickets）是因体内维生素 D 缺乏所致全身钙、磷代谢失常和骨骼改变为主的慢性营养缺乏病。主要见于婴幼儿。其临床特点为骨骼改变、肌肉松弛和非特异性神经精神症状。偶有孕母严重缺乏维生素 D 致胎儿佝偻病（先天性佝偻病），胎儿出生后即有症状和骨骼改变。

【诊断】

（一）病史

有日光照射不足、维生素 D 摄入不足，食物中钙磷含量过低或比例不当、需要量增加（如早产儿、双胎、生长速度快），疾病影响（如肝、肾疾病）或其他因素（如长期使用抗癫痫药物、糖皮质激素）。

（二）临床表现

1. 活动初期 以非特异性神经精神症状为主，如夜惊、多汗、烦躁不安等。体征为枕秃，轻度骨骼改变。血生化改变轻微。

2. 活动激期 除有初期的非特异性神经精神症状外，同时有骨骼改变，如 3～6 个月婴儿有颅骨软化，8～9 个月可见方颅，前囟迟闭至 2～3 岁，出牙顺序颠倒；1 岁左右可见肋骨串珠，甚至有肋膈沟、"鸡胸"或"漏斗胸"；6 个月以上婴儿可见"手镯"或"脚镯"，开始行走后下肢可见"O"形腿或"X"形腿。另外，全身肌肉松弛、肌张力低下，甚至有语言发育迟缓，免疫功能低下。血生化改变明显，血钙、磷均降低，碱性磷酸酶增高。X 线片可见干骺端临时钙化带模糊或消失，呈毛刷状或杯口状改变，骨骺软骨明显增宽，骨质疏松。

3. 恢复期 经治疗后症状改善，体征逐渐减轻至恢复。血钙、磷浓度数天内恢复正常，X 线 2～3 周后开始改善，碱性磷酸酶 4～6 周恢复正常。

4. 后遗症期 症状消失，仅留不同程度的骨骼畸形。

【治疗】

（一）一般治疗

提倡母乳喂养，及时添加含维生素 D 丰富的辅食，无母乳者哺以维生素 D 强化牛奶或奶粉。坚持晒太阳，切勿久坐、久站及早走，以防止骨骼畸形。

（二）维生素 D 制剂

1. 口服法

（1）活动初期：维生素 D 0.5 万～1.0 万 U/d，连服 1 个月后改为预防量。

（2）活动激期：维生素 D 1 万～2 万 U/d，连服 1 个月后改为预防量。

2. 突击疗法

（1）活动初期：肌内注射维生素 D_3 30 万 U 一次，1 个月后改为预防量口服维持。

（2）活动激期：维生素 D_3 60 万 U，1 次或分 2 次肌内注射，间隔 2～4 周，第 2 次肌内注射后 1 个月给予预防量口服维持。

（3）重度：维生素 D_3 90 万 U，根据病情 1 个月后可重复一次。预防量口服维持至 2 岁。

对于抗维生素 D 性佝偻病患儿，可给予 1, 25-（OH）$_2D_3$ 0.5～1.0μg/d 口服。

（三）钙剂

应同时补充钙剂。有手足搐搦症或饮食中含钙量不足者应在使用维生素 D 肌内注射前口服 10%氯化钙或葡萄糖酸钙 1～3g/d，连服 2～3 日。

（四）矫形治疗

严重骨骼畸形者并影响运动功能时，可考虑施行外科手术矫治。

【预防】

1. 胎儿期 妊娠期最后 3 个月孕妇应多晒太阳，多食含维生素 D 丰富的食物，并补充维生素 D 和钙剂。

2. 新生儿期 提倡母乳喂养。对早产、多胎、人工喂养或冬季出生儿，于出生后 1～2 周开始给予维生素 D 500～1000U/d，不能坚持口服者给予维生素 D 10 万～20 万 U 肌内注射一次，可维持 1～2 个月，并坚持户外活动。

3. 婴幼儿期 坚持户外活动，多晒太阳。及时添加辅食，每日口服维生素 D 400～800U。

第五节 维生素 D 缺乏性手足搐搦症

维生素 D 缺乏性手足搐搦症（tetany of vitamin D deficiency）又称佝偻病性手足搐搦症或佝偻病低钙惊厥。由于缺乏维生素 D 而导致血钙降低，神经肌肉兴奋性增高，临床上出现全身或局部肌肉抽搐或喉痉挛。多见于 6 个月以下的婴儿。

【诊断】

（一）临床表现

1. 惊厥 6 个月以后婴儿多见。无热，常为突然发生，以全身性惊厥为主，每日发作数次或数十次不等，多数持续时间为数秒或数分钟。偶有面肌或一个肢体的抽动。惊厥时意识丧失，发作间歇神志正常。

2. 手足搐搦 多见于年长儿。发作时手腕屈曲，手指伸直，拇指贴近掌心，足踝关节伸直，足趾同时向下弯曲，发作时神志清醒。

3. 喉痉挛 多见于婴儿。喉部肌肉及声门突发痉挛，使呼吸困难，造成窒息而死亡。喉痉挛是此病中最严重的临床表现。

4. 隐性体征

（1）低钙击面征（Chvostek sign）呈阳性。新生儿期此征阳性无临床诊断意义。

（2）腓反射呈阳性。

（3）低钙束臂征（Trousseau sign）呈阳性。

（二）实验室检查

血钙＜1.88μmol/L，血磷降低、正常或升高，血碱性磷酸酶升高。

【治疗】

1. 紧急处理 迅速控制惊厥或解除喉痉挛。苯巴比妥钠 5～7mg/（kg·次）肌内注射、地西泮 0.1～0.3mg/（kg·次）肌内注射或静脉注射，或 10%水合氯醛 40～50mg/（kg·次）保留灌肠。保持呼吸道通畅，必要时行气管插管。

2. 补充钙剂 10%葡萄糖酸钙 5～10ml，加等量 0.9%氯化钠溶液或 10%葡萄糖稀释后缓慢静脉注射（10min 以上），必要时每日可用 2～3 次。病情稳定后改为口服 10%氯化钙 5～10ml/d，用 3～5 倍糖水稀释后口服，每日 3 次。3～5 日后改用钙剂口服。钙剂不能与乳制品同服。

3. 维生素 D 治疗 使用钙剂后补充维生素 D 口服，2 000～5 000U/d；重症者可肌内注射，用量同维生素 D 缺乏性佝偻病，1 个月后改为预防量口服。

第四章　消化系统疾病

第一节　鹅　口　疮

鹅口疮（thrush，oral candidiasis）为白念珠菌所致的口腔黏膜感染，多见于新生儿及营养不良、腹泻、长期使用广谱抗生素、应用皮质激素或免疫抑制剂的患儿。

【诊断】

口腔黏膜出现白色乳凝块样物，常见于颊黏膜、舌、齿龈、上腭等处，不易拭去。取白膜少许放置于玻片上，加10%氢氧化钠溶液1滴，镜检可见真菌的菌丝和孢子。

【治疗】

2%碳酸氢钠溶液于哺乳前后清洗口腔。局部涂0.5～1%甲紫溶液，每日1～2次。病变广泛者，用1：100 000制霉菌素甘油涂患处，每日3～4次。

第二节　疱疹性口炎

疱疹性口炎（herpetic stomatitis）是由单纯疱疹病毒I型所致的口腔黏膜感染，多见于1～3岁小儿，常在集体托幼机构中流行。

【诊断】

急性起病，发热，体温达38～40℃，1～2天后，在口腔黏膜上出现直径2～3mm的圆形疱疹，破溃后形成浅溃疡，其表面覆盖黄白色渗出物，绕以红晕。溃疡多发生于齿龈、舌、唇内、颊黏膜，亦可侵及上腭及咽部。患儿哭闹不安、流涎、拒食、颌下淋巴结肿大。

【治疗】

保持口腔清洁，多饮水。可全身或局部应用抗病毒药物。疼痛严重者，局部涂用2%利多卡因。若拒食则静脉输液。

第三节　溃疡性口炎

溃疡性口炎（ulcerative stomatitis）主要致病菌有链球菌、金黄色葡萄球菌、肺炎链球菌、铜绿假单胞菌或大肠杆菌等。婴幼儿多见，常发生于急慢性感染、长期腹泻机体抵抗力降低时，口腔不洁致细菌繁殖而导致发病。

【诊断】

局部剧痛、流涎、拒食、烦躁，伴高热，口腔黏膜特别是舌、唇内及颊黏膜等处可见大小不等的糜烂或溃疡，上有较厚的纤维素性炎症渗出物形成的假膜，剥离后呈现出血性创面，局部淋巴结肿大，白细胞总数和中性粒细胞增多。

【治疗】

1. 针对细菌感染选用抗生素治疗。

2. 局部处理　加强口腔护理，用1%～3%过氧化氢溶液清洗溃疡面后涂0.5%～1.0%甲紫溶液，或5%金霉素鱼肝油。局部疼痛可涂用2%利多卡因。高热时则物理降温，补充水与电解质。

第四节　先天性肥厚性幽门狭窄

先天性肥厚性幽门狭窄（congenital hypertrophic pyloric stenosis）指幽门的环形肌肥厚、增生

导致幽门管腔狭窄的高位消化道不全性梗阻。其特点为剧烈呕吐、胃蠕动波及幽门肿块。本病男性多见。

【诊断】

（一）临床表现

1. 呕吐 系早期突出症状，多在出生后 2～3 周出现，逐渐加重，于喂奶后数分钟发生，呈喷射状，内含奶块，但无胆汁。呕吐严重者则发生水和电解质紊乱、营养不良等。

2. 胃蠕动波 在进食后不久即出现，从左上腹肋缘下向右上腹移动，呕吐后消失。

3. 腹部包块 多数病例在右上腹肋缘下与右腹直肌之间可触诊枣核或橄榄大小的肿物。

4. 高间接胆红素血症 由于葡萄糖醛酸转移酶受抑制或胆红素肠肝循环增多所致。

（二）特殊检查

1. X 线检查 腹部平片立位时可见胃扩张，钡餐通过幽门障碍，幽门管细长狭窄，胃排空延迟。

2. 超声波检查 幽门环肌厚度≥4mm，幽门管长＞15mm，幽门直径＞15mm。

【鉴别诊断】

1. 幽门痉挛 出生后出现呕吐，呈间歇性，呕吐量较少，无右上腹肿块，全身情况良好，应用解痉剂有效，X 线和超声波检查正常。

2. 胃扭转 发病较早，于出生后数周内出现呕吐，在喂奶后或在体位变动时发生，非喷射状。生长发育一般良好，腹部无阳性体征。钡餐 X 线检查显示：食管与胃黏膜有交叉现象；胃大弯位于胃小弯上；幽门窦的位置高于十二指肠球部；双胃泡、双液平面；食管腹段延长，且开口于胃下方。

3. 小肠梗阻 无胃蠕动波，呕吐物混有胆汁。X 线检查可明确梗阻部位。

4. 贲门松弛 非喷射性呕吐，喂奶后平卧位，啼哭或挣扎时更易呕吐，竖立位可减轻或终止，无胃蠕动波。钡餐 X 线检查示贲门敞开，钡剂从胃中反流到食管内。

【治疗】

1. 一般治疗 对呕吐严重者应及早补液，防治水与电解质紊乱。注意营养，防治感染，加强护理。使用稠厚乳液或鼻十二指肠管喂养。抗痉治疗，1∶1000 阿托品溶液，在喂奶前 30min 口服，每剂自 1 滴递加至 2～6 滴，直至皮肤发红，应注意不良反应发生。

2. 手术治疗 一经确诊应及早手术，疗效较佳。

第五节　小儿腹泻

小儿腹泻（infantile diarrhea），或称腹泻病，是多病原、多因素引起的以大便次数增多、大便性状改变为特点的一组疾病。多为婴幼儿发病。1992 年我国腹泻病诊断治疗方案中将腹泻按病因分为：

1. 感染性腹泻 如病毒、细菌、真菌、寄生虫等感染所致肠炎，并将痢疾、霍乱等法定传染病单列出来。

2. 非感染性腹泻 如食饵性腹泻、症状性腹泻、过敏性腹泻、其他非感染性腹泻。

【诊断】

（一）根据临床表现分类

1. 轻型腹泻 以胃肠道症状为主，大便次数增多但一般不超过 10 次，且每次量不多，为黄色或黄绿色水样便，粪质不多，伴少量黏液。患儿精神尚好，无全身中毒症状及水、电解质、酸碱平衡紊乱表现。

2. 重型腹泻 除明显胃肠道症状外,尚有水、电解质、酸碱平衡紊乱和全身中毒症状,如发热、烦躁、萎靡、嗜睡,甚至休克、昏迷。

(1)脱水

1)按脱水程度分类:①轻度脱水,失水量为体重的5%(50ml/kg)。精神稍差,口唇黏膜稍干,眼窝和前囟稍凹,哭时有泪,皮肤弹性正常,尿量稍减少。②中度脱水,失水量为体重的5%~10%(50~100ml/kg)。精神萎靡或烦躁不安,口唇黏膜干燥,眼窝和前囟明显凹陷,哭时泪少,皮肤弹性较差,尿量明显减少,四肢稍凉。③重度脱水,失水量为体重的10%以上(>100ml/kg)。精神极度萎靡,表情淡漠,口唇黏膜极度干燥,眼窝和前囟深凹,哭时无泪,皮肤弹性极差,尿量极少或无尿,休克症状。

2)按脱水性质分类:等渗性脱水,血清钠为130~150mmol/L;低渗性脱水,血清钠<130mmol/L;高渗性脱水,血清钠>150mmol/L。

(2)代谢性酸中毒:轻度酸中毒,HCO_3^-为13~18mmol/L;中度酸中毒,HCO_3^-为9~13mmol/L;重度酸中毒,HCO_3^-<9mmol/L。表现为唇周灰暗或口唇呈樱桃红色,精神萎靡,呼吸深长等。

(3)低钾血症:血清钾<3.5mmol/L。表现为精神萎靡,肌张力减低,腱反射减弱或消失,腹胀,肠鸣音减少或消失,心音低钝,心律不齐,心电图出现T波低平、倒置,ST段下移、Q—T间期延长,U波增大。

(4)低钙血症、低镁血症:血钙<1.85mmol/L,血镁<0.58mmol/L,两者常同时存在,表现为神经肌肉兴奋性增强、手足抽搐、惊厥或口唇痉挛。

(二)根据发病机制分类

1. 分泌性腹泻 由各种产生肠毒素的细菌或病毒所致,小肠分泌液增多,超过结肠吸收限度。

2. 渗出性腹泻 由各种侵袭性细菌引起,侵入肠黏膜组织,引起充血、水肿、炎性细胞浸润、溃疡和渗出等病变。

3. 渗透性腹泻 双糖酶缺乏或分泌不足,或由于肠道中短链有机酸产生过多,使肠道中肠液的渗透压增高所致。

4. 吸收障碍性腹泻。

5. 肠道运动功能亢进性腹泻。

(三)根据病程分类

1. 急性腹泻 病程<2周。

2. 迁延性腹泻 病程为2周至2个月。

3. 慢性腹泻 病程>2个月。

(四)实验室检查

1. 大便常规检查 镜检可见少量黏液,脂肪滴或红、白细胞。

2. 大便细菌培养、病毒分离、真菌培养。

3. 大便隐孢子虫检查。

4. 血生化检查 血清钠、钾、氯、钙,碳酸氢根测定或血气分析。

(五)常见病原所致肠炎临床特点

1. 轮状病毒肠炎

(1)起病急,常伴发热等症状。

(2)多见于6个月至2岁婴幼儿。

(3)秋冬季多见。

(4)大便呈蛋花汤样或无色水样,无腥臭味,有少量黏液,镜检白细胞极少或无。

（5）无明显中毒症状，腹泻严重者可发生脱水、酸中毒及电解质紊乱。

（6）抗生素治疗无效，病程为5～7天。

2. 致病性大肠杆菌肠炎

（1）起病较缓，开始为轻型，不发热，很少呕吐，逐渐发展为重型，有发热、呕吐、脱水。

（2）多见于1岁至2岁半婴幼儿。

（3）多发生于5～8月份。

（4）大便呈蛋花汤样，腥臭味，有黏液。镜检有脂肪滴、黏液和少许白细胞。

3. 侵袭性大肠杆菌肠炎

（1）起病急、高热、中毒症状重，伴有恶心、呕吐、腹痛、里急后重，重者发生休克。

（2）腹泻频繁，大便呈黏冻样，含脓血。

4. 出血性大肠杆菌肠炎

（1）散发或暴发流行。

（2）具有明显的季节性，以6～9月份为多。

（3）大便呈血性。镜检有大量红细胞，无白细胞。

（4）并发症以溶血尿毒综合征和血小板减少性紫癜多见。

5. 空肠弯曲菌肠炎

（1）多见于6个月至2岁婴幼儿。

（2）夏季发病多见。

（3）大便为黏液便或脓血便，有腥臭味。镜检有大量白细胞和少量红细胞。

（4）发热、腹痛，易并发多器官功能损害。

6. 鼠伤寒沙门菌小肠结肠炎

（1）起病急、发热，病情轻重不一。

（2）多见于婴幼儿。

（3）以6～9月份多见。

（4）大便性状多变，为黄绿色、深绿色水样、黏液样或脓血便。镜检有多量白细胞和红细胞。

（5）重者易并发败血症、休克、DIC等。

7. 金黄色葡萄球菌肠炎

（1）起病急，中毒症状重，可发生脱水、电解质紊乱、酸中毒、循环衰竭。

（2）多发生于长期应用广谱抗生素后。

（3）大便为暗绿色水样便，似海水样，腹泻频繁，每日达数十次。

（4）大便检查常可见假膜，镜检可见多量脓球。

（5）大便培养金黄色葡萄球菌阳性。

8. 真菌性肠炎

（1）多发生于营养不良或长期应用广谱抗生素者。

（2）常伴有鹅口疮。

（3）大便中含泡沫多，有时呈豆腐渣状，带有黏液。镜检可见真菌孢子及菌丝。

【治疗】

原则是预防及纠正脱水，调整和继续进食，合理用药，加强护理。

（一）一般治疗

加强护理，注意消毒隔离，勤换尿布，观察脱水情况及静脉输液速度等。

（二）饮食疗法

继续进食以预防营养不良。母乳继续喂养，暂停辅食。对人工喂养者，给予米汤、稀释牛奶、凝乳喂养。疑为乳糖酶缺乏者可暂停乳类喂养，改用豆制代乳品或发酵酸奶，或使用无乳糖配方奶粉等。

（三）抗生素治疗

对病毒性肠炎不宜用抗生素，以饮食疗法和对症处理为主。对侵袭性细菌性肠炎则选择有效的抗生素治疗。

1. 大肠杆菌　选择庆大霉素、小檗碱、氨苄西林、诺氟沙星、环丙沙星、呋喃唑酮等治疗。

2. 空肠弯曲菌　选择红霉素、氯霉素、呋喃唑酮、诺氟沙星、庆大霉素等治疗。

3. 鼠伤寒沙门菌　选择氨苄西林、头孢唑肟、头孢噻甲羧肟、环丙沙星等治疗。

4. 金黄色葡萄球菌　停用原用的抗生素，选用万古霉素、去甲万古霉素、苯唑西林等。

（四）迁延性和慢性腹泻的治疗

查清病因作相应治疗。调整饮食，加强营养。应用微生态制剂与支持疗法。

（五）对症治疗

1. 腹泻　应用微生态调节剂如双歧杆菌、嗜酸乳杆菌、粪链球菌、酪酸菌、需氧芽孢杆菌制剂（妈咪爱、米雅 A、乐托尔）等；胃肠黏膜保护剂如蒙脱石散；收敛剂如鞣酸蛋白。胆酸性腹泻可用考来烯胺。

2. 腹胀　寻找病因，防治低钾，肛管排气，必要时用新斯的明肌内注射。

3. 糖原性腹泻　由于可有不同程度的继发性乳糖酶缺乏，应停止食用富含乳糖的食物，采用去乳糖饮食，如豆浆、酸奶、低乳糖或无乳糖配方奶粉等。

第五章　呼吸系统疾病

第一节　急性上呼吸道感染

上呼吸道感染通常指急性上呼吸道感染（acute upper respiratory infection，AURI），俗称感冒，是小儿最常见的疾病，主要侵犯鼻、鼻咽部和咽部。以病毒感染为最多见，约占原发感染的90%，细菌感染占10%左右，其中部分为病毒感染后继发的细菌感染，肺炎支原体亦可引起上呼吸道感染。

【诊断】

1. 一般类型上呼吸道感染　本病轻重程度相差甚大，年长儿症状常较轻，婴幼儿多较重。

（1）轻症：有鼻塞、流涕、打喷嚏、干咳、发热，亦可有咽部不适或咽痛等。

（2）重症：多骤然起病，突然高热达39～40℃或更高。头痛，全身乏力，精神萎靡，食欲不振，睡眠不安，咳嗽频繁。婴幼儿常伴呕吐、腹泻。部分患儿可出现高热惊厥、腹痛等。若炎症波及中耳、鼻窦、颈淋巴结、气管及支气管等邻近器官，则发生相应器官炎症。

体检可见咽部充血、扁桃体肿大、颌下淋巴结肿大及触痛，肺部呼吸音正常或粗糙。若为肠道病毒所致者，常伴不同形态的皮疹。

2. 两种特殊类型上呼吸道感染

（1）疱疹性咽峡炎（herpangina）：病原体为柯萨奇A族病毒，好发于夏秋季，可有局部流行。急性起病，突起高热，咽痛，流涎，厌食，呕吐等。查体除咽部充血外，突出表现为咽腭弓、悬雍垂、软腭或扁桃体上可见2～4mm大小的疱疹，周围有红晕，疱疹破溃后形成小溃疡。病程在1周左右。

（2）咽结合膜热（pharyngo-conjunctival fever）：病原体为腺病毒3、7型，常发生于春夏季节，可在集体儿童机构中流行，是一种以发热、咽炎、结合膜炎为特征的急性传染病。多呈高热、咽痛、眼部刺痛、一侧或两侧滤泡性眼结合膜炎。颈部、耳后淋巴结肿大。有时有胃肠道症状。病程为1～2周。

【治疗】

（一）一般治疗

注意休息，多饮水，饮食宜清淡、有营养而易消化。加强护理，注意呼吸道隔离，预防并发症。

（二）对症治疗

1. 高热处理　高热或有高热惊厥史者需积极采取降温措施。通常给予药物治疗，或给予头部冷敷、冰水灌肠、酒精擦浴等物理降温。非超高热者最好不用肾上腺皮质激素类药物治疗。

2. 止咳祛痰。

3. 鼻塞　轻者不必处理，若影响呼吸或哺乳，用0.5%麻黄碱滴鼻，常于哺乳前使用或每日滴鼻3～4次，每次1～2滴。

4. 镇静止痉　烦躁时给予苯巴比妥2～3mg/（kg·次），口服，或异丙嗪0.5～1.0mg/（kg·次），口服或肌内注射；惊厥时常用苯巴比妥钠5～8mg/（kg·次），肌内注射或静脉滴注，亦可用6%水合氯醛40～60mg/（kg·次），保留灌肠或口服，或用地西泮0.1～0.3mg/（kg·次），静脉注射或肌内注射。

（三）抗病毒药物治疗

1. 双嘧达莫　有抑制 RNA 病毒及某些 DNA 病毒的作用。剂量为 3～5mg/（kg·d），3～5 日为一疗程。

2. 利巴韦林　具有广谱抗病毒作用，剂量 10～15mg/（kg·d），肌内注射或稀释后静脉滴注。亦可采用含服、滴鼻或雾化吸入。

（四）抗生素

用于病情较重及疑有细菌感染者，或有并发症者。链球菌所引起的咽炎或扁桃体炎，首选青霉素，如 2～3 天后无效，可改用其他抗生素。

（五）中医药

目前多采用中成药，如银翘散、板蓝根冲剂、感冒退热冲剂、藿香正气散等。亦可按中医辨证施治，选用辛温解表或辛凉解表方剂。

第二节　急性支气管炎

急性支气管炎（acute bronchitis）为气管、支气管黏膜发生炎症所致，故又称急性气管支气管炎（acute tracheobronchitis），是儿科多发病。凡能引起上呼吸道感染的病原体均可引起本病，肺炎支原体亦可为致病原。该病亦为麻疹、百日咳等传染病的常见并发症。

【诊断】

（一）临床表现

1. 起病较急，大多先有上呼吸道感染表现，伴咳嗽，发热可有可无，高低不一，多在 2～4 天消退。婴幼儿全身症状较重，除常有发热外，还伴腹泻、呕吐等消化道症状。

2. 咳嗽为本病主要表现，初为干咳，2～3 天后咳嗽逐渐加重，转为湿性咳嗽，有痰声或咳出黄色脓痰。部分患儿常因剧烈咳嗽而致呕吐及影响睡眠。年长儿可诉胸骨后疼痛。一般咳嗽 7～10 天缓解；重者有时可迁延 2～3 周，并常复发。

3. 体检　咽充血，肺部呼吸音粗糙，或有不固定的、散在的干湿啰音。

（二）实验室检查

1. 血象　白细胞增高多提示为细菌性感染。

2. 痰培养　确定细菌病原体。

（三）X 线肺部检查

两肺纹理增粗为主，轻者可正常。

【治疗】

1. 一般治疗　同上呼吸道感染。婴儿经常变换体位或抱起拍背，以利于呼吸道分泌物排出。

2. 抗生素治疗　一般多采用青霉素注射，亦可服用青霉素衍生物（如阿莫西林、氨苄西林等）、大环内酯类或复方新诺明等药物。

3. 对症治疗　止咳祛痰。常用祛痰剂有溴己新、盐酸氨溴索口服液、羧甲基半胱氨酸冲剂等。雾化吸入可稀释痰液。止咳药有复方甘草合剂、川贝枇杷膏、急支糖浆等。

第三节　支气管哮喘

支气管哮喘（bronchial asthma）是一种以嗜酸粒细胞、肥大细胞为主的慢性气道变态反应性炎症性疾病，该炎症可引起易感者不同程度的、广泛而可逆性的气道阻塞症状，其气道对刺激具有高反应性。临床表现为反复发作喘息、呼气性呼吸困难、胸闷、咳嗽等，可自行或经治疗后缓解。支气管哮喘具有以下病理生理特征：气道慢性炎症，气道高反应性，可逆性的气流受限。任何年龄均可发病，但多数始发于 5 岁以前。

【病因】

目前尚无满意的病因分类方法，传统分为外源性（过敏性）哮喘和内源性（隐源性）哮喘。

1. 外源性哮喘 患者常有特应性（atopy），由环境中的过敏原引起。最常见的过敏原为各类吸入物，如花粉、室内灰尘、尘螨、动物皮毛及羽毛、烟尘或其他挥发性化学物质及牛奶、鸡蛋等食物。

2. 内源性哮喘 此型哮喘主要诱因为呼吸道感染，尤以病毒及支原体感染为主。婴儿时期毛细支气管炎和（或）喘息性支气管炎反复发作，其中 1/3 的患儿最终发生此型哮喘。

【诊断】

（一）临床表现

1. 症状 有的数月或更长时间发作一次哮喘；有的则为每天都有轻微喘息的慢性哮喘；有的无哮喘症状，只表现为夜间咳嗽或持续性和反复发作的刺激性干咳；有的肺部湿啰音用抗生素和其他方法治疗难以消失，此时易误诊为肺炎。①外源性哮喘：起病急骤，发作时多有鼻、眼痒，打喷嚏、流涕或干咳，继而出现呼气性呼吸困难伴哮鸣音。年长儿自述胸闷，不能平卧。②内源性哮喘：多见于婴幼儿，常因病毒性呼吸道感染诱发，起病较缓，表现为上呼吸道感染或支气管炎症状，咳嗽、咳痰，继而出现哮喘。③咳嗽变异性哮喘（cough variant asthma）：又称过敏性咳嗽，是小儿哮喘的一个特殊类型，仅占儿童哮喘的 1.4%。以慢性或反复性咳嗽为主要或唯一症状。④运动、精神性哮喘：见于较大儿童，常于剧烈运动后、情绪变化（生气、受批评）时出现哮喘发作。⑤哮喘持续状态：严重的哮喘发作持续 24h 以上，用肾上腺素治疗无效，表现为张口端坐呼吸、大汗淋漓、发绀、说话无力，继而神志不清，可死于呼吸衰竭。

2. 体征 哮喘发作时可听到呼气性哮鸣音，严重者不能平卧，面色苍白，鼻翼扇动，口唇、指甲发绀。肺部叩诊呈鼓音，听诊满布哮鸣音；部分患者由于小气道通气明显减少，呼吸音减弱，哮鸣音则消失，需用力呼气时方可闻及哮鸣音。哮喘持续状态的患儿可出现血压下降、四肢冰凉。

3. 哮喘严重度的客观评估 见表 5-1。

表 5-1 哮喘严重度的客观评估

哮喘的严重度	治疗前临床表现	肺功能
轻度	每周哮喘发作 2 次以下	FEV_1/PEF＜预计值 80%
	每月夜间发作 2 次以下	PEF 变异率≤20%
	两次发作间期无症状	应用支气管舒张剂后 FEV_1/PEF 在正常范围
中度	每周哮喘发作＞2 次	FEV_1 为预计值的 60%～80%
	每月夜间哮喘发作＞2 次	PEF 变异率在 20%～30%
	几乎每次发作均用 β_2 受体激动剂	治疗后 FEV_1 可恢复至正常
重度	经常发作哮喘	FEV_1＜预计值的 60%
	活动受限	PEF 变异率＞30%
	近期曾有危及生命的大发作	治疗后 FEV_1 仍低于正常

注：FEV_1，第 1 秒用力呼气量；PEF，呼气峰流速。

（二）实验室检查

1. 周围血嗜酸粒细胞计数超过 300×10^6/L，红细胞、白细胞总数及中性粒细胞计数一般正常。血清 IgE、IgG_4 增高，抗原特异性 IgE 和 IgG_4 增高见于外源性哮喘患儿。

2. 肺功能检查 对估计哮喘严重程度及判断疗效有重要意义。哮喘的肺功能显示气道阻力增高，流率（PF）、潮气量（TV）及呼气峰流速（PEF）均降低；功能残气量（FRC）和残气容量（RV）均增加。发作间歇期只有残气容量增加，而其肺功能仍正常。

3. 血气分析 是监测哮喘病情的重要检查，可用来指导治疗。

4. 皮肤试验 将可疑的抗原如尘螨等注入皮内，若出现阳性反应，可明确过敏原。

（三）X 线检查

胸片显示双肺过度充气，肺纹理增多。并发支气管肺炎或小片肺不张，大片肺不张常发生于右肺中叶。

（四）诊断标准

1. 婴幼儿（<3 岁儿童）哮喘的诊断标准

（1）喘息发作≥3 次。

（2）发作时双肺闻及呼气相哮鸣音，呼气相延长。

（3）具有特应性体质，如过敏性湿疹、过敏性鼻炎等。

（4）父母有哮喘病等过敏史。

（5）除外其他引起喘息的疾病。

凡具有以上第（1）、（2）、（5）条者即诊断为婴幼儿哮喘；如喘息发作只有 2 次，并具有（2）、（5）条者诊断为可疑哮喘或喘息性支气管炎。如同时具有第（3）和（或）（4）条时，可考虑给予哮喘诊断性治疗。

2. 3 岁以上儿童哮喘的诊断标准

（1）喘息呈反复发作或可追溯与某种变应原或刺激因素有关。

（2）发作时双肺闻及以呼气相为主的哮鸣音，呼气相延长。

（3）支气管扩张剂有明显的疗效。

（4）除外其他引起喘息、胸闷和咳嗽的疾病。

对各年龄组疑似哮喘同时肺部有哮鸣音者，可作以下任意一项支气管扩张试验：①用 0.1%肾上腺素 0.01ml/（kg·次）皮下注射，最大量不超过 0.3ml/次；②以 β_2 受体激动剂的气雾剂或其水溶液雾化吸入。在作以上任何一项试验 15min 后，如果喘息明显缓解及肺部哮鸣音明显减少，或第 1 秒用力呼气量（FEV_1）上升率≥15%，支气管扩张试验阳性，可诊断为哮喘。

3. 咳嗽变异性哮喘的诊断标准（年龄不分大小）

（1）咳嗽持续或反复发作>1 个月，常在夜间和（或）清晨发作，运动后加重，痰少，临床无感染征象，或经较长时间抗生素治疗无效。

（2）用支气管扩张剂可使咳嗽发作缓解，是诊断本症的基本条件。

（3）有个人或家族过敏史，变应原检测阳性可作辅助诊断。

（4）气道呈高反应性特征，支气管激发试验阳性可作辅助诊断。

（5）除外其他原因引起的哮喘。

【治疗】

（一）除去病因

避免接触过敏原，治疗和清除感染灶及各种诱发因素（如吸烟、漆味、冰冷饮料、气候突变等）。

（二）控制发作

1. 支气管扩张剂

（1）β_2 受体激动剂：是目前最常用的支气管扩张剂。

1）雾化吸入法：<2 岁者用气流量≥6L/min 的氧气或压缩空气作动力，通过雾化器吸入 0.5%沙丁胺醇雾化溶液 0.01～0.03ml/（kg·次），最大量为 1ml，加入 2～3ml0.9%氯化钠溶液稀释，q4～6h。3～5 岁雾化吸入，可用带有活力的储雾罐、手持定量雾化吸入器（MDI），如沙丁胺醇

100μg/揿、特布他林 125μg/揿，1～2 揿/次，3～4 次/日。亦可用螺旋碟式吸入器、涡流式吸入器或喷雾吸入器吸入干粉，喘宁碟干粉 200μg/囊泡，1 囊泡/次，3～4 次/日。>6 岁者能用辅助手持定量雾化吸入器，剂量及方法同上。

2）口服法：常用药物有特布他林、丙卡特罗等。

（2）茶碱类

1）氨茶碱：静脉滴注 2～4mg/（kg·次）；口服 4～6mg/（kg·次），q6～8h。

2）茶碱缓释片（舒弗美）：8～10mg/（kg·次），q12h。

（3）抗胆碱药物：溴化异丙托品主要用于气雾吸入，剂量：≤2 岁者 125μg（0.5ml），>2 岁者 250μg（1ml），加入 0.9%氯化钠溶液 2～3ml 中雾化吸入，每日 3～4 次。

2. 抗炎药

（1）皮质激素：是当前防治哮喘最有效的药物，尤其是吸入疗法，安全有效，为首选给药方式。

1）丙酸倍氯米松粉末吸入剂 100μg/囊泡，1 囊泡/次，每天 3～4 次。

2）丙酸倍氯米松气雾剂 150μg/揿，1～2 揿/次，每天 2～4 次。

3）二丙酸倍氯米松 150μg/揿，1～2 揿/次，每天 2～4 次。

4）布地奈德 150μg/揿，1～2 揿/次，每天 2～4 次。

5）泼尼松每天 1～2mg/kg，每天 3 次，口服 3～5 天。

（2）色甘酸钠：是一种非激素抗炎药，可雾化吸入，剂量为 1mg/揿，2 揿/次，粉剂吸入 20mg/粒，每次 1 粒，每日 3～4 次，可预防和控制哮喘发作。

3. 其他药物 酮替酚 1mg/片，<3 岁者 0.5mg/次，每天 3～4 次；>3 岁者 1mg/次，每天 1～2 次；必要时可用环孢素、甲氨蝶呤、金制剂等免疫抑制剂口服，可减少患者对皮质激素的依赖性。

（三）哮喘持续状态的处理

1. 吸氧 用鼻导管或面罩给氧，浓度以 40%为宜（4～5L/min），使 PaO_2 保持在 70～90mmHg。

2. 支气管扩张剂

（1）沙丁胺醇雾化吸入，每 1～2h 吸入 1 次。

（2）氨茶碱静脉滴注，每次 4～5mg/kg，20～30min 滴完。

（3）上述治疗不奏效时可予沙丁胺醇静脉注射，剂量为学龄儿童 5μg/（kg·次），学龄前小儿剂量减半，速度为 8μg/min，起效时间 20～30min，维持 4～6h。

3. 糖皮质激素 支气管扩张剂效果不佳，必须及时应用氢化可的松，5～10mg/（kg·次），q6h；地塞米松 0.25～0.75mg/（kg·次），q6～8h；部分患者皮质激素难以撤离，可口服泼尼松 1～2mg/（kg·d）。

4. 可试用异丙肾上腺素 0.1μg/（kg·min）静脉滴注，每 10～15min 增加用量，最大量不超过 0.3～0.4μg/（kg·min），直至 PaO_2 及通气功能改善，或心率达 180～200 次/分时停用，症状好转后可维持用药 24h 左右。

5. 镇静剂 可用水合氯醛 30～40mg/kg 灌肠；插管条件下可用地西泮 0.3～0.5mg/kg 镇静。不宜使用麻醉剂和巴比妥类，因可引起呼吸中枢抑制。

6. 机械呼吸 其指征为：①严重的持续性呼吸困难；②呼吸音减弱，随之哮鸣音消失；③呼吸肌过度疲劳而使胸廓活动受限；④意识障碍，甚至昏迷；⑤吸入 40%氧气而发绀仍无改善，$PaCO_2 \geq 65mmHg$。

7. 补液和纠酸 补液可用 1/5 张含钠液纠正脱水，用 5%碳酸氢钠溶液 4ml/kg 滴注以纠正酸中毒。

（四）预防复发

1. 免疫疗法

（1）脱敏疗法：对不可避免的过敏原，根据皮肤试验结果，将引起阳性的过敏原液作皮下注射，浓度由低到高，剂量递增，每周1次，持续2年。

（2）免疫调节治疗：可采用中医中药或胸腺肽、羧甲淀粉钠溶液、核酪、免疫球蛋白、死卡介苗等免疫调节剂提高机体免疫水平。

2. 色甘酸钠、酮替酚 均有抑制肥大细胞脱颗粒、降低气道高反应性的作用，故在好发季节前的1个月开始应用，以达到预防作用。

3. 病情缓解后，应继续吸入维持量糖皮质激素6个月至2年或更长时间。

【预后】

哮喘的预后因人而异，往往与起病年龄、病情轻重、病程长短及是否有家族遗传史有关。国外资料统计，70%在10岁以后停止发作，80%的患儿到青春期治愈。

第四节 急性支气管肺炎

支气管肺炎（bronchopneumonia）又称小叶性肺炎，是小儿最常见的肺炎，尤以婴幼儿发病率高。病原在发达国家以病毒为主，发展中国家以细菌为主。病毒主要是腺病毒、呼吸道合胞病毒、流感和副流感病毒及柯萨奇病毒等。细菌以肺炎球菌多见，其次为金黄色葡萄球菌、溶血性链球菌、流感杆菌、大肠杆菌、肺炎杆菌、铜绿假单胞菌。其他还有肺炎支原体、肺炎衣原体、真菌、原虫等。若病程<1个月，即称为急性支气管肺炎。

【诊断】

（一）临床表现

1. 症状 起病大多较急，发病前多先有上呼吸道感染。表现为发热（热型不规则）、咳嗽（早期频繁干咳，极期及恢复期为咳痰）、气促和拒食、呕吐、腹泻、嗜睡或烦躁、喘憋。弱小的患儿多起病较缓，低热，咳嗽不明显，但消化道症状及呼吸困难较突出。

2. 体征 ①呼吸系统：呼吸增快，呼吸困难，严重者呼气时呻吟，鼻翼扇动、三凹征、口周或指甲青紫。可闻及中小湿啰音，管状呼吸音。②消化系统：重者腹胀致膈肌上升，压迫胸部而加重呼吸困难。③循环系统：重症肺炎患儿出现脉快而细，心率可达160~200次/分，心音低钝，肝脏明显增大，同时伴有面色苍白、唇发绀等充血性心力衰竭的征象。可有四肢发凉、口周灰白、脉微弱、血压下降等休克征象。④神经系统：患儿烦躁、嗜睡交替出现，甚至有惊厥、昏迷等中毒性及缺氧性脑病征象。

（二）实验室检查

1. 血常规 白细胞计数大于$15×10^9/L$，中性粒细胞增高，白细胞内出现中毒颗粒。重症患儿亦可出现白细胞计数减少。病毒性肺炎时白细胞计数及分类都在正常范围。

2. 病原学检查 痰涂片和培养有助于鉴别细菌，以支气管肺泡灌洗液、支气管镜取分泌物作培养较为可靠。病毒性肺炎可通过免疫荧光法、酶标抗体染色法或ELISA法检测鼻咽部脱落细胞，迅速确定致病原。有条件的单位可进行病毒分离及双份血清抗体检查。

3. 血气分析 了解缺氧的程度、酸碱失衡的类型和程度，有助于诊断治疗和判断预后。

（三）X线检查

早期肺纹理增强，后期可见两肺中下野有大小不等的点片状浸润或融合成片状阴影，常并发肺气肿、肺不张。病毒性肺炎为两肺中内带纹理增多、模糊或出现条状阴影，甚至聚集成网状。

【治疗】

（一）一般治疗

室内保持空气清新、湿度 60%、温度 20℃，给予易消化、营养丰富的饮食，少量多次。经常翻身、变换体位，以利于痰的排出。

（二）抗生素疗法

细菌性肺炎应尽量查清病原菌，选用敏感抗菌药。根据疾病严重程度，早期治疗，足量、足程，重症者应联合用药，静脉途径给药。肺炎球菌肺炎多选用青霉素，青霉素过敏者选用红霉素，重症肺炎选用青霉素衍生物或头孢菌素。杆菌选用氨基糖苷类（庆大霉素、阿米卡星）、氨苄西林或头孢菌素。抗生素一般用至体温正常，肺部体征消失后停药。支原体肺炎及金黄色葡萄球菌肺炎治疗见有关章节。

（三）抗病毒疗法

病毒性肺炎可使用利巴韦林、干扰素等治疗。

（四）对症治疗

1. 缺氧者可采用鼻前庭给氧，氧流量为 0.5～1.0L/min；还可面罩给氧，2～4L/min，氧浓度不超过 40%。亦可用氧帐和氧气雾化改善缺氧状况。

2. 高热患儿，宜物理降温，冷敷额部或酒精擦浴。亦可给予退热药如阿司匹林等。若伴有烦躁不安可给予异丙嗪和（或）氯丙嗪 0.5～1mg/kg，每日 3 次口服，亦可肌内注射。或水合氯醛加强镇静作用。不易将痰咳出者可用超声雾化吸入。

3. **心力衰竭治疗** 患儿有心功能不全时，除给氧、镇静、止咳外，应尽早用强心药。危急者选用毒毛花苷 K 饱和量（饱和量 7～10μg/kg）的 2/3 量缓慢静脉注射，必要时 2～4h 后重复首剂的半量。去乙酰毛花苷首剂用饱和量（30～40μg/kg）的 1/2，其余分 2 次，每隔 4～6h 给药一次，肌内注射或缓慢静脉注射。注射钙剂后，6～8h 后方可给予洋地黄药物。此外亦可应用血管活性药物，常用的有酚妥拉明和东莨菪碱，前者每次 0.2～0.5mg/kg，最大剂量每次不超过 10mg，稀释后静脉滴入，依病情可每 2～6h 给药一次，用药 3～4 次后能改善心功能及肠微循环，促进肠蠕动，治疗中毒性肠麻痹。

4. **糖皮质激素治疗** 重症肺炎伴严重喘憋或有中毒性脑病的患儿可短期应用糖皮质激素 3～5 天，常用地塞米松每天 0.3～0.5mg/kg。

5. **物理疗法** 对于啰音经久不消的患儿宜用光疗、电疗。迁延性患儿还可用芥末泥或芥末湿布敷背，或拔火罐。

第五节　金黄色葡萄球菌肺炎

金黄色葡萄球菌肺炎（staphylococcus aureus pneumonia）是金黄色葡萄球菌引起的严重的细菌性肺炎，年龄越小发病机会越多，免疫功能低下（营养不良、应用免疫抑制剂）、患某些疾病（如麻疹、流感、腺病毒肺炎等）时易感染，冬春季发病较多。此病可原发于肺，亦可继发于败血症之后，后者除肺脓肿外其他器官如皮下组织、骨髓、心、肾及脑等均可发生脓肿。

【诊断】

（一）临床表现

1. **症状** 上呼吸道感染 1～2 天或皮肤小脓肿数日至一周后，突起高热，呈弛张热，新生儿则可低热或无热。肺炎发展迅速，表现为呼吸急促、发绀、呻吟、咳嗽及消化道症状，如呕吐、腹泻、腹胀等。患儿时而烦躁、时而嗜睡，重者可惊厥，中毒症状明显，甚至休克。年长儿除以上症状外可表现为大汗、胸痛、肌肉、关节酸痛，咳痰和咯血。

2. 体征 肺部体征出现早，早期呼吸音减低，有散在湿啰音，发展成肺脓肿、脓胸时，叩诊浊音、语颤及呼吸音减弱或消失。有时可有猩红热样皮疹。

（二）实验室检查

1. 血常规 白细胞计数一般大于 $15\times10^9/L$，中性粒细胞增高，白细胞内可出现中毒颗粒。重症患儿亦可出现白细胞减少。

2. 血液及痰、气管及胸腔穿刺液进行细菌培养阳性者有诊断意义。

（三）X 线检查

早期胸片仅显示一般支气管肺炎的改变，纹理粗、一侧或双侧出现大小不等的片状阴影；病情迅速发展可在数小时内小片炎症发展成肺脓肿、肺大疱、脓气胸，重者可并发纵隔积气、皮下气肿、支气管胸膜瘘。

【治疗】

1. 一般治疗 加强护理，减少不必要的刺激，给予足够的营养，供氧、祛痰、镇静等对症治疗。

2. 抗生素治疗 金黄色葡萄球菌对抗生素易产生耐药性，因此应早期、足量、长疗程、联合用药。对青霉素 G 的耐药率高达 90% 以上，目前多主张用苯唑西林每日 100mg/kg，肌内注射或静脉滴注，氯唑西林或头孢唑啉每日 50～100mg/kg；可加用阿米卡星每日 10～15mg/kg，静脉滴注。若无效或病重可选用第三代头孢菌素、邻氯霉素、红霉素、万古霉素等，静脉滴注。体温正常 7 天、肺部体征消失后方可停用抗生素，整个疗程需 3～4 周。

3. 其他治疗 发展成脓胸、脓气胸时，如为少量脓液可采用反复胸腔穿刺抽脓治疗，脓液增多、黏稠时，宜施行闭式引流术。

【预后】

金黄色葡萄球菌肺炎并发脓胸、脓气胸预后较好，如并发金黄色葡萄球菌脑炎、心包炎和婴儿张力性气胸，预后则差，病死率达 10%～20%。

第六节 肺炎支原体肺炎

肺炎支原体肺炎（mycoplasmal pneumonia）为肺炎支原体经呼吸道感染所致。不同人群均可发病，多见于儿童及青少年，近年来婴幼儿感染率增高。常年均可发病，流行周期为 4～6 年。

【诊断】

（一）临床表现

1. 症状 起病多缓慢，但亦有起病急骤者。多数有发热，热型不定，热程为 1～3 周。刺激性咳嗽为突出表现，有的酷似百日咳样咳嗽，痰液黏稠，偶带血丝，咳嗽时间可长达 1～4 周。年长儿自感胸闷、胸痛。婴幼儿则发病急，病程长，病情较重，以呼吸困难、喘憋较突出。少数患儿可出现腹泻、呕吐、腹痛等消化道症状，嗜睡、昏迷甚至抽搐等中枢神经系统症状。部分患儿出现多系统的临床表现，如溶血性贫血、心肌炎、脑膜炎、吉兰-巴雷综合征、肝炎、各型皮疹、肾炎等。肺外疾病可伴有呼吸道症状，也可直接以肺外表现起病。

2. 体征 肺部体征多不明显，少数可闻及干、湿啰音，但迅速消失。婴幼儿湿啰音比年长儿多，肺部啰音少与咳嗽症状重两者表现不一致是本病的特点之一。

（二）实验室检查

1. 外周血白细胞计数大多正常或稍增高，红细胞沉降率增快。

2. 咽拭子肺炎支原体培养能提高诊断率，尤其适用于婴幼儿或免疫低下、血清学检查阴性者。

3. 冷凝集试验 半数以上为阳性（凝集价＞1∶32），病后 1～2 周即上升，持续数月转阴。

4. 血清特异性抗体测定 取发病早期血清,检查血清中 IgM 抗体,常用方法有补体结合试验、间接血凝试验、酶联免疫吸附试验等。

5. 抗原测定 基因探针及聚合酶链反应检测呼吸道分泌物中肺炎支原体抗原及 DNA,特异而敏感。

(三)X 线检查

大部分表现分四种:①肺门阴影增浓,单侧多见,或以肺门为中心沿支气管走行的云雾状阴影;②支气管肺炎改变,常为单侧,以右肺中、下肺野为多见;③间质性肺炎改变,两肺呈弥漫性网状结节样阴影;④大叶性肺炎改变,呈均匀实质性炎症阴影。

【治疗】

1. 应注意休息,补充足够液体、营养。

2. 对症治疗。

3. 抗生素治疗 可用红霉素每日 50mg/kg,分 4 次口服,疗程为 2～3 周,亦可用红霉素每日 15～30mg/kg,一次或分 2 次静脉滴注。如红霉素治疗无效可用其他大环内酯类抗生素。

第七节 真菌性肺炎

真菌性肺炎(mycotic pneumonia)在儿科较少见。常继发于,①婴幼儿细菌性肺炎;②新生儿鹅口疮;③长期、滥用抗生素;④免疫抑制剂、肾上腺皮质激素应用者;⑤营养不良、长期腹泻;⑥原发或继发免疫缺陷病。以白念珠菌最为常见,还有组织胞浆菌、曲霉菌、毛霉菌、新型隐球菌、球孢子菌、芽生菌。此外,放线菌、隐球菌等少数几种真菌可以直接侵袭健康儿童发生肺部真菌感染,亦可经血行传播。

【诊断】

(一)临床表现

1. 症状 表现为支气管肺炎的各种症状,但起病较缓、病程长,痰呈胶冻样,偶带血丝。

2. 体征 肺部病变融合部位叩诊呈浊音,可闻及中小水泡音。

(二)实验室检查

1. 真菌检查 咽拭子、痰液、粪便、病灶组织或渗液等均可查找真菌。

(1)直接涂片镜检:将上述标本少许置于玻片上,加上 1 滴 10%氧化钾溶液,放上盖玻片后,稍加温,可见有假菌丝及孢子。

(2)真菌培养:将标本接种于普通琼脂与沙保培养基中培养,2～3 日可见乳白色光滑菌落,如超过 50%即有诊断意义。

2. 血清学检查 全身性感染时,常伴有抗体滴度升高,其中抗体凝集试验和沉淀反应比补体结合试验更有价值。

(三)眼底检查

对念珠菌菌血症者,应作眼底检查,视网膜和脉络膜上可见白色云雾状或棉球样病灶。

(四)X 线检查

显示出多样性,可见斑点阴影、融合成片、团块状、粟粒状等不同类型。X 线变化相对比临床症状重或出现早。

【治疗】

1. 首先应停用抗生素、免疫抑制剂或化疗药。

2. 一般治疗 供给足够的热量、营养,补充维生素(主要是 B 族维生素)。必要时可少量多次输新鲜血或血浆、丙种球蛋白，以增强机体免疫力。

3. 抗真菌药物治疗

（1）二性霉素 B：作用强，效果较好。首先每日 0.05～0.1mg/kg，2 周左右逐步增至每日 1mg/kg，以后为隔日静脉滴注，疗程为 6～12 周。静脉滴注时以注射用水溶解后加入 10%葡萄糖溶液中稀释为 0.1mg/ml 的浓度，于 6～8h 滴完。应避光，每 30min 振摇一次以防沉淀。此药有恶心、呕吐、腹痛、发热、寒战、头痛、头晕等较重的副作用，用药期应监测心、肝、肾功能。

（2）氟康唑：吸收好，广泛分布于各种体液中，副作用相对小，每日 3～6mg/kg，口服或静脉滴注。

（3）氟胞嘧啶：是一种核酸合成竞争性抑制剂，口服吸收好。每日剂量 50～150mg/kg，分 4 次口服，疗程为 4～6 周。婴儿剂量酌减，宜与两性霉素 B 联合应用。副作用有恶心、呕吐、皮疹、中性粒细胞减少及肝肾功能损害。

（4）酮康唑：胃肠易吸收，不透入脑脊液，每日剂量为 4～8mg/kg，顿服，疗程为 1～2 个月。

4. 其他
转移因子，能激活细胞免疫，对播散性真菌感染有辅助疗效。

第六章　心血管系统疾病

第一节　先天性心脏病

先天性心脏病（congenital heart disease）是胎儿时期心脏血管发育异常所致，是小儿最常见的心脏病，在活产婴儿中发病率为的 0.7%～0.8%。近年来由于心血管造影、超声心动图和其他心血管检查技术的进步，以及外科技术、麻醉技术和体外循环技术的发展，大多数先天性心脏病的病死率已显著下降，预后大为改观。

【诊断】

（一）病史

1. 母妊娠史　应询问孕期最初 3 个月有无风疹、流行性感冒、病毒性肝炎等病毒性感染，是否服用过避孕药、黄体酮、抗癌药、甲苯磺丁脲等影响胎儿发育的药物，有无接受放射线或有毒化学物品，有无酗酒史等。

2. 家族史　家族中有无先天性心脏病或遗传性疾病患者。

3. 发病情况　一般在 3 岁以前发现的心脏病以先天性畸形可能性为大；婴幼儿期反复出现心力衰竭，提示可能有先天性心脏病；活动或哭闹以后出现短暂青紫或持续性青紫，亦为先天性心脏病的重要表现；部分患儿仅于体检时发现心脏杂音。

（二）症状

1. 体循环血量减少　如体重不增、发育落后、活动耐力差。

2. 肺循环血量增加　可表现为充血性心力衰竭，如呼吸急促、喂养困难、多汗，扩张肺动脉压迫喉返神经而引起声音嘶哑。

3. 右向左分流　引起青紫、蹲踞现象、缺氧发作。

4. 冠状动脉灌注不良　如心前区疼痛、心悸等。

（三）体格检查

1. 一般表现　轻症一般正常。重症生长发育常落后，以体重落后为著。青紫多见于眼结膜、鼻尖、口唇、指（趾）甲床。如有差异性青紫，多提示有动脉导管未闭。杵状指（趾）往往在青紫出现后数月或 1～2 年才逐渐明显。患儿呼吸多急促。心力衰竭时肝脏增大，肝颈回流征阳性。可伴有其他部位的先天性畸形。

2. 心脏检查　常有心脏增大。若右心室扩大，则心尖冲动弥散至剑突下，心前区常隆起。有震颤者应注意位置及发生时期（收缩期或舒张期），震颤一般多位于胸骨左缘第 2～4 肋间。肺动脉瓣区第二心音亢进提示有肺动脉高压，而减弱则可能存在肺动脉狭窄。肺动脉瓣区第二心音固定分裂，常是房间隔缺损的重要体征。杂音多为收缩期，较粗糙响亮，可伴有震颤。左向右分流型先天性心脏病如在二尖瓣或三尖瓣区听到舒张中期杂音，则提示分流量大。杂音的性质、时期、响度、位置及传导方向，对鉴别先天性心脏病的类型有重要意义。少数复杂型先天性心脏病患儿听诊可无杂音，如大动脉转位。

3. 周围血管检查　检查颈动脉和上、下肢动脉的搏动，比较上、下肢血压。动脉导管未闭者，脉压增宽，伴有毛细血管搏动、水冲脉和股动脉枪击音；主动脉缩窄者，下肢血压低于上肢，股动脉搏动微弱或消失；颞动脉搏动增强和前囟闻及连续性杂音提示脑动静脉瘘。

（四）特殊检查

心脏 X 线检查、心电图、超声心动图对先天性心脏病的诊断有很大帮助。根据临床特征，结合上述无创性检查进行综合分析，可对单纯的室间隔缺损、房间隔缺损及动脉导管未闭等先天性心脏病做出确切诊断。但对不典型病例，复杂的青紫型先天性心脏病及合并肺动脉高压的病例，仍需做心导管检查和心血管造影。

【分类】

先天性心脏病种类繁多，临床上根据左、右两侧及大血管之间有无分流分为三大类：

1. 左向右分流型（潜伏青紫型）　此型最常见，如室间隔缺损、房间隔缺损和动脉导管未闭等。

2. 右向左分流型（青紫型）　常见的有法洛四联症和大动脉转位等。

3. 无分流型（无青紫型）　如肺动脉狭窄和主动脉缩窄。

第二节　室间隔缺损

室间隔缺损（ventricular septal defect，VSD）是先天性心脏病中最常见的类型，大多单独存在，但可合并其他畸形。缺损小于 0.5cm 为小型缺损，0.5～1.0cm 为大型缺损，大于 1cm 为巨大型缺损。根据缺损位置不同，其可分为以下四种类型：①位于室上嵴上方、肺动脉瓣和（或）主动脉瓣下，称干下型；②位于室上嵴下方，称膜周型；③位于三尖瓣的后方，称隔瓣下型（或隔瓣后型）；④位于室间隔肌部称肌型。②③两型又称室间隔膜部缺损。肌部和膜部室间隔缺损均有自然闭合的可能。

【诊断】

（一）临床表现

1. 症状　小型缺损可无明显症状，生长发育一般不受影响。中到大型缺损患儿在婴儿期即可出现哺乳时气急或哺乳困难，消瘦、乏力、气短、多汗，易患肺部感染，易导致心力衰竭，可影响生长发育。大型及巨大型缺损伴明显肺动脉高压时可出现青紫，活动可受限，并最终发展为右心衰竭。

2. 体征

（1）小型缺损：于胸骨左缘第 3、4 肋间听到粗糙响亮的 3/6～4/6 级全收缩期杂音，伴震颤，P_2 正常或稍增强。

（2）大型及巨大型缺损：于胸骨左缘第 3、4 肋间闻及粗糙响亮的 3/6～4/6 级全收缩期杂音，广泛传导，明显震颤，P_2 亢进。心尖区可闻及舒张中期杂音。

（3）伴有肺动脉高压时，心脏杂音较轻而 P_2 音显著亢进，或有收缩期喷射音（喀喇音），可出现青紫。

3. 并发症　常合并肺炎、充血性心力衰竭、感染性心内膜炎。

（二）特殊检查

1. X 线检查　心影轻度至中度增大，左、右心室增大，左心房也大，肺血管影增粗，肺动脉段突出，主动脉影较小。

2. 心电图　左、右心室肥大，但以左心室大为主。伴肺动脉高压时，则以右心室肥大为主。

3. 超声心动图　二维四腔切面及左室长轴切面可见室间隔有连续回声中断，左心室、左心房和右心室内径增宽，主动脉内径变小。脉冲多普勒在室间隔右心室侧回声中断处可探及收缩期湍流频谱。彩色多普勒于收缩期在右心室侧可见五彩相间的分流束。

4. 心导管及造影　右心室血氧含量较右心房高出 0.9vol% 以上；右心室和肺动脉压力升高；有时导管可通过室间隔缺损进入左心室而确诊。左心室造影见造影剂由缺损处进入右心室及肺动脉。

【治疗】

室间隔缺损的自然闭合率可达 30% 左右，多属小型缺损，闭合多发生在 7 岁以内，以 1 岁内婴儿多见。故对于临床无症状，心电图和 X 线片无明显异常且肺动脉压力正常的小型室间隔缺损，不需急于手术，但需定期随访。

室间隔缺损的手术适应证：临床有症状、肺循环量与体循环量之比＞1.5∶1，或肺动脉压力增高，而分流仍以左向右为主的患儿。手术年龄一般为 4～5 岁。有肺动脉高压者，或经常发生内科难以控制的充血性心力衰竭者，应在 1～2 岁以内进行手术治疗。对已形成器质性肺动脉高压，肺循环阻力与体循环阻力之比＞0.75，有明显右向左分流的患儿，则为手术禁忌。

第三节　房间隔缺损

房间隔缺损（atrial septal defect，ASD）是常见的先天性心脏病之一，为房间隔先天性发育不全所致，有原发孔和继发孔两型，继发孔房间隔缺损多见。本节主要阐述继发孔房间隔缺损的表现。

【诊断】

（一）临床表现

1. 症状　儿童时期一般不危及生命。缺损小，分流量小，可长期无自觉症状，缺损较大者在学龄期可有乏力、气急，易有呼吸道感染，但多数症状不明显。

2. 体征

（1）胸骨左缘第 2～3 肋间有 2/6～3/6 级收缩期杂音，多较柔和，一般不伴震颤，为右心室流出道相对狭窄所致。

（2）P_2 亢进和固定分裂。

（3）分流量大时，胸骨左缘下方有舒张中期杂音。

（二）特殊检查

1. X 线检查　缺损小者可无变化，中等以上者肺血流增多，肺门舞蹈症，肺动脉段突出，主动脉影缩小，心影轻至中度增大，右心房和右心室增大。

2. 心电图　电轴右偏，不完全性或完全性右束支传导阻滞，右心室、右心房肥大。

3. 超声心动图　二维超声四腔面可示房间隔有连续回声中断，右心房和右心室增大，室间隔与右室后壁同向运动。脉冲多普勒在房间隔右房侧可探及舒张期湍流频谱，彩色多普勒在右心房舒张期可见由左心房分流来的五彩相间的血流束。

本症一般经上述无创检查，临床即可确诊。

4. 心导管检查　导管可通过缺损由右心房进入左心房。右心房血氧含量高于上下腔静脉平均血氧含量的 1.9vol%。

【治疗】

学龄期很少出现气急、心悸、乏力等症状。至成人期可出现肺动脉高压、心律失常和充血性心力衰竭，手术危险性较儿童期大。故凡有临床症状，肺循环量∶体循环量＞1.5∶1 的患儿均应手术治疗或介入治疗（放置堵闭器）。一般于学龄前期手术。

如为原发孔房间隔缺损，则常伴有二尖瓣和（或）三尖瓣瓣裂形成关闭不全，一般缺损较大，症状出现较早较重。合并二尖瓣关闭不全时心尖部可闻及收缩期杂音，向腋下传导。X 线检查左心室增大，心电图见电轴左偏、左右室肥大、右束支传导阻滞和一度房室传导阻滞。

第四节　动脉导管未闭

动脉导管未闭（patent ductus arteriosus，PDA）为小儿先天性心脏病常见的类型之一。小儿出生后随着呼吸的建立，血氧分压提高，动脉导管多于出生后 10～15h 在功能上关闭，2～3 个月在解剖上关闭。若 3 个月以后持续开放，并产生病理生理改变，即称动脉导管未闭。

【诊断】

（一）临床表现

1. 症状　动脉导管内径细小，临床上可无症状。内径较大者分流量大，可出现气急、咳嗽、声音嘶哑、乏力、多汗、心悸。可反复发生肺部感染或伴有心力衰竭。

2. 体征

（1）胸骨左缘第 2 肋间可闻及粗糙响亮的连续性杂音，于收缩末期最响，向左锁骨下、颈部和背部传导，触及震颤，P_2 亢进，但多被杂音掩盖，心尖部可闻及舒张中期杂音；婴儿期、合并肺动脉高压或心力衰竭时，仅有收缩期杂音。

（2）周围血管检查：脉压增宽＞40mmHg，轻压指甲床或下唇内侧可见毛细血管搏动，扪及水冲脉，闻及股动脉枪击音。分流量较大者下肢血压可比上肢血压高 50mmHg 以上。

（二）特殊检查

1. X 线检查　心影轻至中度增大，左心室和左心房增大。肺部充血，肺动脉段突出，主动脉影增宽。有肺动脉高压时，右心室也增大。

2. 心电图　左心室肥大，左心房肥大，或双室肥大以左心室大为主。

3. 超声心动图　二维超声示左心房、左心室大，主动脉短轴切面可显示导管位置和粗细。脉冲多普勒在肺总动脉分叉处取样可出现连续性湍流频谱。彩色多普勒在肺总动脉内可见由降主动脉分流而来的五彩相嵌的分流束。

4. 心导管及造影　导管可通过未闭的动脉导管由肺总动脉进入降主动脉，肺动脉血氧含量较右心室高出 0.5vol%以上，肺动脉和右心室压力增高。逆行升主动脉造影可见主动脉和肺动脉同时显影，并可看到未闭的动脉导管。

【治疗】

动脉导管未闭手术效果好，手术死亡率低于1%，故一旦确诊均应手术治疗。选择性手术年龄为 1～6 岁。介入法采用堵闭器堵塞动脉导管，目前已广泛使用。细小导管直径≤3mm 者，可用记忆弹簧圈堵塞。

第五节　法洛四联症

法洛四联症（tetralogy of Fallot，TOF）是存活婴儿中最常见的青紫型先天性心脏病。法洛四联症由 4 种畸形组成：①肺动脉狭窄；②室间隔缺损；③主动脉骑跨于左、右两心室之上；④右心室肥厚。四种畸形中以肺动脉狭窄最重要。肺动脉狭窄越重，右向左分流越多，临床表现就越重。可合并右位主动脉系冠状动脉畸形、房间隔缺损等。

【诊断】

（一）临床表现

1. 症状　青紫多在出生后半年至一年出现，并随生长发育逐渐加重。患儿活动耐力差，有蹲踞现象。婴儿有时在吃奶或哭闹后出现阵发性呼吸困难，严重者可引起突然意识丧失和抽搐，可持续数分钟或更长时间，然后自然恢复，这种现象称缺氧发作，是漏斗部肌肉痉挛，引起一过性肺动脉梗阻，使脑缺氧加重所致。年长儿常述头痛、头昏，与脑缺氧有关。

2. 体征

（1）有青紫，杵状指（趾），生长发育迟缓。

（2）胸骨左缘第 2～4 肋间可闻及粗糙的 2/6～3/6 级收缩期喷射性杂音。

（3）P_2 减弱，或闻及响亮的单一的第二心音。

3. 并发症　常见的并发症有脑血栓形成、脑脓肿及亚急性细菌性心内膜炎。

（二）实验室检查

红细胞增多可达 $10×10^{12}/L$ 以上，血红蛋白增多，血细胞比容增高，可达 60%～80%，血小板计数降低，凝血酶原时间延长。

（三）特殊检查

1. X线检查　心影正常或轻度增大，肺野清晰，肺门及肺血管缩小，肺动脉段凹陷，呈"靴状"心影；侧支循环丰富时肺纹理呈现网状。

2. 心电图　电轴右偏，右室肥大，严重者右房肥大。

3. 超声心动图　二维超声显示主动脉内径增宽，骑跨于室间隔之上，右室内径增宽而右室流出道狭窄；脉冲多普勒可测及右室流出道和肺动脉内出现的湍流频谱。

4. 心导管及造影　导管可从右室进入升主动脉或左室；右室压力明显增高，肺动脉压力降低。股动脉血氧饱和度明显降低（＜89%）。右室造影可见主动脉与肺动脉同时显影，可显示肺动脉狭窄的部位和程度及肺动脉双侧分支发育情况。左室造影显示左室发育情况。升主动脉造影显示冠状动脉有无畸形。

【治疗】

（一）内科治疗

1. 一般治疗　限制活动量，夏季宜多饮水，应预防和纠正同时存在的缺铁性贫血，以防止缺氧发作。患儿腹泻时宜及时补液，以避免脱水造成血栓形成。

2. 缺氧发作　立即吸氧，应用镇静剂如地西泮；将患儿下肢屈起，或置膝胸卧位，静脉注射普萘洛尔 0.1mg/（kg·次），必要时皮下注射吗啡，0.1～0.2mg/（kg·次）。缺氧时间长时，应给予碳酸氢钠纠正酸中毒。为预防缺氧复发，可给予普萘洛尔 1～3mg/（kg·d），分次服用，直至手术前方可停用。

（二）外科治疗

如肺动脉发育良好，应行根治手术，手术年龄在 2～6 岁。如肺动脉发育不良，可行左锁骨下动脉和左肺动脉吻合术等减状手术，以增加肺血流量，减轻缺氧症状。

第六节　病毒性心肌炎

病毒性心肌炎（virus myocarditis）是病毒侵犯心脏，以心肌炎性病变为主要表现的疾病，有的可伴有心包或心内膜炎症改变。本病临床表现轻重不一，预后大多良好，但少数可发生心力衰竭、心源性休克，甚至猝死。

【诊断】

（一）临床表现

1. 症状

（1）多有轻重不等的前驱症状，如发热乏力、全身不适、咳嗽、咽痛、肌痛、腹泻、皮疹等表现。

（2）病前曾患流行性感冒、流行性腮腺炎、肝炎、水痘等病毒性感染。

（3）可有心悸、胸闷、心前区不适、气急、头晕、晕厥及抽搐史。

（4）排除中毒性心肌炎、先天性心脏病、风湿热、心包疾病、代谢性疾病、结缔组织病、原发性心肌病等。

2. 体征

（1）心脏大小正常或增大。

（2）心音低钝，可出现奔马律。

（3）心率增快，偶有心动过缓，常有心律不齐。

（4）心尖部可有轻度柔和收缩期杂音，有心包炎时可有心包摩擦音。

（5）重症病例，可出现充血性心力衰竭或心源性休克体征。

（二）特殊检查

1. 心电图 ST 段下移，T 波低平或倒置，低电压，窦房、房室或室内传导阻滞，期前收缩或其他异位心律，Q—T 间期延长，异常 Q 波等，也可有房室肥大表现。

2. 酶学检查 血清 ALT、AST、CPK-MB 和乳酸脱氢酶（LDH）活性增高，$LDH_1 > LDH_2$，$LDH_1 > 40\%$，心肌肌钙蛋白（cTnI 或 cTnT）阳性。

3. X 线检查 心影大小正常或增大，可有少量胸腔积液。

4. 超声波检查 可有房室增大，左室收缩功能和舒张功能减低，或有心包积液。

5. 病原学检查 以咽拭子、尿、粪、血液、心包液进行病毒分离，或在恢复期作血清补体结合试验、中和试验等，可有特异性病毒抗体明显升高。

（三）诊断标准

1. 临床诊断依据

（1）心功能不全、心源性休克或心脑综合征。

（2）心脏扩大（X 线、超声心动图检查两者之一具有表现）。

（3）心电图改变：以 R 波为主的 2 个或 2 个以上主要导联（Ⅰ、Ⅱ、aVF、V_5）的 ST-T 改变持续 4 天以上并伴动态变化，窦房、房室传导阻滞，完全性右或左束支传导阻滞，表现为联律、多形、多源、成对或并行期前收缩，非房室结及房室折返引起的异位性心动过速，低电压（新生儿除外）及异常 Q 波。

（4）CK-MB 升高或心肌肌钙蛋白（cTnI 或 cTnT）阳性。

2. 病原学诊断依据

（1）确诊指标：自心内膜、心肌、心包（活检、病理）或心包穿刺液中：①分离到病毒；②用病毒核酸探针查到病毒核酸；③特异性病毒抗体阳性。

（2）参考依据：①自粪便、咽拭子或血液中分离到病毒，且恢复期血清同型抗体滴度较第 1 份血清升高 4 倍以上（或降低至低于 1/5）；②病程早期血中特异性 IgM 抗体阳性；③用病毒核酸探针自患儿血中查到病毒核酸。

判断标准：①如具备临床诊断依据 2 项，可作心肌炎临床诊断。发病同时或发病前 1～3 周有病毒感染的证据，则支持病毒性心肌炎诊断。②同时具备病原学确诊依据之一者，可确诊为病毒性心肌炎。③具备病原学参考依据之一者，可临床诊断为病毒性心肌炎。④凡不具备确诊依据，应给予必要的治疗或随诊，根据病情变化，确诊或除外病毒性心肌炎。⑤应除外风湿性心肌炎、中毒性心肌炎、先天性心脏病、结缔组织病及代谢性疾病或心肌损害、甲状腺功能亢进症、原发性心肌病、心内膜弹力纤维增生症、先天性房室传导阻滞、心脏自主神经功能异常、β 受体功能亢进及药物等引起的心电图改变。

【治疗】

1. 急性期应卧床休息，一般 3～4 周，有心脏扩大和心力衰竭时，应休息 3～6 个月，随后逐渐恢复至正常活动。

2. 防治诱因，控制继发细菌感染。

3. 改善心肌代谢、增进心肌营养 ①维生素 C：100～200mg/（kg·次），稀释成 10.0%～12.5%溶液，静脉注射，每日 1 次，疗程 1/2～1 个月；②辅酶 Q_{10}：剂量 10～30mg/d，分次服用，疗程 1～3 个月；③1,6-二磷酸果糖：剂量 1.0～2.5ml/（kg·次），每日 1 次静脉缓慢注射，每 10～15 日为一疗程。

4. 肾上腺皮质激素 重症可用地塞米松静脉滴注或泼尼松口服 1.0～1.5mg/（kg·d），分次口服，用 3～4 周，症状缓解后逐渐减量停药。

5. 对症治疗

（1）控制心力衰竭：应用强心剂、利尿剂和血管扩张剂。对洋地黄制剂较敏感，剂量宜小，一般总量减少 1/3～1/2，首次剂量不超过总量 1/3。

（2）纠正心律失常：根据心律失常种类选用不同的抗心律失常药物。

（3）抢救心源性休克：用地塞米松 0.5～1.0mg/（kg·次）静脉推注或滴注；大剂量维生素 C 2～5g/次，静脉推注，每 2～6h 一次，病情好转后改为每日 1～2 次；多巴胺和（或）多巴酚丁胺静脉滴注，5～15μg/（kg·min），根据血压调节滴注速度，可并用硝普钠静脉滴注，0.5～5.0μg/（kg·min）。

第七节　风湿性心脏病

风湿性心脏病（rheumatic heart disease）是指儿童期风湿性心脏炎遗留下来的以心瓣膜病变为主的心脏病，又称风湿性心瓣膜病。风湿性心瓣膜病形成后，又可因风湿热的反复发作而加重心瓣膜的损害。因此，本病的防治应首先着重于预防及控制风湿活动，以免病情继续恶化。在风湿性心脏病中，单纯二尖瓣病变最常见，占 70%～80%，二尖瓣合并主动脉瓣病变占 20%～30%，三个瓣膜同时受累者很少。

【诊断】

（一）风湿性二尖瓣狭窄

1. 症状 在代偿期多无明显症状，体力活动亦不受限。当失代偿后便出现下列症状：

（1）心悸、气促：常于体力活动后出现。肺淤血明显时出现夜间阵发性呼吸困难；肺水肿时呈端坐呼吸。

（2）咳嗽、咯血：咳嗽可在平卧或劳动后出现，或与阵发性呼吸困难一并出现。常为干咳，急性肺水肿时出现粉红色泡沫痰。支气管黏膜微血管破裂出血时为血丝痰。偶见支气管静脉侧支循环曲张破裂而致的大咯血。

（3）胸痛：约有 10% 患者出现，是心输出量减少、心肌缺血所致。

2. 体征

（1）二尖瓣面容：口唇轻度发绀，两颊呈紫红色。

（2）心前区隆起，心尖区常可触及舒张期震颤。

（3）心尖区舒张期杂音：是二尖瓣狭窄最重要的体征。杂音呈低调隆隆样，位置较局限，左侧位或咳嗽后听诊较清楚。

（4）心尖区第一心音亢进和二尖瓣开放拍击音。P_2 亢进和分裂。

（5）可有房性期前收缩、房性心动过速及心房颤动等心律失常。

3. 特殊检查

（1）X 线检查：显示左心房、右心室增大。

（2）心电图：轻度者可正常。重症者电轴右偏，"二尖瓣 P 波"，即 P_I、P_{II} 增宽伴有切迹，P_{V_1} 呈双向，以负向为主，右心室肥大。

（3）超声心动图：M 型超声示二尖瓣前叶活动曲线双峰消失，代之以"城墙样"改变。二维超声显示左心房增大，二尖瓣回声增强，开放受限，瓣口狭窄呈"鱼口状"。多普勒超声在二尖瓣口左室侧可显示舒张期湍流频谱。

（二）风湿性二尖瓣关闭不全

1. 症状 轻度关闭不全可无症状，反流量大者可出现乏力、气促及心悸。

2. 体征

（1）心尖区全收缩期杂音，音调高、性质柔和或较粗糙，强度在 2/6～3/6 级及以上，向左腋下传导，常将第一心音掩盖。重症可伴有心尖区舒张中期杂音（相对性二尖瓣狭窄）。

（2）心尖区第一心音减弱，偶可闻及心尖区第三心音。P_2 分裂，发生肺动脉高压，则 P_2 亢进。

3. 特殊检查

（1）X 线检查：显示左心室和左心房增大。

（2）心电图：可有左心室肥大和劳损。

（3）超声心动图：二维超声可显示瓣膜病变情况及收缩期二尖瓣关闭不拢；可见左心室、左心房扩大。脉冲多普勒在二尖瓣左心房侧可探及收缩期湍流频谱。

（三）风湿性主动脉瓣关闭不全

1. 症状 早期无症状，或仅有心悸、劳累时气促、心前区不适和头部动脉搏动感。晚期可出现左心功能不全症状，少数患者有心绞痛。

2. 体征

（1）患者面容常较苍白。

（2）心尖向下移位，呈抬举性搏动，浊音界靴形增大。

（3）主动脉瓣区及胸骨左缘第 3、4 肋间（主动脉瓣第二听诊区）出现舒张期杂音，音调高呈泼水样、递减型、向心尖部传导，坐位前倾时易听到。此为主动脉关闭不全最重要的体征。

（4）主动脉第二心音减弱或消失。

（5）周围血管征：脉压增宽、水冲脉、动脉枪击音及毛细血管搏动等，可见颈部血管搏动。

3. 特殊检查

（1）X 线及心电图：均示左心室肥大。

（2）超声心动图：切面超声显示主动脉增宽，搏动明显，主动脉瓣开放幅度增大，二尖瓣在舒张期呈"半月形"改变；脉冲多普勒在左室流出道可探及从主动脉根部反流入左心室的舒张期湍流频谱。

【治疗】

（一）代偿期的治疗

1. 保持和改善心脏代偿功能。轻症不必过分限制活动，但应避免体力劳动及剧烈运动。

2. 防治链球菌感染与风湿活动。

（二）失代偿期治疗

积极治疗心功能不全，有慢性充血性心力衰竭者宜长期口服洋地黄。一般常用地高辛维持，8～10μg/（kg·d）一次口服，每周可停服一天，随病情适当调整剂量。注意有无促使发生心脏失代偿的风湿活动和并发症。可合并应用血管扩张剂和利尿剂。

（三）手术治疗

1. 二尖瓣人工瓣膜置换术适应证

（1）心功能Ⅲ～Ⅳ级者，一般Ⅲ级者手术效果较好。

（2）瓣膜严重钙化，腱索、乳头肌断裂、严重粘连和缩短者。

（3）左心房大，有心房颤动、房壁钙化者。

（4）有肺血管病变、进行性肺动脉高压者。

2. 主动脉瓣人工瓣膜置换术适应证

（1）主动脉瓣病变导致明显冠状动脉供血不足、晕厥或心力衰竭者。

（2）有心肌缺血症状，并经检查证实，心功能虽未至Ⅲ级，亦应考虑手术。

由于生物瓣的耐久性不可靠，目前倾向于采用机械碟瓣或球笼瓣。术后则需终身持续抗凝治疗。口服华法林 1～5mg/d，逐渐加量至凝血酶原时间延长，维持凝血酶原时间为正常的 1.25～1.5 倍。

第八节　感染性心内膜炎

感染性心内膜炎（infective endocarditis，IE）指心脏的瓣膜、心内膜或血管内膜的炎症，多发生在有先天或后天心脏病的患儿，但亦可发生在心脏正常者。

【诊断】

（一）临床表现

1. 症状　持续发热、寒战、疲乏、出汗、头痛、肌痛、关节疼痛等，小儿常有明显食欲减退。如为金黄色葡萄球菌感染，起病多急剧，病势凶险。

2. 体征　①苍白，精神不振；②原有心脏杂音改变或出现新的杂音，可有心脏扩大；③广泛的栓塞表现，如皮肤瘀点、眼底出血点，以及肺、肾、脑、脾等实质脏器梗死；④有脾大及压痛，杵状指（趾）。

（二）实验室检查

1. 血液学检查　进行性贫血和白细胞增高，且以中性粒细胞为主，亦可出现血小板减少，红细胞沉降率增快，血清球 α_2 蛋白增高，C 反应蛋白阳性，部分病例类风湿因子阳性。常有血尿、蛋白尿及管型尿。

2. 血培养　对诊断、治疗至关重要。80%～85% 为阳性。早期 1～2 日内多次血培养的阳性率较分散在数日内做培养为高。在血培养标本留置完成前勿用抗生素。如患儿最近已用过抗生素，则需停药至少 48～72h，如必须进行血培养，应避开血药浓度高峰时期采血。

3. 超声心动图　应用二维超声可准确探测赘生物的部位、数量、形态、大小，心瓣膜损伤情况，心脏大小和心功能状况，有助于判断药物疗效和预后。

【治疗】

1. 支持疗法　卧床休息。保持水电解质平衡及足够的热卡供应。必要时给予输血、血浆或静脉注射免疫球蛋白等。

2. 抗生素治疗　根据血培养选用敏感、有效的抗生素，血培养阴性时选用广谱抗生素。坚持足量及较长期疗程。疗程为 4～6 周，需在体温正常、急相蛋白试验正常，血培养连续两次培养阴性后方可逐渐停用。

3. 手术疗法　先天性心脏病缺损修补及切除赘生物、脓肿或更换病变的瓣膜等。手术适应证：①瓣膜破坏所致的进行性或不能控制的心力衰竭；②顽固感染经 1～2 个月治疗未控制者；③脱落的赘生物栓塞动脉必须取出时；④人工瓣膜感染或扩展至瓣膜外感染；⑤心内赘生物经抗生素治疗后不消失，且发生体循环或肺循环栓塞者。

【预后】

预后取决于下列因素：①治疗时间，治疗越早，治愈率越高；②免疫功能，致病菌的毒性及破坏性；③免疫功能低下或经治疗后免疫复合物滴度不下降者预后差；④抗生素治疗未能控制病情者预后差。

第九节　小儿心律失常

小儿心律失常（arrhythmias in children）是儿科常见的心脏病，由于激动起源异常（太快或太慢）、激动传导异常（阻滞或折返）或两者联合引起。心律失常的电生理基础如下：

1. 期前收缩和心动过速

（1）自律性异常：由于静息电位较高，阈电位较低，或 4 相自动除极斜率增加。临床特点：

①电复律或心脏起搏不能终止发作；②心动过速频率变异范围大；③超速抑制可一过性抑制发作；④有温醒现象。

（2）折返：折返形成需要三个条件：折返途径、单向传导阻滞和传导延缓区域。临床特点：①适时期前收缩可诱发心动过速；②心动过速频率变异较小；③可突发突止；④电复律有效，超速抑制可终止发作。

（3）触发活动：由早期（3 相）后除极和晚期（4 相）后除极引起。临床特点：发作频率直接依赖于发作前心律，部分与自律性异常和折返的特点相似，如有温醒现象，电复律和超速抑制有效。

2. 心动过缓和阻滞

（1）心动过缓：窦房结自律功能受损，次级起搏点即取而代之。随着起搏点部位越低，心率越慢。次级起搏点不像窦房结有丰富的自主神经分布，所以对应激的变时性反应调节较差。

（2）阻滞：是由于传导组织病理性不应期延长所引起的传导延缓或阻断，与干扰有别，后者是由于生理不应期所引起的传导障碍，具有保护机制。阻滞包括传出阻滞、传入阻滞和传导阻滞三种。慢反应细胞（包括窦房结和房室结）具有递减传导的特性，表现为传导的文氏现象；快反应细胞（包括希浦系、旁路和心肌）则较少看到同样现象，常倾向于传导的“全或无”现象。

一、窦性心律失常

窦性心律失常包括窦性心律过速、窦性心律过缓和窦性心律不齐。

1. 窦性心动过速（sinus tachycardia） 指窦房结发出激动的频率超过儿童各年龄组的正常高限，常见于精神紧张、哭闹、吃奶、进食、运动、疼痛、发热、低血容量、贫血、心衰、心肌炎、甲状腺功能亢进以及应用肾上腺素、阿托品等药物后；其发生机制主要与交感神经兴奋性增高或迷走神经张力降低有关。

2. 窦性心动过缓（sinus bradycardia） 指窦房结发出的激动的频率低于正常低限。正常小儿安静或入睡后心率较慢，运动员的心率也较慢。窦性心动过缓多数是迷走神经张力增高引起，其心率常不稳定，常伴有窦性心律不齐而无其他心电图异常；窦性心动过缓极少数由窦房结本身病变引起，此时其心率则相对稳定。窦性心动过缓多见于下列情况如缺氧、低温、中枢神经系统损害、颅内压增高、酸中毒、梗阻型黄疸、脑垂体或甲状腺功能低下，以及应用洋地黄、β 受体阻滞剂等药物后。

3. 窦性心律不齐

（1）呼吸性窦性心律不齐：P—P 间期相差 0.12s，小儿多见，不需处理。

（2）室相性窦性心律不齐：P—P 间期相差 0.02s，多见于二度、三度房室传导阻滞时，有 QRS 波群的 P-P 间期较短。

【诊断】

（一）窦性心动过速

1. 年长儿常诉心悸，其他症状取决于发生的病因。

2. 心动过速的起始与终止逐渐变化。

3. 心电图特点

（1）P 波为窦性，P_I、P_{II}、P_{aVF}、$P_{V_{5\sim6}}$ 直立，P_{aVR} 低置，亦即 P 轴常位于+40°～+60°。

（2）P 波频率在儿童各年龄组正常高限，成人高于 100 次/分。

（3）P—R 间期≥0.10s。

（4）P—P 间期或 R—R 间期非绝对匀齐，每个窦性 P 波后均有 QRS 波群。

（5）按压颈动脉窦时心率逐渐减慢，停止按压后逐渐加快。

（6）窦性心动过速时可伴有 J 点下移（即 ST 段呈上斜型轻度压低）和 T 波振幅偏低。

（二）窦性心动过缓

1. 一般症状 一般无特殊自觉症状，显著窦性心动过缓可有头昏、乏力，甚至诱发心力衰竭等。

2. 其他症状 取决于发生的病因。

3. 心电图特点

（1）窦性 P 波的频率低于正常低限。

（2）P—R 间期≥0.10s。

（3）常伴有窦性心律不齐，亦可出现逸搏或逸搏性心律。

心电图表现必须与Ⅱ型窦房传导阻滞和房性期前收缩二联律未下传进行鉴别。

【治疗】

（一）窦性心动过速

1. 如心动过速伴有心脏排血量降低时应除外休克和快速型室性或室上性心律失常。

2. 主要针对病因如退热、补液、输血等治疗。

3. 可服用普萘洛尔 0.5～1.0mg/（kg·d），分 2～3 次。

（二）窦性心动过缓

1. 一般不需特殊治疗。

2. 主要针对病因给予如纠正缺氧、酸中毒，降低颅内压等措施。

3. 如为窦房结本身病变，应考虑置入永久性起搏器，其指征同完全性房室传导阻滞。

二、期 前 收 缩

【诊断】

（一）临床表现

1. 多发生于健康小儿，于体格检查时偶尔发现，一般无症状，小儿心脏多正常。年长儿偶诉心悸、胸闷、心前区不适。

2. 如发生于器质性心脏病、药物中毒、电解质紊乱、心脏外科手术后及各种严重感染等情况，除原发疾病的症状外，患儿可有心悸、胸闷、腹痛等症状，心脏可扩大或有杂音。

3. 部分有期前收缩的小儿，当发生咽部及呼吸道感染时，期前收缩可增加，已消失者可再出现。

（二）心电图特点

1. 房性期前收缩（atrial premature beats）

（1）提前出现的异位 P'波，常重叠于前一搏动的 T 波上，P'波来自右房上部：P'向量同窦性，但形态不一；右房下部：P'_{II}、P_{III}、P_{aVF} 倒置，$P'_{V_{5～6}}$ 直立；左房：P'_{II}、P_{III}、P_{aVF}、$P_{V_{5～6}}$ 均倒置，P'_{V1} 可呈圆顶尖顶形。

（2）P'—R 间期≥0.10s。

（3）P'波后继以窄 QRS 波群，与窦性搏动相似，亦可呈差异性传导而 QRS 波群宽大畸形，或后面无 QRS 波群，后者称未下传房性期前收缩。

（4）代偿间歇不完全；如伴窦房干扰，则代偿间歇可呈完全性。

（5）房性期前收缩后可有起搏点下移。

2. 结性（交界性）期前收缩（junctional premature beats） 结区及房结区一般无起搏细胞，多来自结束区。

（1）QRS 波群形态基本与窦性搏动相似，可伴非相性差异传导而与窦性搏动略有差异。

（2）QRS 波群前后大多数（65%～70%）无 P'波；可有无关窦性 P 波；或 QRS 波群后有逆行

P'波（25%），R—P'间期≤同一心率的 P—R 间期；少数 QRS 波群前有逆行 P'波（5%），P'—R 间期<0.10s。

（3）代偿间歇多呈完全性。

3. 室性期前收缩（ventricular premature beats）

（1）提前出现的宽大畸形 QRS 波群，时限≥0.10s（分支型室性期前收缩较窄，可<0.10s），T 波与主波方向相反。

（2）QRS 波群前、后可有无关窦性 P 波；偶可逆传至心房，称心房夺获，R—P 间期>同一心率的 P—R 间期。

（3）代偿间歇完全。

（4）室性期前收缩分型

1）偶发室性期前收缩和频发室性期前收缩：室性期前收缩偶尔出现者称偶发室性期前收缩，反复多次出现≥6 次/分者称频发室性期前收缩。

2）二联律和三联律：室性期前收缩每隔一个窦性搏动之后出现者称二联律，每隔两个窦性搏动后出现者称三联律；

3）单源性室性期前收缩和多源性室性期前收缩：如联律间期一致，室性期前收缩形态一致者称单源性室性期前收缩；联律间期不一致、形态不一致者称多源性室性期前收缩，后者常提示器质性心脏病，预后较严重。

4）多形性室性期前收缩和并行性室性期前收缩：如联律间期一致，仅室性期前收缩形态不一致者称多形性室性期前收缩，常见于洋地黄过量；如室性期前收缩的联律间期不一致，而形态一致者称并行性室性期前收缩，后者常可见不同程度的室性融合搏动，异搏周期常有倍数关系，亦称室性并行心律。

5）成对性室性期前收缩和 R/T 室性期前收缩：室性期前收缩连续出现 2 次者称成对性室性期前收缩；联律间期短，室性期前收缩发生早，位于窦性搏动 T 波上面者称 R/T 室性期前收缩。

【治疗】

1. 首次发现期前收缩，应详细了解病史，全面体格检查，进行心电图、胸部 X 线摄片、超声心动图及其他必要的实验室检查，有条件者，进行 24h 动态心电图监测，以明确诊断，除外心脏潜在的器质性病变，针对病因进行积极治疗。

2. 单纯期前收缩一般良性，但可诱发心动过速；一般不需特殊抗心律失常治疗，应定期随访，密切观察病情。

3. 初次发现后应卧床休息，静脉注射抗生素控制感染病灶 1～2 周；2 周后如期前收缩次数仍多，有自觉症状，可试用抗心律失常药物，有效后维持用 6 个月左右。

三、逸搏和逸搏心律

当窦房结激动产生太慢或不能产生激动，和窦房结激动不能下传时，自律性较低的次级起搏点发生激动控制心室，称逸搏（escape beat），逸搏连续发生 3 次和 3 次以上称逸搏性心律，是一种被动性保护机制。

逸搏在长间歇后延缓出现，根据异位起搏点部位分为房性逸搏、结性（交界性）逸搏、室性逸搏，以结性逸搏最常见。逸搏心律心电图特点：

（1）房性逸搏心律：房率 50～70 次/分，P'—R 间期>0.12s。

1）冠状窦心律：异位起搏点位于右房下部，P'$_{II、III、avF}$（−）、P'$_{avR}$（＋）、P'$_{I、aVL、V_{5～6}}$（＋）。

2）左房心律：异位起搏点位于左房，P'$_{II、III、avF}$（−）、P'$_{I、V_{5～6}}$（−），P'$_{V_1}$ 可呈圆顶尖顶形。

（2）结性（交界性）逸搏心律：异位起搏点位于交界区，室率 50～70 次/分，QRS 窄，可有无关窦性 P 波，或 QRS 波群前、后有逆行 P'波，P'—R 间期<0.10s，R—P'间期<该年龄相同心

率时的 P—R 间期。

（3）室性逸搏心律：异位起搏点位于心室，室率 20～40 次/分，QRS 波群宽大畸形，房室分离。

四、非阵发性心动过速

非阵发性心动过速（non-paroxysmal tachycardia）为加速的逸搏心律，频率较慢，为 70～140 次/分，非骤发骤止，因此临床症状可不明显，常见原因有急性风湿热、心肌炎、心肌病、洋地黄过量、心肌梗死等；偶可见于心脏正常患儿。治疗：主要为对症治疗，积极寻找和治疗病因，不需用抗心律失常药物。预后一般良好，少数可持续数日、数月、数年，呈慢性经过。根据异位起搏点部位可分为：

①非阵发性房性心动过速：较少见。②非阵发性结性（交界性）心动过速：亦称结自律过速，较常见，常合并其他心律失常如心房颤动等。③非阵发性室性心动过速：亦称加速的心室自主心律（accelerated ventricular rhythm），常伴窦室竞争。

五、阵发性室上性心动过速

阵发性室上性心动过速（paroxysmal supraventricular tachycardia，PSVT）简称室上速（SVT）是小儿最常见的心动过速，可分为异位性和折返性两类。

【诊断】

（一）临床表现

1. 突然烦躁不安、面色苍白，呼吸急促，皮肤出冷汗、干咳、呕吐，年长儿可诉心悸、心前区不适和头晕。

2. 发作时心率突然增快，在 160～300 次/分，发作停止时突然减慢并恢复正常，一次发作持续数秒至数日，容易反复发作。

3. 发作持续超过 24h 者，可发生心力衰竭。

4. 多数患儿无器质性心脏病，也可发生于先天性心脏病、心肌炎、心肌病、心脏手术后等情况，感染为常见诱因。

（二）各型室上速特点

1. 异位性

（1）异位性房性心动过速（ectopic atrial tachycardia，EAT）：心电图特点为，①室率 150～250 次/分；②QRS 窄，其前有 P'波，P'—R 间期≤1/2R—R 间期；③有温醒现象；④可有房室传导阻滞。

如表现为不间断性发作，可持续数日、数月甚至数年，称为慢性持续性房性心动过速。

（2）异位性交界性心动过速（junctional ectopic tachycardia，JET）：心电图特点为，①室率 150～250 次/分；②QRS 窄，常有房室分离，偶见心房夺获。

临床上少见，可见于新生儿及婴幼儿先天性心脏病手术后。

2. 折返性

（1）房室结折返性心动过速（atrioventricular node reentry tachycardia，AVNRT）：折返基础为房室结双径路，一部分结周心房肌亦参与折返。激动常经慢径路前向下传，然后由快径路逆传。临床上多见于 5 岁以上小儿。心电图特点：①室率 150～250 次/分；②QRS 窄，一般看不到 P'，P'常重叠于 QRS 波终末部分，R—P'间期<70ms。

（2）房室折返性心动过速（atrioventricular reciprocating tachycardia，AVRT）：折返环包括心房肌、旁路、房室结及心室肌，旁路主要为肯氏束，肯氏束如同倒立的无根树，树干在心房，树枝分布于心室；其前向传导能力逐渐减弱，而逆向传导能力却逐渐加强，如果产生前向单向阻滞，在正常情况下心电图无预激波，仅可提供逆传途径而发生 AVRT，称隐匿性旁路。心电图特点：①室率 200～300 次/分；②QRS 窄，恢复窦性心律后如有预激综合征称顺传型，如无预激综合征为隐匿型；③多看到 P'波，位于 QRS 波群后，R—P'间期≥70ms；④如为逆传（前向下行支为旁路，逆传支为房室结），则 QRS 宽大畸形，较少见。

（3）持续性交界性反复性心动过速（permanent junctional reciprocating tachycardia，PJRT）：为由后隔部旁路引起的折返性心动过速。心电图特点：①室率 150～250 次/分；②QRS 窄，其前有 P'波，P'—R 间期<0.10s；③常持续发作。

【治疗】

1. 终止发作

（1）刺激迷走神经手法：在室上诉发作开始时立即进行，部分有效。

1）屏气法（Valsalva 法）：深吸气后屏气，并用力收缩腹肌。

2）按压颈动脉窦法：患儿仰卧，侧颈，用拇指在甲状软骨水平、下颌角处扪得颈动脉搏动后，向颈椎方向按压，先右后左，每次 5～10s，切忌双侧同时按压，适用于较大儿童。

3）潜水反射法：对新生儿和婴儿可用冰水毛巾敷面部，每次 10～15s；较大儿童可将面部浸入冰水盆中，每次 5s 左右，冬天可用冷水代替。

（2）药物治疗

1）洋地黄、ATP、维拉帕米、普萘洛尔等主要作用于房室结，用来终止 AVNRT 及 AVRT，减慢窦房折返、房内折返和异位房速时的心室率。

2）AVNRT 和顺传型 AVRT：折返环的薄弱环节是房室结。如无器质性心脏病，心功能正常时，首选维拉帕米 0.1～0.2mg/kg，一次量≤3mg，伴有心功能不全者首选去乙酰毛花苷。普罗帕酮 1～2mg/（kg·次）静脉注射亦可作为首选。

Ⅰa，类主要延长旁路、房室结和心房的不应期；Ⅰc 类和Ⅲ类，广泛作用于房室结、旁路和心房，且与Ⅰa 类均可用于各类室上速。

3）逆传型 AVRT：首选普罗帕酮，其次选胺碘酮，禁用去乙酰毛花苷、维拉帕米。

4）自律性异常的 EAT 和 JET，以及房内折返性心动过速：可用地高辛＋普萘洛尔减慢室率；氟卡尼有效，2mg/kg 静脉注射或口服（每日 2 次）；亦可用胺碘酮。

5）预激综合征合并室上速或心房颤动、心房扑动时，一般不使用洋地黄，如有严重心力衰竭，需用洋地黄时，宜同时加用奎尼丁或胺碘酮等延长旁路前向不应期的药物。

（3）食管心房起搏超速抑制。

（4）电复律：0.5～2J/（kg·次）。

2. 预防复发

（1）药物治疗：口服维持量 6～12 个月。

（2）射频消融法（radiofrequency ablation，RF）：一般年龄大于 3 岁以上考虑进行，用于预激综合征旁路消融或房室结改良。

（3）手术治疗。

六、阵发性室性心动过速

阵发性室性心动过速（paroxysmal ventricular tachycardia）简称室速，常伴血流动力学紊乱，以及常见于心肌有病变患儿，因此预后较差。

【诊断】

（一）临床表现

1. 婴幼儿多表现为充血性心力衰竭，多有烦躁不安、面色苍白、呼吸困难，年长儿多诉心悸、头昏、气短、咽喉部梗塞感，可有晕厥和心搏骤停。部分患儿症状较轻。

2. 心率增快＞150 次/分，律齐，心音强弱不等；可有低血压、休克，或伴有继发性代谢性酸中毒。

3. 大多数有器质性心脏病如先天性心脏病、心肌病、心脏手术后、右室心肌发育不良、肿瘤等。也可由严重感染、缺氧、电解质紊乱、心导管检查等引起，部分病因不明，称特发性室速，预后较好。

（二）心电图特点

1. 室率在 150～300 次/分，QRS 波群宽大畸形，QRS 时限≥0.10s，R—R 间期不匀齐。

2. 有房室分离、心室夺获、室性融合波。

3. 胸导联 QRS 波群主波方向一致。

4. 如 QRS 呈右束支传导阻滞时，电轴左偏，V_1 呈 qR 或 R 型，呈兔耳征（R'＜R，前峰＞后峰，V_5 导联 S＞R）。

5. 如 QRS 呈左束支传导阻滞时，RV_1≥40ms，V_1 从 R 波起始点至 S 波最深点的距离≥70ms。

6. 电轴西北向。

（三）常见类型

1. 持续性室速　发作超过 30s 不能自行终止者，称持续性室速，发作时间＜30s 为非持续性室速；如室性期前收缩连续 3～6 个，称短阵室速。

2. 多形性室速　QRS 形态多变，有两种或两种以上者为多形性室速；如形态一致为单形性室速。多形性室速复律后，Q—T 间期正常。

3. 尖端扭转型室速　QRS 波群电轴每 5～20 次心搏转变一次，似绕等电线扭转，室率＞200 次/分。尖端扭转型室速复律后，Q—T 间期延长。

4. 双向性室速　肢导联 QRS 波群主波呈交替性向上及向下。

5. 分支型室速　特点是心电图呈右束支传导阻滞（RBBB）＋左前降支，亦可呈 RBBB＋右前降支，QRS 时限常≤0.10s，但有时可达 0.12s；可看到房室分离或看不到 P 波，偶可见心房夺获 1：1 逆传，程控刺激心房或心室可诱发和终止心动过速。

【治疗】

1. 迅速纠正、治疗电解质紊乱、酸中毒、药物中毒等引起室速的诱因。

2. 有血流动力学紊乱时首选电复律，继以利多卡因静脉滴注。

3. 无血流动力学紊乱时应用利多卡因静脉注射，亦可用普鲁卡因酰胺、苯妥英钠、普萘洛尔、胺碘酮等静脉注射。

4. 控制发作后，应用美西律、Ⅰa 类、Ⅰc 类、Ⅲ类等药物预防复发，有时需两种或多种药物联用。

5. 特殊类型室速，作针对治疗，如分支型室速，首选维拉帕米静脉注射；双向性室速多为洋地黄中毒，首选苯妥英钠静脉注射。

七、心房扑动

心房扑动（atrial flutter，AF），折返环在心房肌内，小至数毫米（小折返），大至数厘米（大折返）。

【诊断】

（一）临床表现

1. 婴儿常无心脏器质性病变；可见于先天性心脏病、风湿性心脏病、心肌病患儿伴有心房肌病变时；亦见于心脏手术后。

2. 婴幼儿可有充血性心力衰竭表现，年长儿可诉心悸、气短、心前区不适等。

3. 心率增快，一般规则，120～200 次/分，如为 1：1 传导，心率可达 250～300 次/分，与室上速鉴别。

（二）心电图特点

P 波消失，代之以均匀的锯齿状房扑波（F 波）。F 波前支较后支陡。房室传导比例多为 2：1～4：1，亦可为 1：1，室率多 150～250 次/分。可分为：

（1）Ⅰ型：大折返环，多见于术后瘢痕或心房病变，F 波频率为 150～300 次/分。

常见型：F 波在Ⅱ、Ⅲ、aVF 为倒置，V_1 直立。

少见型：F 波在Ⅱ、Ⅲ、aVF 为直立，V_1 倒置。

（2）Ⅱ型：小折返环，多见于婴儿，心脏多无器质性病变，F 波频率为 300～500 次/分。

如出现 3：1 或 3：1 以上固定房室传导比例时应考虑合并二度房室传导阻滞；出现 4：1 以上房室传导比例时，可能合并高度房室传导阻滞；如为房室分离，QRS 波群与 F 波无关，室率慢而规则，可能合并三度房室传导阻滞。

【治疗】

心房扑动药物转律成功机会较少，频率太快时应用超速起搏终止时易诱发心室纤颤；首选电复律；如心房扑动立即复发，可先用去乙酰毛花苷静脉注射，继以普鲁卡因酰胺静脉注射。预防复发可用普罗帕酮、胺碘酮或地高辛＋普萘洛尔。心房扑动仍为儿科较难控制、威胁生命的心律失常之一。

八、心　房　颤　动

心房颤动（atrial fibrillation，AF）由心房内多数小而不停变化的折返环引起。

【诊断】

（一）临床表现

1. 可见于器质性心脏病、甲状腺功能亢进、预激综合征、病态窦房结综合征；婴儿亦可见于正常心脏。

2. 心悸、乏力，或有充血性心力衰竭。

3. 心律完全不规则，心音强弱不一，可有脉搏短绌。

4. 慢性可有栓塞表现。

（二）心电图特点

1. P 波消失代之以大小、频率不等的房颤波（f 波），频率 350～700 次/分。

2. 室律绝对不规则，多在 100～200 次/分；伴有三度房室传导阻滞时室率可变为规则。

3. 合并房室传导阻滞时：合并一度房室传导阻滞，心率慢而不规则；合并二度房室传导阻滞，R—R 间期可长达 1.5s 以上；合并三度房室传导阻滞，心率慢而规则。

【治疗】

心房颤动无预激综合征时可用地高辛减慢室率，合并应用普萘洛尔、普罗帕酮、胺碘酮等药物，也可用电复律。积极治疗原发病变。

九、紊乱性心房律

紊乱性心房律（chaotic atrial rhythm）也称多源性房性心动过速（multifocal atrial tachycardia，MAT），常见于无器质性心脏病的婴幼儿，预后良好；也可见于先天性心脏病手术后，或先天性心脏病、风湿性心脏病等引起心房明显增大时，成人多见于肺源性心脏病。

【诊断】

（一）临床表现

1. 婴幼儿一般无明显症状，如发生心房扑动、心房颤动时可有心力衰竭表现。

2. 年长儿可诉心悸、心前区不适。

3. 心律不规则，心率不快。

（二）心电图特点

心电图特点：①室率为 130～180 次/分；②P'波形态在 3 种或 3 种以上；③有等电位线；④常伴一度、二度房室传导阻滞；⑤易并发心房扑动、心房颤动。

【治疗】

可选用普罗帕酮、胺碘酮等治疗。

十、预激综合征

预激综合征（pre-excitation syndrome）亦称 WPW 综合征，是指房室间的异常附加肌束或旁路引起的心电图异常。由于附加肌束传导速度明显快于房室结，由窦房结发出的激动一部分先通过旁路引起心室肌激动，一部分仍由房室结、束支、浦肯野纤维正常传导，这样形成预激综合征的心电图特征：P—R 间期缩短，Δ 波（预激波）、QRS 增宽，继发性 ST-T 异常。

常见旁路有三种，①房室附束：Kent 束，连接心房和心室的附加肌束，最多见，心电图表现为典型预激综合征。②房束附束和结束附束：James 束，连接心房和希氏束或连接房室结和希氏束的附加肌束。心电图表现为 P—R 间期缩短。③结室附束和束室附束：Mahaim 纤维，连接房室结和心室或连续希氏束和心室的附加肌束。R—R 间期心电图表现为 P—R 间期正常，但有 Δ 波、QRS 增宽和继发性 ST-T 异常。预激综合征患儿大部分心脏正常，亦可见于先天性心脏病如三尖瓣 T 移畸形、纠正性大动脉错位、三尖瓣闭锁和心肌病等。

【诊断】

1. 一般无特殊症状，可有合并疾病的表现，伴房室折返性心动过速或心房颤动时有相应症状。

2. 预激综合征的分型　最早在 1945 年由 Rosembaum 分为 A 型和 B 型。

A 型预激综合征：V_1 主波向上，$V_{5\sim6}$ 主波向上，一般多位于左后间隔。

B 型预激综合征：V_1 主波向下，$V_{5\sim6}$ 主波向上，一般多位于右侧。

3. 预激综合征的体表心电图定位　目前应用广泛，常用的有；①根据 QRS 波群定位，②根据 Δ 波向量、QRS 电轴及胸导联 R>S 转移部位定位，见表 6-1。

表 6-1　Lindsay 标准（1987 年）

旁道部位	负向 Δ 波所在导联	QRS 电轴	R>S 转移部位
左侧壁	Ⅰ 和（或）AVL	+60°～ +120°	$V_{1\sim4}$
左后壁	Ⅲ，aVF	−90°～0°	V_1
后间隔	Ⅲ，aVF	−60°～0°	$V_{1\sim4}$
右侧壁	aVR	−60°～−30°	$V_{3\sim5}$
前间隔	V_1　V_2	0°～+60°	$V_{3\sim5}$

【治疗】

1. 预激综合征本身是心电图异常，如无症状，不需处理。

2. 预激综合征提供折返途径，可引起房室折返性心动过速或心房颤动；婴儿预激综合征引起的房室折返性心动过速经药物控制，随年龄增长，大部分可获缓解；年长儿反复发作或药物不能控制时，可行射频消融术，疗效确切。

十一、房室传导阻滞

房室传导阻滞（atrioventricular node block，AVB）是小儿常见的心律失常。一度、二度文氏型 AVB 不一定有心脏病，部分由房室结双（多）径路引起，小部分正常小儿或迷走神经张力增高时亦可见到；二度莫氏型和三度 AVB 则多有心脏疾病。常见病因：①各种心肌炎和心肌病，特别是风湿性心肌炎常见一度 AVB；②先天性心脏病如房间隔缺损、三尖瓣下移等；③药物作用，如洋地黄过量；④电解质紊乱，如低钾血症；⑤先天性 AVB，多为三度 AVB。

【诊断】

（一）临床表现

1. 一般无症状，偶有乏力、心悸、头晕，三度 AVB 可有阿-斯综合征发作。

2. 二度 AVB 心律可不规则，三度 AVB 心率慢而规则。

3. 有原发病的表现。

（二）心电图特点

房室传导阻滞可分为一度、二度文氏型、二度莫氏型和三度 AVB，见表 6-2。

表 6-2　小儿 AVB 心电图特点

阻滞程度	一度		二度				三度		
			文氏型	莫氏型					
阻滞部位	房室结	希氏束下	房室结	希氏束及束下	房室结	希氏束	希氏束下
QRS 形态	正常	正常或增宽	正常	正常或增宽	正常	50%增宽	增宽
P 波和 P—R 间期	P—R 间期延长	P—R 间期延长或正常	P—R 间期渐延长、QRS 脱漏	P—R 间期正常或延长		房室分离	
R—R 间期	规则	规则	不规则	不规则或规则		规则	
阿托品试验	改善	无	改善	无	改善	无	无
运动试验	改善	无	改善	无	改善	无	无

（三）先天性完全性房室传导阻滞

病因为先天性房室结缺如或房室结纤维化，也可因胎儿宫内感染或母亲有狼疮抗体损害传导系统所致。可合并先天性心脏病（如房室隔缺损、矫正型大动脉错位）或其他遗传代谢综合征；在产前即可发现和诊断三度房室传导阻滞。如无器质性病变，预后相对较好，运动后阻滞可减轻；其高危因素包括：①安静时室率，新生儿<55 次/分，婴幼儿<50 次/分；②Q—T 间期延长；③QRS 波群增宽；④异位室性搏动或心动过速；⑤进行性心脏扩大或心力衰竭。

【治疗】

1. 治疗原发疾病。

2. 药物治疗，阿托品 0.01～0.03mg/(kg·次)静脉注射；异丙肾上腺素 0.05～0.5μg/(kg·min)静脉滴注。

3. 临时心脏起搏。

4. 永久性起搏器。安装指征：①有晕厥史；②心率，觉醒时≤40 次/分，入睡时≤35 次/分；③先天性心脏病手术后已观察 14 天以上。

十二、病态窦房结综合征

病态窦房结综合征（sick sinus syndrome）是由于窦房结功能紊乱，导致窦房结激动形成失常或窦房结与心房之间传导障碍。临床上可表现为心动过速和心动过缓，常见于心肌炎、心肌病、风湿性心脏病、代谢病及先天性心脏病手术后。个别为特发性，原因不明。

【诊断】

1. 症状 因年龄、病因而不同，婴儿可表现为喂养困难、嗜睡或充血性心力衰竭；年长儿诉乏力、头昏或晕厥，甚至抽搐。

2. 心电图诊断 ①窦性心动过缓；②窦性停搏或窦性静止；③窦房阻滞Ⅱ型；④缓慢、持续性逸搏心律；⑤心动过速-心动过缓：出现快速型心动过速，如异位房性心动过速、心房颤动、心房扑动等，心动过速终止时，由于超速抑制作用，出现一历时较长（≥2s）的窦性静止，以后才恢复缓慢的窦性心律；⑥出现不同程度的房室传导阻滞或室内传导阻滞（称双结病变或全传导系统病变）。

3. 24h 心电监测（Holter） 监测睡眠时心率、有无窦性停搏或静止、有无异位心律。

4. 窦房结功能测定 示窦房结功能低下。①运动试验或阿托品激发试验：患儿心率不能提高至正常最低心率 1.5 倍以上，儿童<100 次/分，成人<90 次/分。②电生理测定窦房结功能：窦房结恢复时间（SNRT）>1600ms；校正窦房结恢复时间（CSNRT）>270ms；窦房结传导时间（SACT）>200ms。

【治疗】

1. 无症状患儿暂不需治疗，可密切观察。

2. 有心动过速时用抗心律失常药物或电复律前应先上食管电极或临时起搏器；最终需安置永久性起搏器，其指征同完全性房室传导阻滞。

十三、长 Q—T 间期综合征

长 Q—T 间期综合征亦称 Q—T 间期延长综合征（long Q—T syndrome，LQTS）。特发性 LQTS 是一种先天性疾病，伴有耳聋者为 Jervell-Lange-Nielson 综合征，系常染色体隐性遗传，听力正常者为 Romano-Ward 综合征，系常染色体显性遗传。其特征为心电图 Q—T 间期延长和由于快速性恶性室性心律失常而出现晕厥和猝死。继发性 LQTS 见于应用某些药物如胺碘酮、奎尼丁、特非那丁等，电解质紊乱如低血钾，心肌病变如扩张型心肌病，三度房室传导阻滞，脑血管意外等。

【诊断】

1. 儿童有晕厥发作，多发生于运动、惊吓、发怒、紧张时，可有心悸、晕厥、抽搐，约 10% 患儿初次表现为心搏骤停。

2. 心电图 Q—T 间期延长，QTc≥0.45s，有 R/T 室性期前收缩，晕厥发作时呈尖端扭转型室性心动过速（torsade de pointes，tdp）

3. 预测发生严重快速型室性心律失常的方法，①长程心电监测，有无 R/T 室性期前收缩、室速；②心室晚电位，如阳性容易发生心动过速、心室纤颤；③测量常规 12 导联心电图 Q—T 间期离散度，正常<60ms。

【治疗】

1. 应用 β 受体阻滞剂，如普萘洛尔 1～3mg/（kg·d）。

2. 如有心悸则加用 Ⅰb 类抗心律失常药物，如美西律 5～15mg/（kg·d），分 2～3 次服用。

3. 左侧星状交感神经节切除术。

4. 持续心脏起搏。

5. 植入自动心脏除颤复律器。

第七章 泌尿系统疾病

第一节 急性肾小球肾炎

急性肾小球肾炎（acute glomerulonephritis，AGN），简称急性肾炎，指不同病原感染后引起的一组免疫反应性急性弥漫性肾小球炎性病变。临床特征为水肿、尿少、血尿和高血压。其在小儿泌尿系统疾病中占首位，每年 1、2 月份与 9、10 月份为发病的两个高峰，多见于 5 岁以上儿童，2 岁以下小儿罕见。

【病因与病理】

绝大多数为 A 族 β 溶血性链球菌感染后所致，称为急性链球菌感染后肾炎；较少见的病原体有肺炎链球菌、支原体和腮腺炎病毒等，称为急性非链球菌感染后肾炎。

本病病理属弥漫性毛细血管内增生性肾炎。急性期为渗出性、增生性肾炎，恢复期为系膜增生性肾炎。

【诊断】

（一）临床表现

1. 发病前 1～4 周常有上呼吸道感染、扁桃体炎、脓疱疮或猩红热等链球菌前驱感染史。

2. 一般病例 一般有以下四项表现：

（1）水肿：初始于眼睑和颜面，渐下行至四肢及全身，多为轻度或中度水肿，合并浆膜腔积液者少见。水肿一般为非凹陷性，与肾病性水肿明显不同。

（2）尿少：尿量减少，可有少尿或无尿。尿量越少则水肿越重。

（3）血尿：100%患儿有血尿，多为镜下血尿，约 1/3 病例可有肉眼血尿，此时尿呈鲜红色或洗肉水样（中性或弱碱性尿者），也可呈浓茶色或烟灰样（酸性尿者）。

（4）高血压：70%病例有高血压。不同年龄组其高血压诊断标准不同：学龄儿童≥130/90mmHg，学龄前儿童≥120/80mmHg，婴幼儿≥110/70mmHg。患者可有头晕、头痛、恶心、呕吐和食欲减退等。

3. 严重病例 除上述一般病例的表现外，有以下一项或多项表现。

（1）严重循环充血：表现有尿少加剧、心慌气促、频咳、烦躁、不能平卧、呼吸深大、发绀、两肺湿啰音、心率增快，可有奔马律和肝脏进行性增大。

（2）高血压脑病：表现有剧烈头痛、频繁呕吐、视物模糊、一过性失明、嗜睡、惊厥和昏迷。此时血压可高达 160～200/110～140mmHg。

（3）急性肾功能不全：表现有少尿或无尿、水肿加剧、氮质血症、代谢性酸中毒和电解质紊乱。少尿标准：每日尿量学龄儿童少于 400ml；学龄前儿童少于 300ml；婴幼儿少于 200ml；无尿标准为每日尿量少于 50ml。

4. 非典型病例

（1）肾外症状性肾炎：患儿有水肿和（或）高血压，但尿改变轻微，多呈一过性尿异常或尿检始终正常，故又称为尿轻微异常或无异常的急性肾炎。

（2）具有肾病表现的急性肾炎：以急性肾炎起病，但水肿和蛋白尿似肾病，可有低蛋白血症，以致误诊为肾炎性肾病综合征。

非典型病例需依靠链球菌前驱感染史和血清 C3 降低来确定诊断。

（二）实验室检查

1. 尿液检查 红细胞增多，为肾小球性血尿，尿蛋白多为+～+++，可见管型，在疾病早期可有较多的白细胞。

2. 血液检查 常见轻度贫血，多为血液稀释所致。白细胞计数多轻度升高或正常。红细胞沉降率多轻度增快，1～3个月渐恢复正常。

3. 血清补体测定 95%以上病例，病程早期血清总补体活性（CH50）和C3均明显降低，多于4～8周恢复正常。若8周后C3仍低，则应考虑其他肾小球疾病可能。

4. 抗链球菌溶血素"O"（ASO）测定 70%～80%病例ASO升高，早期使用青霉素者和脓皮病引起者可不升高，一般3～6个月恢复正常。

5. 抗脱氧核糖核酸酶和抗双磷酸吡啶核苷酸酶的测定 前者在脓皮病引起的急性肾炎中阳性率高于ASO；后者在咽部感染引起的急性肾炎中阳性率较高。

6. 肾功能和血电解质检查 一般病例均为正常。合并肾功能不全时，肾功能和血电解质出现异常。

7. 特殊检查 循环充血病例X线可见肺纹理增粗、胸腔积液和心影增大；心电图示低电压、T波低平倒置、ST段下移或心律失常等；B超可发现心包积液。

【治疗】

（一）一般治疗

1. 休息 病程前2周卧床休息，水肿消退、血压正常和肉眼血尿消失后可下床活动。红细胞沉降率接近正常时可上学。尿液Addis计数正常时方可参加体育活动。

2. 饮食 早期限盐，待水肿消退、血压正常后渐由低盐过渡到普食，应防止长期禁盐；仅在有明显氮质血症时才限制蛋白质摄入并给予优质蛋白（牛奶、鸡蛋、瘦肉和鲜鱼），0.5g/（kg·d）；水分一般按前一日尿量加上不显性失水量予以补充。

（二）防治感染

为清除感染灶，可给予青霉素7～10天。对青霉素过敏者可改用大环内酯类抗生素。

（三）对症治疗

1. 利尿 酌情选用下列一种或多种利尿剂。

（1）双氢克尿噻：每日2～3mg/kg，分2～3次口服。

（2）呋塞米：每次0.5～1.0mg/kg，口服、肌内注射或静脉注射。

2. 降压 酌情选用下列一种或多种药物。

（1）硝苯地平：每日0.5～1.0mg/kg，分3次口服或舌下含服，常为首选药物。

（2）肼屈嗪（肼苯达嗪）：每日1～2mg/kg，分3次口服。

（3）哌唑嗪：每日0.05mg/kg，分2～3次口服。

（四）严重循环充血的治疗

严格限制水钠摄入，尽快利尿降压，应以使用利尿剂和血管扩张剂为主，慎用或小剂量使用强心剂。常用呋塞米或依他尼酸静脉注射，每次1～2mg/kg，必要时4～8h后可重复应用；酚妥拉明：每次0.3～0.5mg/kg，加入30～50ml葡萄糖溶液中缓慢静脉滴注。

（五）高血压脑病的治疗

1. 降压 酌情选用下列药物。

（1）硝普钠：将该药10～20mg溶入10%葡萄糖溶液100ml中静脉滴注，开始按1μg/（kg·min）速度滴注，严密监测血压，酌情调整滴速，最大量不应超过8μg/（kg·min）。用药过程中，应使药液避光。

（2）二氮嗪：每次 3～5mg/kg，于 30～60s 内快速静脉推入。必要时 30min 后可重复使用一次。宜同时静脉注射呋塞米 2mg/kg。

（3）利血平：首次 0.07mg/kg 肌内注射，最大剂量不超过 1.5mg/次。

2. 止痉

（1）地西泮：每次 0.3～0.5mg/kg 静脉注射或肌内注射。

（2）苯巴比妥钠：每次 5～8mg/kg，肌内注射或静脉注射。

（六）急性肾功能不全的治疗

早期可试用新利尿合剂加呋塞米静脉滴注。

【预后】

本病属自限性疾病，其预后良好，痊愈率为 90%～95%，病死率小于 1%～2%，转为慢性肾炎者小于 2%～5%。一次链球菌感染后获得终身免疫，一般无第 2 次急性肾炎发生，故无须预防性使用抗生素。偶有因感染另一型致肾炎菌株而再发急性链球菌感染后肾炎。

第二节　急进性肾小球肾炎

急进性肾小球肾炎（rapidly progressive glomerulonephritis，RPGN），简称急进性肾炎，系指一组病情发展急骤、凶险，由蛋白尿、血尿迅速发展为进行性急性肾衰竭，预后恶劣的肾炎。

【病因与病理】

本病可继发于全身性疾病如系统性红斑狼疮、过敏性紫癜，也可为重症链球菌感染后肾炎所致，更多者病因不明，称为原发性急进性肾炎，为本节主要讨论内容。

病理特征是在肾小球外包囊内有广泛新月体形成，故又称为新月体性肾炎或毛细血管外增生性肾炎。一般将本病分为以下三种类型，Ⅰ型：抗肾小球基底膜抗体型；Ⅱ型：免疫复合物型；Ⅲ型：微量免疫球蛋白沉积型或称抗中性粒细胞胞质抗体（ANCA）相关性肾炎。

【诊断】

（一）临床表现

1. 病前 2～3 周可有疲乏、发热，30%～50%病例有上呼吸道感染。既往无肾脏病史。

2. 隐匿起病或急骤起病，初起与急性肾炎相似。2～3 周后水肿、血尿、蛋白尿和高血压加剧，持续性少尿或无尿，肾功能急剧减退，出现尿毒症症状，如厌食、恶心、呕吐、面色苍白，可有鼻出血和紫癜等表现，呈中度或重度贫血貌，呼吸深大，表情淡漠，精神萎靡，病情危重。

（二）实验室检查

1. 尿液检查 持续性血尿，可有肉眼血尿和红细胞管型、大量蛋白尿，白细胞也常增多，大量管型尿，尿比重和尿渗透压降低且固定。

2. 血常规 常呈严重贫血，进行性加重，白细胞和血小板可增高。

3. 血清补体测定 血清 C3 多正常，免疫复合物型可降低。

4. 肾功能和血电解质检查。

5. 与分型有关的血液检查 抗基底膜抗体：在Ⅰ型可阳性；抗中性粒细胞胞质抗体：三型均可阳性，以Ⅲ型最敏感；冷球蛋白试验：在Ⅱ型可阳性。

6. 肾脏 B 超 可发现肾脏增大或正常大小，皮髓质交界不清。

（三）诊断标准

1. 发病 3 个月内肾功能急剧恶化。

2. 进行性少尿或无尿。

3. 肾实质受累，表现为大量蛋白尿和血尿。

4. 既往无肾脏病史。

5. 肾脏正常大小或轻度肿大。

6. 病理变化为 50%以上肾小球呈新月体病变。

（四）鉴别诊断

1. 重症急性链球菌感染后肾炎　病初与急进性肾炎相似，但少尿和肾功能不全持续时间较短，预后相对良好。本病急性期血清 C3 明显降低，病理为毛细血管内增生性肾炎，均有助于与 RPGN 相鉴别。

2. 溶血尿毒综合征　因有急性肾衰竭，故需与 RPGN 鉴别，但其贫血严重且为溶血性贫血，周围血红细胞呈现异形多彩性，可见较大量的破碎红细胞，血小板减少和明显的出血倾向有助于与之区别。

3. 继发性急进性肾炎　如狼疮性肾炎、紫癜性肾炎和肺出血-肾炎综合征等。鉴别要点在于提高对上述原发病的认识，尽早做出诊断。

【治疗】

1. 肾上腺皮质激素与免疫抑制剂的冲击疗法　参见本章"原发性肾病综合征"一节。

2. 血浆置换疗法　主要用于本病Ⅰ型和Ⅱ型的治疗，可有效地清除血中抗肾抗体和抗原抗体复合物，减少和阻止免疫反应。

3. 四联疗法　联合应用下列药物进行治疗。

（1）肝素：每日 100～150U/kg，加入 100～200ml 葡萄糖溶液中静脉滴注，每日 1 次，以凝血时间延长一倍为宜，疗程 5～10 天，后续以华法林口服治疗。

（2）双嘧达莫：每日 5～10mg/kg，分 2～3 次口服，6 个月为 1 疗程。

（3）环磷酰胺或硫唑嘌呤：前者每日 2.0～2.5mg/kg，后者每日 2mg/kg，均分 2～3 次口服。

（4）泼尼松：每日 2mg/kg，分 3～4 次口服。

4. 透析疗法和肾移植　主张早期进行透析治疗。疾病慢性化至终末期病例可行肾移植。

第三节　原发性肾病综合征

肾病综合征（nephrotic syndrome）系指多种病因引起的以肾小球基底膜通透性增高为基本病理生理改变，以"三高一低"（高度水肿、大量蛋白尿、高胆固醇血症及低白蛋白血症）为临床特征的一组症候群。其中大量蛋白尿是最基本的变化。

【病因与病理】

肾病综合征的病因多种多样，据此可分为原发性、继发性、先天性三类。原发性肾病综合征病因不明，占小儿肾病综合征的绝大多数，为本节重点讨论内容。

原发性肾病综合征的病理类型多种多样，以微小病变型肾病最为常见，系膜增生性肾炎次之。其他尚有：局灶性节段性肾小球硬化、膜性肾病和系膜毛细血管性肾炎（膜增生性肾炎）等。

【诊断】

（一）临床表现

1. 多为隐袭起病，无明显诱因，也可以因上呼吸道感染、肠炎、皮肤感染和过敏为先兆而发病或复发。

2. 高度水肿　凹陷性水肿为其特征，有下行性倾向，一般为颜面和四肢水肿，重者合并腹腔、阴囊和胸腔积液。水肿形成主要为肾脏排钠排水障碍所致。

3. 大量蛋白尿　为诊断的必备条件，系肾小球性蛋白尿，以白蛋白为主。大量蛋白尿的判断标准：①定性，尿蛋白≥+++，连续 3 次；②定量，尿蛋白≥0.05g/（kg·d）。

4. 低白蛋白血症 为诊断的又一必备条件，其标准为血浆白蛋白＜30g/L，血清蛋白电泳见白蛋白比例减少，α$_2$和β球蛋白比例增高，丙种球蛋白比例减少。

5. 高脂血症 主要是高胆固醇血症，与低蛋白血症呈负相关。其标准为血胆固醇≥5.7mmol/L（220mg/dl）。

6. 常见并发症

（1）感染：上呼吸道感染、支气管炎、肺炎、丹毒和蜂窝织炎，尤应警惕原发性腹膜炎，也可见到带状疱疹、水痘和真菌性肠炎。

（2）电解质紊乱："三低"即低钠血症、低钾血症和低钙血症，尤应警惕低钠血症。

（3）血栓形成：以肾静脉血栓最为多见，典型表现为突发腰痛、血尿甚至肉眼血尿，两侧下肢不对称肿胀和活动障碍，但大部分病例为亚临床型，无明显症状。

（4）肾上腺危象：由于皮质激素用药不当或发生感染与应激状态，机体内皮质醇水平不足所致。临床表现为剧烈呕吐、腹痛、血压降低甚至休克，易致死亡。

（二）实验室检查

1. 尿 尿蛋白定性为尿蛋白≥+++，定量为尿蛋白≥0.05g/（kg·d），肾炎型肾病可有血尿（离心尿红细胞＞10个/高倍视野）。

2. 血总蛋白、白蛋白、胆固醇与血清蛋白电泳 见临床表现部分。

3. 红细胞沉降率 明显增快。

4. 血免疫球蛋白 IgG降低，可有IgA降低和IgM升高。

5. 血清补体 一般正常，少数肾炎型肾病有血清总补体（CH50）和C3持续降低。

6. 血电解质和肾功能 可有低钠血症、低钾血症和低钙血症。肾功能一般正常，少尿时或肾炎型肾病可有氮质血症（血尿素氮＞10.7mmol/L或30mg/dl）。

（三）临床分型和诊断

1. 单纯型肾病 具有典型的"三高一低"临床表现，常对皮质激素治疗有完全效应。

2. 肾炎型肾病 除典型的"三高一低"临床表现外，尚具有血尿、高血压、氮质血症和血清C3降低中的一项或多项，常对皮质激素治疗无效应或呈部分效应。

【治疗】

（一）一般治疗

1. 休息和饮食 一般提倡尽可能过正常生活。饮食限制与急性肾炎时相似，现主张供给适量蛋白1.7～2.0g/（kg·d），不应长期低盐或无盐。

2. 防治感染 与急性肾炎相同，预防接种应推迟到肾病完全缓解1年后进行。

3. 消除水肿 轻者口服利尿剂，重者可快速静脉滴注低分子右旋糖酐，每次10～15ml/kg，然后静脉使用呋塞米，1～2mg/kg。一般勿用或慎用血浆和无盐白蛋白。

（二）肾上腺皮质激素疗法

肾上腺皮质激素疗法为诱导肾病缓解的首选治疗。

1. 泼尼松短程疗法 适用于初治病例。

（1）8周疗法：1～4周：2mg/（kg·d），最大量60mg/d，分3～4次口服或顿服；5～8周：2mg/kg，隔日清晨顿服；8周后停药。

（2）12周疗法：适用于初治病例，特别是婴幼儿，其剂量与8周疗法相同，1～6周行分次口服或顿服；7～12周则隔日清晨顿服；12周后停药。

2. 泼尼松中、长程疗法 适用于初治及复治病例，国内提倡本方案。1～4周与8周疗法相同，若尿蛋白未转阴，则足量用至尿蛋白转阴后巩固2周，一般不超过6～8周，按上述剂量改成隔日清晨顿服，以后每 2～4 周减量 1 次，直至停药，总疗程 4～6 个月，为中程疗法；9～12 个月为长程疗法。

3. 激素疗效判断 足量激素治疗 8 周后，方可进行判断。①激素敏感（完全效应）：足量激素治疗 8 周后尿蛋白完全转阴；②激素部分敏感（部分效应）：尿蛋白减少至+～++；③激素耐药（无效应）：尿蛋白≥+++；④激素依赖：对激素敏感，用药缓解，减量或停药 2 周内复发，恢复用量或再次用药又缓解，并重复 2～3 次者；⑤复发和反复：尿蛋白已转阴，停用激素 4 周以上，尿蛋白≥++，称为复发，若在激素使用过程中出现上述改变，称为反复；⑥频复发和频反复：指半年内复发或反复≥2 次或 1 年内≥3 次。

4. 甲泼尼龙冲击疗法 适用于对皮质激素治疗无效应和频复发的难治性肾病，方法是将该药 15～30mg/（kg·d），最大量 1g/d，加入 10%葡萄糖溶液 100～250ml 中，1～2h 静脉滴注，每日 1 次，连用 3 天为 1 疗程，后续泼尼松 2mg/kg，隔日晨顿服；必要时隔 1～2 周可重复使用 1～2 个疗程。

（三）细胞毒药物的应用

细胞毒药物适用于频复发、激素依赖、激素耐药者及不能耐受激素的病例。常和较小剂量激素并用。常用药物有：

1. 环磷酰胺（CTX） 口服剂量为 2～3mg/（kg·d），疗程 8～12 周，或累积量≤200～250mg/kg；冲击疗法剂量 500～750mg/（m²·次），加入 0.9%氯化钠溶液或 5%葡萄糖溶液 100～250ml 中，1～2h 静脉滴入，每月 1 次，连用 6 次，必要时再酌加 2～3 次，治疗当日要实施水化疗法，肠道内和肠道外总摄入液体量，按 2～3L/m² 计算，以减轻药物副作用。副作用主要为血白细胞减少、恶心、呕吐、脱发和出血性膀胱炎及过量使用引起的性腺功能损害，故应监测血象，鼓励饮水，避免青春期用药。

2. 雷公藤总苷 剂量为 1.0～1.5mg/（kg·d），分 3 次口服，疗程 3～6 个月。其副作用主要为恶心、呕吐、食欲减退、血 ALT 升高，血白细胞和血小板减少，月经紊乱及精子减少。

3. 其他 可酌情选用苯丁酸氮芥、麦考酚酸酯、环孢素 A 等。

（四）抗血小板聚集、抗凝和促纤溶治疗

其适用于难治性肾病与具有严重高凝状态和肾静脉血栓形成的病例。前者最常用双嘧达莫，剂量 5～10mg/（kg·d），分 3 次口服；抗凝剂常用肝素和华法林；尿激酶常用于溶栓治疗。

（五）免疫调节剂的应用

1. 丙种球蛋白静脉滴注 适用于激素耐药和血浆 IgG 过低者。大剂量为 400mg/（kg·次），连用 5 天；或每月 1 次补充疗法，400mg/（kg·次），以提高患者免疫力。

2. 左旋咪唑 剂量为 2.5mg/（kg·d），隔日口服，疗程 6 个月。其不良反应可有胃肠不适、皮疹、血中性粒细胞下降，停药后可恢复。

（六）血管紧张素转换酶抑制剂

血管紧张素转换酶抑制剂可减少尿蛋白、延缓肾小球硬化，尤适用于对激素不敏感和伴有高血压的病例。最常用药物为卡托普利和依那普利。

（七）中医药

中医药可调节免疫，活血化瘀，减轻激素副作用，预防感染，巩固疗效，减少复发。常用药物有黄芪刺五加注射液、百令、金水宝胶囊、复方丹参、川芎嗪、保肾康片等。

第四节　泌尿道感染

泌尿道感染（urinary tract infection，UTI）指病原体通过血行或沿泌尿道上行，在尿液中生长繁殖，并侵犯泌尿道组织的感染性疾病。按病原体入侵的部位其可分为肾盂肾炎、膀胱炎和尿道炎，但临床上新生儿及婴幼儿常难以定位，故统称为泌尿道感染。按临床表现其又可分为无症状性菌尿和症状性泌尿道感染。如果感染迁延不愈，病程超过半年则称为慢性感染。通常引起泌尿道感染的病原体为细菌，尤其是大肠埃希菌极为常见，占急性尿路感染的 80%～90%，其次为克雷伯菌、副大肠埃希菌、变形杆菌、葡萄球菌、粪链球菌、肺炎链球菌、产气杆菌、流感嗜血杆菌、铜绿假单胞菌、产碱杆菌、卡他莫拉菌等，而结核杆菌、淋球菌和其他病原体所引起的泌尿道感染则不在此列。

【诊断】

（一）急性泌尿道感染

新生儿、婴幼儿通常急性膀胱炎和急性肾盂肾炎并存，年长儿可有局限性的膀胱炎或肾盂肾炎。

1. 新生儿　临床症状不典型，多以全身症状为主，如发热或体温不升、体重不增、拒奶、食欲减退、面色苍白、呕吐、腹泻甚至黄疸、嗜睡、惊厥等，如细心观察可发现排尿时哭闹不安、尿布有臭味和顽固性尿布疹等。

2. 婴幼儿　症状也不典型，往往以发热为突出表现，也可出现拒食、呕吐、腹泻，而尿频、尿急、尿痛等膀胱刺激征并不明显。

3. 年长儿　症状与成人类似，急性肾盂肾炎时表现为发热、腰痛、腹痛、肋脊角压痛和肾区叩击痛，同时出现尿路刺激征如尿频、尿急、尿痛及尿液混浊、血尿、遗尿等表现。急性膀胱炎时无全身发热、腰痛，仅有尿路刺激征和（或）血尿。

（二）慢性泌尿道感染

病程超过半年，病情迁延，症状轻重不一，轻者间歇出现尿频、尿急、尿痛等尿路刺激征，反复发作可表现为间歇性发热、腰酸、乏力、进行性贫血、消瘦乃至肾功能不全。

（三）无症状性菌尿

临床上无任何泌尿道感染症状，尿常规仅有少量的白细胞，诊断有赖于中段尿培养。

（四）实验室检查及影像学检查

1. 尿常规　为最简单的初筛方法。如果清洁离心的尿沉渣中白细胞 >10 个/高倍视野，应高度疑为尿路感染。对于男孩如尿沉渣中白细胞 >5 个/高倍视野，也应考虑尿路感染可能。如采用直接计数，则非离心尿中白细胞 $>250\times10^6/L$ 即可诊断。肾盂肾炎往往还伴轻至中度蛋白尿和管型尿。部分患者可有明显血尿。

2. 细菌培养及菌落计数　是确诊泌尿道感染的主要依据。如果连续两次中段尿培养菌落数 $>10^8/L$（或 $10^5/ml$），且为同一细菌时则可确诊。如菌落数在 $10^7\sim10^8/L$ 为可疑，$<10^7/L$ 多为污染。耻骨上膀胱穿刺取尿作培养，阳性即可诊断。

3. 肾功能　急性泌尿道感染的患儿肾功能多为正常。反复感染者可致肾小管浓缩、重吸收或酸化功能受损。

4. X 线检查　静脉肾盂造影主要用于反复的泌尿道感染患儿；对于 5 岁以上男孩，首次急性泌尿道感染也应考虑作此项检查，以除外先天畸形、结石或肿瘤等，必要时还需做排泄性膀胱造影以了解有无膀胱输尿管反流。

肾盂肾炎与膀胱炎的鉴别十分重要。临床上有发热、腰痛等症状，且出现肾区叩击痛，影像学上肾脏有形态改变者则多为肾盂肾炎。此外，膀胱灭菌后收集尿作培养，若菌落数 $>10^5/L$（或 100/ml）、红细胞沉降率增快、CRP 阳性、尿中 LDH_5 明显增高、尿抗体包裹细菌阳性、尿 β_2 微球蛋白增高均有助于肾盂肾炎的诊断。

【治疗】

泌尿道感染应及时控制感染、缓解症状、消除病原、去除诱发因素并防止复发。

（一）一般治疗

多饮水，以利冲洗细菌及相关毒素、分泌物等；女孩应注意外阴部清洁护理；对于发热、腰痛者可予解热镇痛剂治疗，尿路刺激征明显者可用阿托品 0.01～0.03mg/（kg·次）、山莨菪碱 0.1～0.2mg/（kg·次）等解痉治疗，也可用碳酸氢钠溶液碱化尿液。出现惊厥、黄疸时可给予相应止惊、退黄治疗。

（二）抗感染治疗

应选用肾组织渗透性好、血药浓度高的抗生素治疗肾盂肾炎，采用尿浓度高的抗菌药物治疗膀胱炎，有药敏试验结果时应参考选用高度敏感的抗生素。原则上肾盂肾炎的抗菌疗程应达 14 天，膀胱炎则可短至 7～10 天，单日疗法和 3～5 日的短程疗法简便但易复发，现已不提倡，对于合并泌尿道畸形或梗阻的患者疗程还可适当延长，反复发作者可选用抗菌药物治疗量的 1/3、长期（3～6 个月或更长）晚间顿服治疗。

药物的具体选用：

1. 新生儿期　需静脉注射肾组织渗透性好的抗生素，如阿米卡星 8～10mg/（kg·d），阿莫西林/克拉维酸钾 30mg/（kg·次）、2～3 次/日，严重感染时还可用第三代头孢菌素如头孢曲松 100mg/（kg·d）静脉滴注。

2. 婴幼儿期　膀胱炎可选用复方磺胺甲噁唑 50mg/（kg·d），每日分 2 次口服或呋喃妥因 5～10mg/（kg·d），每日分 3 次口服治疗。

3. 年长儿　还可选用第三代氟喹诺酮类药物口服，如氧氟沙星 10～20mg/（kg·d）、环丙沙星 10～20mg/（kg·d）口服。

4. 肾盂肾炎　应选用下列抗菌药物静脉滴注：如半合成青霉素类阿莫西林 50～100mg/（kg·d）、阿莫西林/克拉维酸钾 20～40mg/（kg·d）；氨基糖苷类阿米卡星或奈替米星 4～8mg/（kg·d）；第三代头孢菌素头孢噻肟 50～100mg/（kg·d）、头孢曲松 50～100mg/（kg·d）、头孢地嗪 50～100mg/（kg·d）、头孢哌酮 50～100mg/（kg·d）；年长儿也可选用喹诺酮类药物静脉注射。必要时可选择两种药物联合治疗。

5. 对于顽固性泌尿道感染，疑为超广谱 β 内酰胺酶阳性（ESBL+）时，宜选用：①含克拉维酸钾、舒巴坦等酶抑制剂和半合成青霉素/第三代头孢菌素的复方抗菌药物，如阿莫西林/克拉维酸钾、头孢哌酮/舒巴坦等；②第三代、第四代氟喹诺酮类药物，如环丙沙星、氧氟沙星等 10～20mg/（kg·d）；③亚胺培南/西司他丁 25～50mg/（kg·d）。

6. 尿细菌学随访　应在停药后 1 周、2 周做中段尿培养，阴性为临床痊愈，并随后在前半年每个月 1 次、后半年每 2 个月 1 次、第 2 年每 3 个月 1 次复查中段尿培养，连续阴性为痊愈。

7. 无症状性菌尿患者中，约半数为肾盂菌尿，半数为膀胱菌尿，治疗必须在第 2 次尿培养确定敏感药物后进行，疗程以 10～14 天为宜，之后可用小剂量敏感药物口服维持治疗，直到尿路畸形被矫正或梗阻被解除为止。

（三）局部治疗

以 0.2%新霉素膀胱灌注治疗顽固性膀胱炎患者取得较好疗效，1 年随访无复发。

（四）其他治疗

部分患儿，尤其是女性年幼儿，可因肠道蛲虫症引起泌尿道感染，应给予驱虫治疗。发现有各种外科病因，如畸形、梗阻、膀胱憩室、重度膀胱输尿管反流等，应积极行外科矫正，否则尿道感染很难控制。

第八章　造血系统疾病

第一节　营养性缺铁性贫血

营养性缺铁性贫血（nutritional iron deficiency anemia，IDA）是由于体内铁缺乏致使血红蛋白合成减少而引起的一种小细胞低色素性贫血，为小儿贫血中最常见的一种，尤以婴幼儿发病率最高。体内缺铁至出现贫血要经过 3 个阶段：铁减少期、红细胞生成缺铁期、缺铁性贫血期。缺铁除使红细胞内血红蛋白合成减少外，还可影响肌红蛋白的合成，并可使含铁酶活性下降，出现非血液系统症状。

【诊断】

（一）临床表现

发病年龄以 6 个月至 2 岁多见。起病缓慢，逐渐出现皮肤黏膜苍白、乏力、食欲减退，少数有异食癖，可有烦躁或萎靡不振，年长儿常诉乏力、精神差、记忆力不集中、头晕、耳鸣等。明显贫血时心率增快，心脏扩大，重者可发生贫血性心力衰竭。肝脾可轻度肿大。常合并反复感染。

（二）实验室检查

1. 血象　血红蛋白降低比红细胞减少明显，呈小细胞低色素性贫血。血涂片见红细胞大小不等，以小细胞为多，中心淡染区扩大。网织红细胞百分数大多正常或轻度增多。白细胞、血小板一般无特殊改变。

2. 骨髓象　增生活跃，粒红比例正常或红细胞系增多，以中、晚幼红细胞增生为主。各期红细胞均较小，胞质量少，染色偏蓝，显示胞质成熟程度落后于胞核。粒细胞系、巨核细胞系一般无明显异常。

3. 铁代谢检查　①血清铁蛋白降低，但合并感染、肿瘤、肝脏或心脏疾病时可不降低。②红细胞游离原卟啉增多。但铅中毒、慢性炎症和先天性原卟啉增多症时也可增高。③血清铁降低，总铁结合力（TIBC）增高，转铁蛋白饱和度降低。④骨髓可染铁：铁粒幼细胞减少，细胞外铁明显减少或消失。

（三）诊断标准

1. 为小细胞低色素性贫血

（1）红细胞形态有明显小细胞低色素的表现：红细胞平均体积（MCV）<80fl，红细胞平均血红蛋白含量（MCH）<28pg，红细胞平均血红蛋白浓度（MCHC）<320g/L。

（2）贫血的诊断标准（以海平面计）：新生儿期 Hb<145g/L；1～4 个月 Hb<90g/L；4～6 个月 Hb<100g/L；6 个月至 6 岁 Hb<110g/L；6～14 岁 Hb<120g/L。海拔每增高 1000m，Hb 升高 4%。

2. 有明确的缺铁病因　如铁供给不足、吸收障碍、需要增多或慢性失血等。

3. 血清铁蛋白<12μg/L。

4. 红细胞原卟啉>0.9μmol/L（50μg/dl）。

5. 血清铁<10.7μmol/L（60μg/dl）。

6. 总铁结合力>62.7μmol/L（350μg/dl）；转铁蛋白饱和度<15%。

7. 骨髓细胞外铁明显减少或消失（0～＋）；铁粒幼细胞<15%。

8. 铁剂治疗有效　用铁剂治疗 6 周后，Hb 上升 20g/L 以上。

符合第 1 条和第 2～8 条中至少两条者，可诊断为营养性缺铁性贫血。

【治疗】

（一）一般治疗

加强护理，避免感染。指导喂养方式，提倡母乳喂养，及时添加含铁丰富且吸收率高的辅助食品，如肝、瘦肉、鱼等。注意合理搭配膳食，纠正不良饮食习惯。

（二）病因治疗

应尽可能查找和去除病因。除上述饮食因素外，应治疗肠道慢性失血、钩虫病等。

（三）铁剂治疗

1. 口服铁剂 一般选用二价铁盐，其比三价铁盐易于吸收。以元素铁计算，一般剂量为 $1.5\sim2.0$ mg/（kg·次），每日 $2\sim3$ 次。常用制剂有硫酸亚铁（含元素铁 20%，每日剂量 30mg/kg）、富马酸亚铁（含元素铁 30%，每日剂量 20mg/kg）等。最好于两餐之间服用，同时口服维生素 C，以促进铁的吸收。在血红蛋白达正常水平后，铁剂需继续服 2 个月左右，以补足铁的储存量。

2. 注射铁剂 因注射铁剂较易出现不良反应，应慎用。适应证：口服铁剂后有严重胃肠道反应或胃肠道疾病影响铁的吸收或口服铁剂疗效不满意者，可改为肌内注射给药。常用制剂是右旋糖酐铁或山梨醇铁，均含元素铁 50mg/ml。治疗总剂量计算方法：所需元素铁含量（mg）＝［该年龄 Hb 正常值（g/L）－患儿 Hb 值（g/L）］×3.4（每克 Hb 中含铁 3.4mg）×体重（kg）×0.08（正常儿童每千克体重的血量约 80ml）×1.5（包括补充储存铁）。上述公式可简化为：所需元素铁含量（mg）＝［该年龄 Hb 正常值（g/L）－患儿 Hb 值（g/L）］×体重（kg）×0.41。将总量分为数次，每次肌内注射量不超过 0.1ml/kg，每 $1\sim3$ 日一次，于 $2\sim3$ 周内注射完毕。

（四）输血治疗

一般病例不需输血。适应证：极重度贫血，或重度贫血并发心功能不全、明显感染或急需外科手术者。贫血愈重，一次输血量应愈小，速度应愈慢，以免加重心功能不全。Hb<30g/L 者，输全血 $5\sim7$ ml/（kg·次），或输浓缩红细胞 $2\sim3$ ml/（kg·次）；Hb 在 $30\sim60$ g/L 者，输全血 10ml/（kg·次），或输浓缩红细胞 $4\sim6$ ml/（kg·次）。有条件时均应输注浓缩红细胞。

第二节 营养性巨幼红细胞性贫血

营养性巨幼红细胞性贫血（nutritional megaloblastic anemia）是由于缺乏维生素 B_{12} 和（或）叶酸所致的一种大细胞性贫血。维生素 B_{12} 和叶酸可促进 DNA 合成，其缺乏时导致 DNA 合成障碍，幼红细胞核发育落后于细胞质，形成巨幼红细胞，粒细胞系和巨核细胞系亦可发生巨幼变和核分叶过多。维生素 B_{12} 缺乏还可引起神经精神症状。

【诊断】

（一）临床表现

营养性巨幼红细胞性贫血多见于婴幼儿，$6\sim12$ 个月发病者约占 2/3。起病缓慢。

1. 一般表现 颜面轻度水肿、虚胖，毛发稀疏细黄。严重病例可有皮肤出血点或瘀斑。部分患者皮肤、巩膜常有轻度黄疸。

2. 贫血表现 面色蜡黄，疲乏无力。肝、脾常轻至中度肿大。

3. 神经精神症状 表情呆滞，嗜睡，反应迟钝，少哭不笑，哭时泪少。智力及动作发育落后，常有倒退现象。还常出现头部、肢体、躯干或全身震颤，甚至抽搐。肌张力增高，腱反射亢进，浅反射消失，可出现病理反射。

4. 消化系统症状 厌食、恶心、呕吐、腹泻。舌炎、舌面光滑、舌乳头萎缩。

（二）实验室检查

1. 血象 呈大细胞性贫血，MCV>94fl，MCH>32pg。红细胞数的减少比血红蛋白量的减少更明显。血涂片中以大红细胞为主，呈大卵圆形，易见嗜多色性及嗜碱性点彩红细胞。网织红细胞计数常减少。中性粒细胞计数减少，分叶过多，5叶者＞5%或6叶者＞1%应考虑本病可能，此种改变可出现在骨髓红细胞系巨幼变之前，因此有早期诊断意义。血小板可减少。

2. 骨髓象　骨髓增生活跃，以红细胞系增生明显，粒红比例常倒置，红细胞系呈典型巨幼红细胞生成，即胞体增大，核染色质疏松，胞核发育落后于胞质，巨幼红细胞＞10%。粒细胞系和巨核细胞系亦有巨幼改变，特别是晚幼粒细胞改变明显，核质疏松、肿胀，巨核细胞核分叶过多、血小板生成障碍。

3. 特殊检查　血清维生素 B_{12}＜74pmol/L（＜100pg/ml），血清叶酸＜6.91nmol/L（＜3ng/ml），红细胞叶酸＜227nmol/L（＜100ng/ml）。

【治疗】

1. 一般治疗　改善营养，及时添加辅食，纠正不良饮食习惯，饮食中增加富含维生素 B_{12} 和叶酸的食品，如肉类、肝、肾、禽蛋、绿叶蔬菜、水果等。加强护理，防治感染。

2. 治疗基础疾病，去除病因。

3. 补充维生素 B_{12} 和（或）叶酸

（1）维生素 B_{12}：有明显神经系统症状者以补充维生素 B_{12} 为主，剂量为每次 50～100μg，肌内注射，每周 2～3 次，连用数周，直至临床症状明显好转、血象恢复正常。曾有以维生素 B_{12} 500μg 一次性肌内注射，效果亦好。

（2）叶酸：口服剂量每次 5mg，每日 3 次，连用数周，至临床症状明显好转、血象恢复正常。

维生素 B_{12} 和叶酸治疗后 6～12h 内，骨髓的巨幼细胞开始转变，48～72h 后巨幼变消失；第 2～4 天网织红细胞增加，第 5～7 天后达高峰，此时红细胞和血红蛋白迅速上升，故骨髓检查必须在治疗前进行才有助于诊断。

治疗中的注意事项：①针对性治疗，即缺什么补什么。对单纯维生素 B_{12} 缺乏者不宜加用叶酸治疗，以免使神经系统症状加重。②同时使用维生素 C，以促进叶酸的利用。③重症病例经治疗后，血钾会突然下降，故应注意补充钾盐。④贫血恢复期应加用铁剂，以免在红细胞增生旺盛时发生缺铁。若为合并营养性缺铁性贫血者更应同时给予铁剂治疗。

第三节　再生障碍性贫血

再生障碍性贫血（aplastic anemia）简称再障，是由多种病因引起的骨髓造血功能衰竭，临床上称全血细胞减少综合征。

再障可分原发性和继发性两大类，两者临床表现和血液学特点相似。

【病因、发病机制】

多找不到明确病因。一般认为由物理、化学、免疫及感染等因素引起，其发病机制和造血干细胞受损、骨髓微环境缺陷及抑制性淋巴细胞和体液抑制因子的存在有关。根据骨髓造血干细胞培养，可将再障分为 4 型：

1. 造血干细胞缺陷型。

2. 抑制性淋巴细胞增高型。

3. 体液抑制因子型。

4. 造血微环境缺陷型。

【诊断】

（一）临床表现

主要为贫血、出血和感染，一般无肝、脾、淋巴结肿大，可分为急性型和慢性型。

（二）诊断标准

1. 再障

（1）全血细胞减少，网织红细胞绝对值减少。

（2）一般无脾大。

（3）骨髓至少一个部位增生减低或重度减低（若增生活跃，须有巨核细胞明显减少，骨髓小粒中非造血细胞增多）。

（4）能除外引起全血细胞减少的其他疾病，如阵发性睡眠性血红蛋白尿症、骨髓增生异常综合征中的难治性贫血、恶性组织细胞病等。

（5）一般抗贫血药治疗无效。

2. 急性再障 亦称重型再障 I 型。

（1）临床发病急，贫血呈进行性加剧，常伴严重内脏出血和感染。

（2）血象：除血红蛋白下降较快外，须具备下列 3 项中的 2 项：①网织红细胞<1%，绝对值<15×10^9/L。②白细胞明显减少，中性粒细胞绝对值<0.5×10^9/L。③血小板<20×10^9/L。

（3）骨髓象：①多部位增生减低，3 系造血细胞明显减少，非造血细胞增多，如增生活跃常有淋巴细胞增多。②骨髓小粒中非造血细胞及脂肪细胞增多。

3. 慢性再障 亦称轻型再障。

（1）临床发病慢，贫血、出血、感染均较轻。

（2）血象：血红蛋白下降速度较慢，网织红细胞、白细胞、中性粒细胞及血小板值常较急性再障为高。

（3）骨髓象：①3 系或 2 系减少，至少 1 个部位增生不良。若增生良好，红细胞系中常有晚幼红比例增多，巨核细胞明显减少。②骨髓小粒中非造血细胞及脂肪细胞增多。

（4）病程中如病情恶化，临床、血象及骨髓象与急性再障相同，称重型再障 II 型。

【治疗】

（一）治疗原则

1. 避免进一步暴露在引起再障的毒物下。

2. 维持血红蛋白在必要的水平。

3. 预防和处理感染。

4. 决定是否做骨髓移植。

5. 无条件做骨髓移植者，应用其他刺激造血和骨髓增生的治疗。

（二）一般治疗

1. 感染 再障患者粒细胞降低，免疫功能低下，易引起感染，是常见的死因。因此，预防尤为重要。可相对隔离患者，有条件者，放层流室中，而长期使用抗生素及输注粒细胞进行预防是不妥当的。一旦发生感染，应迅速寻找感染部位和致病菌，在致病菌未明之前，经验性选择广谱抗生素；继发真菌感染者，可选抗真菌药物。此外，可进行粒细胞输注，尤其是革兰氏阴性菌败血症。

2. 出血 严重出血是引起再障患儿死亡的重要原因。血小板<20×10^9/L 时需血小板输注，同时可加用肾上腺皮质激素。但需注意，多次输注血小板可发生同种免疫反应，降低治疗的有效性。

3. 贫血 输血可减轻贫血症状，但应严格掌握适应证，因再障病程较长，多次输血可使患儿对红细胞亚型、白细胞及血小板产生免疫反应，使以后易发生输血反应，降低输血效果。长期大量输血还可使体内铁负荷增加。

（三）刺激造血

1. 雄性激素 直接刺激骨髓多能干细胞；增加促红细胞生成素的产生；促进定向干细胞进入

增殖周期。常用制剂为丙酸睾酮，1~2mg/（kg·d）肌内注射；或司坦唑醇 1~2mg/次，每日 2~3 次口服，用药时间一般为 6 个月。副作用主要有男性化、肝功能异常、骨成熟加速、骨骺融合提前及水钠潴留。若轻度或中度肝功能异常，仍可继续用药，但剂量须减半并密切观察，该类药物引起的肝功能损害，最敏感的指标是 ALT 升高，而厌食、恶心、呕吐、肝大等不多见。

2. 神经兴奋药 该类药物可刺激脊髓支配骨髓的分神经，扩张骨髓血管，改善造血微环境，以刺激和滋养残存的造血祖细胞，主要药物为硝酸士的宁，儿童用法为每周连续肌内注射 5 天。一周内每天剂量分别为 1mg、1mg、2mg、2mg、3mg，后停用两天，然后重复使用。疗效发生在用药后半年左右。

3. 微量元素

（1）氯化钴：可促进幼红细胞对铁的利用及增加红细胞生成素的生成。儿童患者疗效明显优于成人：2~4mg/（kg·d），分 2~3 次饭后口服，疗程不少于 3 个月。副作用主要为消化道症状及心动过速。

（2）碳酸锂：有刺激粒-单核系细胞集落形成单位（CFU-GM）增殖，抑制 $CD8^+$ 细胞，调节机体免疫状态等作用。主要用于治疗粒细胞缺乏症。

（四）肾上腺皮质激素

肾上腺皮质激素对骨髓造血并无刺激作用，但皮质激素有降低毛细血管脆性作用，对血小板减少引起的皮肤和黏膜出血有止血作用，且可拮抗雄激素对儿童骨骼提早融合的副作用。常与雄激素联合应用。泼尼松 1~2mg/（kg·d），分 2~3 次口服。

（五）免疫抑制剂

免疫抑制剂适用于急性再障或重型再障。

1. 抗胸腺细胞球蛋白（ATG）/抗淋巴细胞球蛋白（ALG） 马 ATG/ALG 5~15mg/（kg·d）[兔 ATG/ALG 3~5mg/（kg·d）]，加地塞米松 2~4mg 静脉滴注，qd×5 天，间歇 2~3 周重复。副作用：治疗初期为一过性过敏反应，治疗中可致血小板减少和粒细胞减少，治疗后 2~3 周可出现血清病。增加皮质激素用量和疗程，输注血小板可减少上述副作用的发生和程度。ATG/ALG 为免疫抑制剂，治疗期间又需应用足量皮质激素，加上再障原有粒细胞缺乏和免疫力下降，诸多因素致 ATG/ALG 治疗后可有感染倾向加重，因此，采用包括肠道消毒在内的预防感染和加强隔离等措施均非常必要。如能事先应用大剂量免疫球蛋白，则对于预防感染更好。

2. 大剂量甲泼尼龙 甲泼尼龙 20~30mg/（kg·d），静脉滴注，qd×3 天；继之，每 4~7 天减半量，直至 1mg/（kg·d），根据血象决定维持量。

3. 环孢素 A 可抑制 T 细胞功能，减少 IL-2 生成，阻断抑制性 T 细胞的激活。环孢素 A 联合雄激素、ATG 及泼尼松，疗效可达 55%~75%。用法：环孢素 A 5~8mg/（kg·d），口服，疗程为 3~4 个月。一般可先给予 7 天负荷量 [4~12mg/（kg·d）]，之后给予维持量 [1~7mg/（kg·d）]。副作用：肾毒性，肝脏、神经系统损害。

（六）骨髓移植

急性再障若有合适供体，骨髓移植应作为首选，移植前应尽量减少输血次数。由于供体不足及经济原因，目前在我国尚不能大量开展。除骨髓移植外，近年来开展的外周血造血干细胞移植及脐带血移植均可应用于重型再障。移植后，75%的患者可存活 3 年以上，而用内科方法治疗，多于半年内死亡。

（七）脾切除

主要是去除抑制性 T 细胞增生部位，脾脏又是红细胞破坏的场所，脾切除后可减少红细胞的破坏。适应证：①骨髓增生较活跃或正常者。②红细胞寿命缩短和（或）脾破坏增多者。③各种内科方法治疗半年以上无效，病情迁延不愈者。④反复严重出血，一般止血治疗无效而危及生命者。

（八）再障治疗药物的选择

对于轻型再障仍主张首选以雄激素为主的治疗方法，如雄激素＋肾上腺皮质激素＋支持疗法；对于重型再障，若有条件，则应首选骨髓移植或 ATG，见表 8-1。

表 8-1 骨髓移植与 ATG 的疗效比较

项目	骨髓移植	ATG
年龄	30 岁以上疗效差	各年龄组有效
输血	多次输血后疗效差	输血无影响
疗效	造血功能完全恢复	造血功能恢复不完全
复发	少有复发	10%复发
移植物抗宿主病	20%～50%发生	不发生

【疗效标准】

1. 基本治愈 贫血、出血症状消失，血红蛋白达 120g/L（男）、100g/L（女），白细胞＞4×10^9/L，血小板＞80×10^9/L，随访一年以上无复发。

2. 缓解 贫血、出血症状消失，血红蛋白达治愈标准，白细胞 3.5×10^9/L 左右，血小板有一定程度恢复，随访 3 个月病情稳定或继续缓解者。

3. 明显缓解 贫血、出血症状明显好转，不输血，血红蛋白比治疗前 1 个月增长＞30g/L，维持 3 个月不下降。

4. 无效 经充分治疗后，不能达到明显缓解者。

第四节　自身免疫性溶血性贫血

自身免疫性溶血性贫血（autoimmune hemolytic anemia，AHA）是由于机体免疫功能紊乱，产生针对自身红细胞的抗体和（或）补体并吸附于红细胞表面，使红细胞破坏加剧而发生的一组溶血性贫血。这种溶血性贫血可以是整个免疫系统功能紊乱的一部分，也可以单独存在。根据自身抗体作用在红细胞上所需的最合适温度，可分为温抗体型和冷抗体型。温抗体型和冷抗体型均可分为原发性和继发性。冷抗体型又可细分为冷凝集素综合征、阵发性冷性血红蛋白尿和混合型，诱发因素常为病毒感染、药物、恶性肿瘤等。

【诊断】

（一）临床表现

AHA 可发生在儿科所有年龄，临床症状与溶血的部位及溶血发生的速度有关。若是冷抗体所致，则遇冷即可发病。

快速血管内溶血者可发生寒战、高热、腹痛、血红蛋白尿。常无肝脾、淋巴结肿大，黄疸也不明显。

当血管外溶血时，溶血发生较慢。可渐出现苍白、疲乏和黄疸，也可伴低热。体检常见明显的脾大、中等程度的肝大，一般无淋巴结肿大。

（二）实验室检查

主要取决于红细胞破坏的程度和机体的代偿反应。

1. 外周血可见红细胞碎片、肾小球性红细胞、嗜多色性红细胞，偶可见有核红细胞。网织红细胞常与溶血程度成比例地增高。白细胞及血小板一般正常，偶见减少。骨髓普遍呈增生反应。

2. 直接抗人球蛋白试验（直接 Coombs 试验） 是测定吸附在红细胞膜上不完全抗体和补体

的较敏感的方法，为诊断 AHA 的重要实验室指标。抗人球蛋白抗体是多价的，与不完全抗体的 Fc 片段相结合，起搭桥作用，最后导致致敏红细胞相互凝集。但如果红细胞上吸附抗体太少，常致该试验阴性。另外，如果自身抗体属于 IgM 或 IgA 类型，则与抗 IgG 抗血清进行试验也呈阴性结果。此外，试验操作时，红细胞洗涤不够或洗涤过度均可出现假阴性。

3. 间接抗人球蛋白试验（间接 Coombs 试验）　若 AHA 患者血浆有游离抗体，可用该试验测定。本试验阳性者可将患者血清分别在 20℃及 37℃与经胰蛋白酶或菠萝蛋白酶处理的红细胞进行溶血及凝集试验。温抗体型 AHA 仅在 37℃时溶血试验呈弱阳性反应，而凝集试验则为强阳性反应。冷凝集素综合征者仅在 20℃时，溶血及凝集试验均为强阳性反应。

4. 冷凝集素试验　正常人血浆中含有非特异性冷抗体，其滴度在 1∶64 以下，本病冷凝集素滴度可高达 1∶2000 以上。本试验对冷凝集素综合征，有重要的诊断价值。

5. 冷热溶血试验　冷热抗体在 16℃时，吸附于细胞上，当温度升高时，抗体与细胞分离，但补体却作用于致敏红细胞而发生溶血。可诊断阵发性冷性血红蛋白尿。

（三）诊断标准

1. 温抗体型 AHA

（1）近 4 个月内无输血或特殊药物服用史，如直接抗人球蛋白试验阳性，结合临床表现和实验室检查，可诊断为温抗体型 AHA。

（2）如抗人球蛋白试验阴性，但临床表现较符合，肾上腺皮质激素或脾切除术有效，排除其他溶血性贫血，可诊断为抗人球蛋白试验阴性的 AHA。

2. 冷凝集素综合征

（1）遇冷出现耳郭、鼻尖、手指发绀，加温后消失。贫血、黄疸均较轻，一般无脾大。

（2）冷凝集素试验阳性。效价可达 1∶1000。

（3）直接抗人球蛋白试验阳性，几乎均为 C3 型。

3. 阵发性冷性血红蛋白尿症

（1）受寒后，急性血管内溶血发作，主要表现为寒战、高热、腹痛、血红蛋白尿，贫血明显。

（2）冷热溶血试验阳性。

（3）抗人球蛋白试验阳性，为 C3 型。

【治疗】

1. 一般治疗　积极治疗原发疾病或立即停用引起溶血的药物。

2. 肾上腺皮质激素　对于温抗体型 AHA，肾上腺皮质激素为首选药。泼尼松 1～3mg/（kg·d），分 3～4 次口服。经 3～4 周病情好转（血细胞比容达 30%）后逐渐减量，不可过快减量，否则溶血和贫血又会加重，以最小剂量（2.5～10.0mg/d）维持数月至数年，直至溶血指标阴性、直接抗人球蛋白试验阴性时可停药。如治疗持续 3 周而贫血不减轻，可认为治疗无效。

3. 输血　一般应避免输血，若贫血严重，可输注洗涤过的红细胞。如为冷抗体型，输血时应加温至 37℃，以减少溶血。

4. 脾切除术　当肾上腺皮质激素治疗无效，而有严重贫血者，可考虑脾切除。但对冷凝集素综合征，肾上腺皮质激素及脾切除均无疗效。

5. 静脉注射用丙种球蛋白（IVIG）治疗　对危重患者，可静脉注射大剂量丙种球蛋白 400mg/（kg·d），3～5 天为一疗程。

第五节　出血性疾病

由于机体的正常止血功能发生异常而又不能以局部因素来解释的异常出血称出血性疾病（hemorrhagic diseases）。正常止血机制有赖于完整的血管系统及其正常功能，正常的血小板数量和质量，以及凝血、抗凝血两种机制的动态平衡。若任何环节发生异常，均可导致出血。临床以自发性出血或轻微外伤后出血难止为其特征。

【分类】

1. 血管异常性疾病 较常见者有过敏性紫癜、维生素 C 缺乏症、遗传性出血性毛细血管扩张症等。

2. 血小板异常性疾病

（1）血小板量的异常：原发性血小板减少性紫癜、多种原因引起的继发性血小板减少性紫癜、原发性及继发性血小板增多症等。

（2）血小板功能缺陷性疾病：血小板无力症、巨血小板综合征、储存池病等。

3. 血浆凝血因子异常性疾病

（1）凝血因子缺乏或质异常。①先天遗传性：如血友病甲（因子Ⅷ缺乏）、血友病乙（因子Ⅸ缺乏）、血友病丙（因子Ⅺ缺乏）、纤维蛋白原缺乏症、血管性血友病及其他凝血因子缺乏症等。②后天获得性：如新生儿出血症、晚发性维生素 K 缺乏症等。

（2）抗凝血机制异常：抗凝物质增多引起的出血多为后天获得性，如弥散性血管内凝血等。

【诊断】

（一）病史与体检

1. 发病年龄 如自幼即有自发出血或轻伤后出血不止史，常提示遗传性出血性疾病。

2. 出血的特点、部位及止血方式 注意出血的表现类型（出血点、紫癜、瘀斑、血肿）、广泛或局限性（多个或单个、关节、肌肉及深部组织）、自发或外伤诱发、暂时或终身性、严重程度及止血方式等。如反复发作的四肢对称性皮肤瘀点、瘀斑多见于过敏性紫癜；出血伴有皮肤或黏膜成簇毛细血管扩张，见于遗传性毛细血管扩张症；自发性皮肤出血点或瘀斑、黏膜出血、伤口渗血难止而压迫止血有效，见于血小板减少性紫癜、血管性血友病、血小板无力症等；自发性深部组织出血、轻微外伤后或手术后伤口渗血不止，多见于血友病、纤维蛋白原缺乏症及弥散性血管内凝血等。

3. 出血诱因及同时存在的全身性疾病 前驱感染史（如原发性血小板减少性紫癜）、用药史（如阿司匹林、肿瘤化疗）、全身性疾病（如肝病、尿毒症、恶性肿瘤性疾病）等。

4. 家族史 是否有出血家族史，为性联遗传或其他遗传方式。母系亲属中几代有出血史或凝血异常，则提示有血友病的可能。

（二）实验室检查

一般先作筛查试验，初步了解止血机制受损环节，并进一步作有关的特殊检查以便查明病因。筛查项目包括血小板计数（PC）、毛细血管脆性试验（CFT）、出血时间（BT）、凝血时间（CT）（试管法）、凝血酶原时间（PT）、活化部分凝血活酶时间（APTT）、凝血活酶生成试验（TGT）及血块收缩试验（CRT）。

1. 血管异常性出血疾病 除 CFT 阳性外，余均正常。

2. 血小板异常性出血疾病

（1）血小板数量减少者，PC 减少，BT 延长，如 PC 减至 $20 \times 10^9/L$ 以下，CFT、CRT 亦异常。

（2）血小板功能异常者，PC 正常或轻度减少，BT 延长，CT、APTT 正常，应进一步作血小板黏附、凝集、释放功能检查。

3. 血浆凝血因子异常性出血疾病 BT、CFT、PC、CRT 均正常，CT 正常或延长。①如 PT 延长、APTT 正常，为外源性凝血异常，应进一步测定凝血因子Ⅶ含量或作纠正试验，如加入硫酸钡吸附血浆不能纠正，加入正常血清能纠正，则为凝血因子Ⅶ缺乏。②如 PT 正常、APTT 延长、为内源性凝血障碍，应进一步测定凝血因子Ⅷ、Ⅺ、Ⅻ含量，或作纠正试验。③如 PT、APTT 均延长，表明内、外源凝血系统均有障碍，应进一步测定凝血因子Ⅰ、Ⅱ、Ⅴ、Ⅹ含量或作纠正试验，以确定是何种凝血因子缺乏。④如 BT、CT、APTT 均异常，考虑血管性血友病，进一步检查可发现：阿司匹林耐量试验为阳性，FⅧ：C 降低或正常，FⅧR：Ag 降低，FⅧ：C/FⅧR：Ag 正常或升高，血小板玻璃珠黏附率降低，血小板对瑞斯托菌素无聚集反应。

第六节　原发性血小板减少性紫癜

原发性血小板减少性紫癜（idiopathic thrombocytopenic purpura，ITP）是小儿最常见的出血性疾病。其主要临床特点是皮肤、黏膜自发性出血，血小板减少，出血时间延长，血块收缩不良，束臂试验阳性，骨髓巨核细胞数正常或增多、伴成熟障碍；可分为急性型原发性血小板减少性紫癜（AITP）与慢性型原发性血小板减少性紫癜（CITP）两种类型。其发病与免疫有关，患者血液循环中存在抗血小板抗体导致血小板破坏增多，并可引起巨核细胞生成的血小板减少，故又称免疫性血小板减少性紫癜。

【诊断】

（一）临床表现

1. AITP　较常见，发病年龄多见于 2～6 岁，男女发病无差异。于发病前 1～3 周常有病毒感染史，偶于接种麻疹减毒活疫苗后发病。起病急，以自发性皮肤和（或）黏膜出血为突出表现，多为出血点，亦见瘀斑，伴鼻或齿龈出血，也可见胃肠道出血、血尿等。极少数病例发生颅内出血，预后严重。10%～20%病例脾脏轻度肿大。本病呈自限性，85%～95%的患儿在 6 个月内自然痊愈，约 10%转为慢性型。病死率约为 1%。

2. CITP　病程大于 6 个月，多见于学龄期儿童，女孩较多。起病缓慢，出血症状较轻，主要为皮肤和黏膜出血，持续性或反复发作。病程发作与间歇缓解交替出现，30%～50%的病例能自然痊愈。

（二）实验室检查

1. 血象及出血常规检查　出血不严重者多无红细胞、白细胞改变。血小板数减少，AITP 常低于 $20 \times 10^9/L$ 以下，CITP 多为（30～80）$\times 10^9/L$。出血时间延长，凝血时间正常，血管收缩不良。束臂试验阳性。

2. 骨髓象　AITP 骨髓巨核细胞数正常或增多，伴成熟障碍，分类示幼稚型比例增加，胞质颗粒少、有空泡变性和胞质少等改变。CITP 骨髓巨核细胞数显著增多，其核、质发育不平衡，颗粒型巨核细胞比例增加。两种类型的产血小板型巨核细胞均减少。

3. 血清血小板抗体测定　约 80%的病例抗血小板自身抗体（PAIgG）水平增高，尤以 AITP 增高更明显。少数 PAIgM 或 IgA、C3、C4 阳性。

4. 其他　血小板寿命明显缩短。血小板功能可有异常，CITP 较明显。

【治疗】

1. 一般治疗　①适当限制活动，直至紫癜消退。出血严重时应卧床休息。②避免外伤，特别是头部外伤。③给予软而易嚼的食物，防止硬果核壳及骨刺等损伤口腔黏膜。④预防鼻腔黏膜干燥出血，保持室内适当温度及湿度。⑤局部出血时（如鼻出血或外伤出血）可局部压迫止血，严重失血者予以输血。⑥预防及控制感染。⑦应用维生素 C 和维生素 P，改善血管通透性。⑧忌用损害血小板功能的药物（如阿司匹林）。

2. 肾上腺皮质激素　一般用泼尼松每日 40～60mg/m²（1～2mg/kg），分 3 次口服，待出血症状减轻后渐减量。对于 AITP，疗程在 4 周左右。对于 CITP，应用 3～4 周后血小板渐上升，以后每 1～2 周减量 1/4，维持剂量为 0.33～0.50mg/kg，隔日晨顿服，如血小板保持在有效止血水平

[（30～50）×10⁹/L 及以上] 即可停药，总疗程不超过 6 个月。

对严重出血者可采用冲击疗法：①冲击阶段，地塞米松 1.5～2.0mg/（kg·d）、氢化可的松 10～20mg/（kg·d）或甲泼尼龙 10～30mg/（kg·d），加入葡萄糖溶液中静脉滴注，共 5～7 天。②维持阶段，泼尼松用法同上。

3. 输血或输血小板　适应于急性严重出血者，以改善贫血及迅速控制出血。由于患儿血浆中含抗血小板抗体，血小板输入后易被破坏，其只具有暂时止血作用。

4. 大剂量丙种球蛋白　适用于肾上腺皮质激素治疗无效或有严重副作用者、急性严重出血者、脾切除术前准备时等。常用剂量0.4g/（kg·d），静脉滴注，连用 5 日。另有报道 1g/kg，用 1 日，或 0.4g/（kg·d）连用 2 日，其疗效与前者相近。

5. 免疫抑制剂　适用于肾上腺皮质激素或脾切除治疗无效或复发难治者。常选用：①长春新碱，每次 1.5mg/m² 或 0.05mg/kg（总量＜2mg），缓慢静脉滴注，每周 1 次，一般注射 4～6 次。②环磷酰胺，2～3mg/（kg·d），分 1～3 次口服，或每次 300～600mg/m²，每周 1 次，一般需治疗 1～2 个月后血小板才上升，且具有毒性作用，宜慎用。如用药 2 个月仍无效，则应停药。有效者可持续用药 6～12 周。③硫唑嘌呤，1～3mg/（kg·d），分次服，用药 1 至数个月。④环孢素 A，4～9mg/（kg·d），分 3 次口服，用药 2～3 个月。

6. 脾切除　指征：①经以上正规治疗，仍有危及生命的严重出血或急需外科手术者。②病程＞1 年，年龄＞5 岁，且有反复严重出血、药物治疗无效或依赖大剂量皮质激素维持，骨髓巨核细胞增多者。③病程＞3 年，血小板持续＜30×10⁹/L，有活动性出血，年龄＞10 岁，药物治疗无效者。

7. 其他　可酌情选用：①达那唑（danazol），15～20mg/（kg·d），分次服用，连用 2～4 个月，也可联合泼尼松口服，主要副作用为肝功能损害，停药后可恢复。②大剂量维生素 C，每日 2～3g 加入 10%葡萄糖溶液静脉滴注，7～14 天，或 2～3g/d 口服，连用 2～3 个月。③干扰素-α，适用于难治性患者，每次 3 万～6 万 U/kg，皮下注射，每周 3 次，连续 4 周；或 10 万 U/kg，皮下注射，每周 2 次，连续 12 周。④氨肽素，每次 0.2～0.6g，每日 3 次，连用 2～3 个月。

【疗效判断标准】

1. 治愈　出血消失，血小板＞100×10⁹/L，持续 2 个月以上，维持 2 年以上无复发。

2. 显效　出血消失，连续 3 次血小板数＞50×10⁹/L，或较原水平值升高＞30×10⁹/L，持续 2 个月以上。

3. 缓解　出血减轻，血小板数有所上升，持续时间不足 2 个月。

4. 无效　治疗 4 周未达缓解标准。

第七节　血　友　病

血友病（hemophilia）是一组遗传性凝血功能障碍的出血性疾病，由于缺乏血浆凝血因子，而表现为轻微损伤后有长时间出血倾向。其中凝血因子Ⅷ（又称抗血友病球蛋白）缺乏为血友病甲（hemophilia A），凝血因子Ⅸ（又称凝血活酶成分）缺乏为血友病乙（hemophilia B），两者发病率之比为 5∶1，凝血因子Ⅺ（血浆凝血活酶前质）缺乏较少见，该病以往称为血友病丙（hemophilia C），现称为凝血因子Ⅺ或凝血活酶前质缺乏症。

【病因与发病机制】

1. 遗传方式　血友病甲和乙均为 X 连锁隐性遗传（即性联隐性遗传），遗传基因位于 X 染色体上，男性发病，女性传递。凝血因子Ⅺ缺乏症属常染色体显性或不完全隐性遗传，男女均可发病及传递。

2. 发病机制　由于凝血因子Ⅷ、Ⅸ、Ⅺ缺乏或其活性降低，导致凝血过程的第一阶段凝血活酶生成减少,引起凝血障碍。

凝血因子Ⅷ是一种大分子复合物,由小分子量的凝血活性部分FⅧ:C(FⅧ:C)和大分子量的血管性血友病因子(vWF)所组成。血友病甲患者系FⅧ:C缺乏所致。凝血因子Ⅷ不能通过胎盘。

【诊断】

(一)临床表现

1. 男性患者,有或无家族史。女性纯合子型可发病,极少见。

2. 出血症状 血友病甲和乙可在新生儿期发病,但多在2岁左右发病。发病越早,症状越重。其出血可为自发性,但多有活动过度、外伤或手术史,反复皮下、肌肉和关节血肿。其他尚可见消化道、泌尿道、胸腔出血等,甚至颅内出血。

血友病甲出血的程度与血浆中FⅧ:C水平有关:重型<1%,中型为2%~5%,轻型为6%~25%,亚临床型为26%~45%。反复关节出血为其特征,多见于膝、踝、足和肩等大关节出血,急性期关节红肿、疼痛,多次出血可引起滑膜增厚,数月或数年后滑膜及骨质破坏,关节纤维化,致使关节强直畸形、肌肉萎缩。

血友病乙的临床表现与血友病甲相似,唯出血较轻。其出血程度与血浆中FIX:C水平有关:重型<1%;中型为1%~5%;轻型为5%~25%。但重型很少见,多为轻型。

凝血因子XI缺乏症较少见,约占血友病的5%,杂合子患儿无出血症状,仅纯合子有出血倾向。其出血症状较轻,出血程度与凝血因子XI水平高低无关。

(二)实验室检查

1. 血友病甲、乙、丙的共同特点 ①CT延长(轻型者可正常);②APTT延长;③TGT异常;④PC、BT、CRT、PT均正常。

2. 纠正试验 以鉴别三种血友病。原理:正常血清含有因子IX和XI,不含因子Ⅷ;经硫酸钡吸附的正常血浆含因子Ⅷ和XI,不含因子IX。如患者的凝血异常能被硫酸钡吸附的正常血浆纠正,而不被正常血清纠正,则为血友病甲;如被正常血清纠正,而不能被硫酸钡吸附的正常血浆纠正,则为血友病乙;如正常血清和硫酸钡吸附的正常血浆均可纠正,则为因子XI缺乏症。

3. 凝血因子水平测定 血浆中FⅧ:C、FIX:C水平减少或极低。

【治疗】

(一)一般治疗

加强护理,预防出血,自幼养成安静生活和学习的习惯,限制活动范围及活动程度。避免创伤。尽可能避免肌内注射或手术。避免应用阿司匹林、非甾体抗炎药物(如吲哚美辛)及其他损害血小板功能的药物。

(二)替代治疗

其目的是补充患者所缺乏的因子,使之提高到止血水平。

1. 输血或血浆 出血量较多时宜输全血。血友病甲应输采血后6h内的新鲜血或血浆,按输注血浆1ml/kg可提高因子Ⅷ水平2%计算,每12h一次。血友病乙可输储存5天以内的全血或血浆,一般输入血浆量,每次10ml/kg,每24h一次。

2. 凝血因子浓缩制剂 ①因子Ⅷ浓缩剂,按1U/kg输入可提高血浆因子Ⅷ浓度2%计算(因子Ⅷ 1U相当于1ml正常新鲜血浆所含的因子Ⅷ量)。实际输入量应根据每次出血的部位和严重程度而定(表8-2)。②因子IX浓缩剂,按1U/kg输入可提高血浆因子IX浓度0.5%~1.0%计算,12~24h输注1次。

表 8-2 因子Ⅷ替代治疗的剂量和用法

出血程度因子Ⅷ浓度（%）	止血所需血浆 [U/（kg·12h）]	剂量/（2U/kg）	疗程
早期轻度出血	15～20	10～20	注射 1～3 次
中度出血（明显关节创伤、较重创伤）	25～40	30～50	常 >4 天
严重出血（头颅创伤、严重创伤）	60～100	35～60	直至止血

3. 冷沉淀物 含浓缩的因子Ⅷ和纤维蛋白原，一般从 400ml 血中分离的冷沉淀物含因子Ⅷ 100U（计算方法同上），但各药厂产品浓度和用量各异。

4. 凝血酶原复合物 含因子Ⅱ、Ⅶ、Ⅸ、Ⅹ，适于血友病乙。

（三）局部止血

早期关节出血时应卧床休息，局部冷敷，弹力绷带加压包扎，并用夹板固定肢体于功能位置。待关节出血停止，肿胀消失，可适当进行体疗，防止关节畸形。若皮肤表面创伤、鼻或口腔出血，可局部压迫或冷敷止血，也可用明胶海绵或棉球蘸正常人血浆或鲜血、组织凝血活酶、凝血酶、云南白药等敷于伤口。

（四）药物治疗

1. 抗纤溶制剂 6-氨基己酸、止血环酸、对羧基苄胺等，可防止已形成的血块溶解，有助于止血，但有血尿时忌用。

2. 1-去氨基-8-右旋-精氨酸加压素 可提高中或轻型血友病甲患者的血浆中因子Ⅷ水平。剂量为每次 0.2～0.3μg/kg，溶于 0.9%氯化钠溶液 20ml 中缓慢静脉注射，每 12h 一次，共 2～5 次。也可配成滴鼻剂（每毫升含 1300μg），每次滴 0.25ml。

3. 肾上腺皮质激素 一般用于急性出血期（如关节或肾脏出血），以减少出血。泼尼松每日 1～2mg/kg，连用 7～10 天。

4. 其他药物 达那唑和复方炔诺酮，用于轻型血友病甲，以改善出血症状。

第八节 急性白血病

白血病（leukemia）是一组异质性的造血系统的恶性增殖性疾病，是小儿时期最常见的恶性肿瘤，约占小儿恶性肿瘤的 1/3，10 岁以下儿童白血病的发病率约为 2.28/10 万。其病因尚未完全明了。由于造血干细胞或祖细胞恶性变，在骨髓或其他造血组织异常增生、分化受阻、凋亡受抑，干扰和抑制了正常造血及免疫功能，并且白血病细胞进入血流，浸润到全身各组织器官而引起的一系列临床表现。小儿时期以急性白血病为主，占 90% 以上，多为急性淋巴细胞白血病，慢性白血病仅占 5% 左右。

【分类和分型】

常根据形态学、免疫学及细胞遗传学进行分型（MIC 分型），若再结合分子生物学进行分型即为 MICMB 分型。

1. 形态学分型 按照细胞类型可分为：

（1）急性淋巴细胞白血病（ALL）：又分为 L_1、L_2 及 L_3 型。

（2）急性非淋巴细胞白血病（ANLL）：又分为 M_1、M_2、M_3、M_4、M_5、M_6、M_7 型。

（3）特殊类型白血病：混合型白血病（包括双表型、双克隆型和转换型）、急性未分化型白血病及毛细胞白血病、浆细胞白血病、嗜酸粒细胞白血病、嗜碱粒细胞白血病等。

2. 免疫学分型 应用单克隆抗体（McAb）检测白血病细胞表面分化抗原标记进行分型，可了解该细胞的来源和分化程度。

3. 细胞遗传学分型 采用染色体显带技术了解染色体异常与白血病之间的关系，如染色体易位、缺失、倒位等。

【诊断】

（一）急性白血病的基本诊断

1. 临床表现 ①一般症状：起病大多较急，发热，多为不规则热型。早期可有面色苍白、乏力或烦躁、食欲不振等。②进行性贫血。③出血：以皮肤紫癜和鼻出血、牙龈出血等较多见。④白血病细胞浸润表现：肝、脾、淋巴结肿大；骨或关节疼痛；中枢神经系统或睾丸浸润；腮腺、皮肤或其他器官浸润等。

2. 血象 红细胞和血红蛋白均减少，一般为正细胞正色素性贫血。白细胞的改变为本病的特点，白细胞数高低不一，增高者约占50%，分类中原始及幼稚细胞占多数，但总数正常或减少者查不到幼稚细胞。血小板大多减少。

3. 骨髓象 是诊断和评定疗效的重要依据。大多呈增生活跃或极度活跃，少数可增生低下，分类以白血病细胞为主，占白细胞系的30%以上，甚至高达90%以上。红细胞系和巨核细胞系明显减少（除红白血病及巨核细胞白血病外）。

4. 细胞组织化学染色检查 可协助诊断细胞类型，具体见表8-3。

表8-3 三种急性白血病细胞的组织细胞化学染色特点

细胞化学染色项目	急性淋巴细胞白血病	急性粒细胞白血病	急性单核细胞白血病
过氧化物酶染色	-	+～+ +	-～±
糖原染色	+～+ +	-～±	+
酸性磷酸酶染色	+ +	+	+
非特异性酯酶染色	-	-	+ +～+ + +
特异性酯酶染色	-	+～+ +	-～±
中性粒细胞碱性磷酸酶染色	+～+ +	-	-

5. 生化检查 如血溶菌酶、尿溶菌酶、末端脱氧核苷酸转移酶（TdT）检测等。

6. 其他检查 白血病细胞电镜检查、染色体核型分析、分化抗原检查及分子生物学检测等。

（二）中枢神经系统白血病的诊断

1. 有中枢神经系统症状和体征。

2. 脑脊液异常 ①压力增高（＞1.96kPa或200mmH$_2$O），或大于60滴/分。②白细胞＞10×10^6/L。③蛋白含量＞450mg/L。④涂片找到白血病细胞。

3. 排除其他原因造成的中枢神经系统或脑脊液的相似改变。

凡属急性白细胞病患者，即使无上述第1条，但有第2条①～③中两项异常，或第2条中④，亦可作出诊断。若症状明显而脑脊液正常，应先按中枢神经系统白血病处理，严密观察，有条件时可做脑电图或CT、MRI等。

（三）睾丸白血病的诊断

单侧或双侧睾丸肿大，局部变硬或呈结节状，透光试验阴性。必要时可作活体组织检查。

【治疗】

急性白血病的治疗主要采用以化疗为主的综合疗法。

（一）化学药物治疗

化疗原则：①早期诊断、早期治疗。②按照类型选方案，尽可能采用强烈诱导化疗方案。③采取联合、足量、间歇、交替、长期治疗的方针。④程序：依次进行诱导、巩固、髓外白血病预防、早期强化、维持及加强治疗。

（二）支持治疗及防治感染

1. 加强营养及护理 不能进食或进食极少者可用静脉营养；加强口腔、皮肤和肛周的清洁护理；加强保护隔离；预防和避免院内交叉感染。

2. 防治感染 化疗前做结核菌素试验，尽可能清除急、慢性感染灶。对疑似结核病者需用异烟肼等预防治疗。当粒细胞<0.5×10^9/L 时应预防性使用抗生素。并发真菌感染者可选用制霉菌素、克霉唑、氟康唑等。并发疱疹病毒感染者可用阿昔洛韦治疗。为预防卡氏肺囊虫感染，应用复方磺胺甲噁唑 25mg/（kg·d），每周 2～3 天。强烈化疗期可使用丙种球蛋白每次 2～4g 静脉滴注，每周 2 次。

3. 高尿酸血症的防治 在诱导化疗期，对于白细胞>50×10^9/L 者应给予，①足够液体（水化）：每日 2000～3000ml/m²，保证尿量每小时>100ml/m²。②碱化尿液：口服碳酸氢钠溶液 3g/（m²·d），必要时给予 5%碳酸氢钠溶液 3～5ml/kg 静脉滴注，使尿 pH≥7。③别嘌醇每日 200～300mg/（m²·d）或 8～10mg/（kg·d），分 2～3 次口服，共 7 天。

4. 输血或成分输血 ①贫血严重者输新鲜血或浓缩红细胞，使血红蛋白至少保持在 80g/L 左右。②粒细胞严重减少并发感染者输注浓缩粒细胞，使粒细胞绝对值达 1×10^9/L 以上，应注意密切观察输注的并发症。③血小板减少导致出血者输浓缩血小板，使血小板数量达 20×10^9/L 以上。

5. 造血细胞生长调节因子的应用 粒细胞-巨噬细胞集落刺激因子（GM-CSF）、粒细胞集落刺激因子（G-CSF）可纠正大剂量化疗后粒细胞减少症，剂量为 3～5μg/（kg·d），皮下注射，连用 5～7 日。

6. 造血干细胞移植 将正常造血干细胞移植到患者体内，使之在患者骨髓内定居，增殖分化，重建造血和免疫功能。根据造血干细胞来源不同分为骨髓移植、外周血干细胞移植、CD$^+$34 细胞移植等。一般认为，急性非淋巴细胞白血病和高危型急性淋巴细胞白血病于第 1 次化疗完全缓解后早期进行骨髓移植，标危型急性淋巴细胞白血病宜于复发时行第二次化疗，完全缓解后作骨髓移植。

【疗效标准】

（一）完全缓解

1. 临床 无贫血、出血及白血病细胞浸润表现。

2. 血象 血红蛋白>100g/L，白细胞>4.0×10^9/L，分类无幼稚细胞，血小板>100×10^9/L。

3. 骨髓象 原始粒＋早幼（或幼）细胞<5%，红细胞系及巨核细胞系正常。

（二）部分缓解

以上三项中有一或二项未达完全缓解标准，骨髓象中原始粒＋早幼（或幼）粒细胞<20%。

（三）未缓解

以上三项均未达到完全缓解标准，骨髓象中原始粒＋早幼（或幼）粒细胞>20%，包括无效者。

注意事项：

1. 分析疗效时，凡治疗不足 2 个疗程者（急性淋巴细胞白血病为 2 周，急性非淋巴细胞性白血病为 4 周）不予统计。

2. 存活时间，应从第 1 次确诊白血病时算起。

3. 完全缓解时间，应以治疗后完全缓解时算起。

4. 持续完全缓解，指经治疗达完全缓解后从未复发达 3～5 年及以上者。若有复发应从复发后再完全缓解算起，称为"复发后持续完全缓解"。

第九节　急性淋巴细胞白血病

急性淋巴细胞白血病（acute lymphoblastic leukemia，ALL）简称急淋，是小儿时期最常见的白血病，约占儿童急性白血病的 70%。近 20 年来，由于应用大剂量联合化疗取得较满意的成果，5 年无病生存率已达 70%以上。

【分类和分型】

（一）细胞形态学分型

按原淋巴细胞形态学的不同，可将其分为 3 种类型。

1. 第一型（L_1型） 以小细胞为主，核圆形，核染色质较粗但均匀，核仁不明显，胞质量少。

2. 第二型（L_2型） 细胞大小不等，以大细胞为主，核形不规则，常见折叠及凹陷，核染色质疏松不均匀，核仁较清楚，胞质量常较多。

3. 第三型（L_3型） 以大细胞为主，细胞大小一致，核形较规则，核仁 1 个或多个，核染色质呈均匀细点状，胞质量较多，空泡常明显，呈蜂窝状。

以上三型中，以 L_1 型多见。

（二）免疫学分型

1. T 淋巴细胞型急淋（T-ALL） 具有阳性 T 淋巴细胞标志，如 CD1、CD2、CD3、CD4、CD5、CD7、CD8 及 TdT 等。

2. 非 T 淋巴细胞型急淋（Non T-ALL）

（1）早期前 B 淋巴细胞型急淋：又称早期前 B Ⅰ 型急淋，HLA-DR、CD19 或 CyCD22 阳性，其他 B 系标志均为阴性。

（2）普通型急淋：又称早期前 B Ⅱ 型急淋，CD10 阳性，CyIg、SmIg 阴性，其他 B 系标志 CD19、CyCD22 及 HLA-DR 常为阳性。

（3）前 B 淋巴细胞型急淋：CyIg 阳性，SmIg 阴性，其他 B 系标志 CD19、CyCD22、CD10、CD20 及 HLA-DR 常为阳性。

（4）成熟 B 淋巴细胞型急淋：SmIg 阳性，CyIg 阴性，其他 B 系标志 CD19、CyCD22、CD10、CD20 及 HLA-DR 常为阳性。

（三）细胞遗传学改变

1. 染色体数量改变 有≤45 条染色体的亚二倍体和≥47 条染色体的超二倍体。

2. 染色体核型改变 与 ALL 预后密切相关的核型异常有：t（12；21）、ETV6-CBFA2 融合基因；t（9；22）、BCR-ABL 融合基因及 t（4；11）、MLL-AF4 融合基因。

（四）临床分型

根据临床表现和实验室检查可分为标危型急淋（SR-ALL）与高危型急淋（HR-ALL）。具备下列小儿 ALL 预后相关的危险因素中任何 1 项或多项者为 HR-ALL，不具备下列任何 1 项者为 SR-ALL。

1. 小于 12 个月的婴儿白血病。

2. 诊断时已发生中枢神经系统白血病和（或）睾丸白血病。

3. 染色体核型 t（4；11）或 t（9；22）异常。

4. 少于 45 条染色体的亚二倍体。

5. 诊断时外周血白细胞≥$50×10^9$/L。

6. 泼尼松诱导试验 60mg/（m^2·d）×7 天（第 1～7 天），第 8 天外周血白细胞≥$1×10^9$/L，定为泼尼松不良效应者。

7. 标危型 ALL 诱导化疗 6 周不能获完全缓解者。

【化学药物治疗】

（一）高危型 ALL 化疗

1. 诱导缓解

方案 1：VDLP 4 周

长春新碱（VCR）每次 1.5mg/m² （每次最大量不大于 2mg/m²），iv，d8、d15、d22、d28。

柔红霉素（DNR）每日 30mg/m²，用 5% 葡萄糖溶液 100ml 稀释，快速静脉注射（30～40min），d8～10。

左旋天冬酰胺酶（L-Asp）每次 5000～10 000U/m²，ivgtt 或 im，d9、d11、d13、d15、d17、d19、d21、d23。

泼尼松（Pred）每日 60mg/m²，于第 1～28 天用（第 1～7 天为泼尼松试验），分 3 次口服，第 29 天起每 2 天减半，1 周内减停。

方案 2：CVDLP 4 周

环磷酰胺（CTX）800mg/m²，稀释于 5% 葡萄糖溶液 100ml 中，在 1h 内快速静脉滴注，d8。

柔红霉素（DNR）每日 30mg/m²，ivgtt（同上），d8～9。

其余同 VDLP 方案。

方案 3：CODP 4 周

CTX 800～1000mg/m²，用法同上，d8。

VCR、DNR 和 Pred 的剂量与用法同前。

小论用何种方案，对于高白细胞血症（白细胞≥100×10⁹/L）者，若有条件，做血浆置换 1～2 次，或泼尼松试验（第 1～7 天）后，白细胞仍＞100×10⁹/L 者，DNR 维持到白细胞＜50×10⁹/L 时开始连用 3 天。

2. 巩固治疗（4 周） 在诱导缓解治疗 28 天后达完全缓解时进行，宜在第 29～32 天开始。

方案 1：CAM 方案

CTX 800～1000mg/m²，快速静脉滴注，d1。

阿糖胞苷（Ara-C）1g/m²，每 12h 一次，共 6 次，d2～4；或 2g/m²，每 12h 一次，共 4 次，d2～3，ivgtt。

6-硫基嘌呤（6-MP）每日 50mg/m²，po，晚间 1 次，d1～7。

方案 2：EA 方案（VP-16+Ara-C）

依托泊苷（VP-16）300mg/m²，ivgtt，然后继续滴注 Ara-C 300mg/m²，d1、d4、d7。

3. 髓外白血病预防性治疗

（1）三联鞘注：于诱导治疗的第 1 天仅用 Ara-C+地塞米松（Dex），此后于 d8、d15、d22 用三联鞘注，诱导期间共 4 次，早期强化治疗末用 1 次（剂量见表 8-4）。

表 8-4 不同年龄三联鞘注药物剂量 （单位：mg）

月龄	MTX	Ara-C	Dex
＜12	5	12	2
12～23	7.5	15	2
24～35	10	25	5
≥36	12.5	30	5

（2）大剂量甲氨蝶呤-亚叶酸钙（HDMTX-CF）疗法：于巩固治疗休息 1～3 周后，视血象恢复情况而定，待白细胞≥3.0×10⁹/L，中性粒细胞计数＞1.5×10⁹/L，肝、肾功能无异常时尽早开始。每 10 天给药 1 天为 1 疗程，共 3 个疗程。每疗程 MTX 3.0mg/m²，每疗程的 1/6 量（不超过

500mg/次）作为突击量在 30min 内快速静脉滴入，余量于 12～24h 内均匀滴入。突击量 MTX 滴入后 0.5～2h 内，行三联鞘注 1 次。开始滴注 MTX 36h 后用 CF 解救，剂量为每次 15mg/m²，首剂静脉注射，以后每 6h 一次口服或肌内注射，共 6～8 次。HDMTX 治疗前、后 3 天口服碳酸氢钠 1.0g，每日 3 次，并在治疗当天给予 5%碳酸氢钠溶液 3～5ml/kg 静脉滴注，使尿 pH≥7。用 HDMTX 当天及其后 3 天需水化治疗，液体量为每日 3000ml/m²。在用 HDMTX 治疗的同时，每天用 6-MP 50mg/m²，共 7 天。

（3）颅脑放疗：原则上 3 岁以上患儿，凡诊断时白细胞≥100×10⁹/L，有 t（9；22）或 t（4；11）核型异常，诊断时有中枢神经系统白血病，因种种原因不宜于 HDMTX 者，于完全缓解后 6 个月进行，总剂量为 18Gy，分 15 次于 3 周内完成，或 12Gy，分 10 次于 2 周内完成。同时每周鞘注 1 次。放疗第 3 周用 VDex 方案，VCR 1.5mg/m² 静脉注射 1 次，Dex 8mg/（m²·d）×7 天，口服。

4. 早期强化治疗

方案 1：VDLDex

VCR、DNR 均为 d1、d8，剂量同前。

L-Asp 每次 5000～10 000U/m²，d2、d4、d6、d8。

Dex 8mg/（m²·d），d1～14，第 3 周减停。

休息 1～2 周（待血象恢复，肝、肾功能正常），接 VP-16+Ara-C 3 次（剂量与用法同前）。

方案 2：COADex

CTX 800mg/m²，快速静脉滴注，d1。

长春新碱（VCR，O）1.5mg/m²，ivgtt，d1。

Ara-C 100mg/（m²·d），分 2 次，每 12h 一次，共 14 次，ih 或 im，d1～7。

Dex 10mg/（m²·d），d1～7。

待血象恢复后再用 VP-16+Ara-C 3 次（剂量和方法同上）。

5. 维持及加强治疗

（1）维持治疗：6-MP+MTX。

6-MP 75mg/（m²·d），夜间睡前顿服，共用 21 天。MTX 20～30mg/m²，肌内注射，每周 1 次，连用 3 周。接着 VDex 1 周（同前），如此反复序贯用药，治疗时暂停 Dex，遇强化治疗时持续口服 MTX。MTX 20～40mg/m²，iv 或 po，每周 1 次，连用 4 周休息 1 周，再用 4 周休息 1 周，如此反复维持，遇强化治疗时暂停。

（2）加强治疗：COADex。

自维持治疗起，每年第 3、第 9 个月各用 1 个疗程（CTX 为 600mg/m²，其余剂量和用法同前）。

（3）加强强化治疗：维持治疗期每年第 6 个月用 VDLDex 或 COADex（用法同早期强化治疗），每年第 12 个月用替尼泊苷（VM-26）或 VP-16+Ara-C 1 个疗程（同早期强化治疗）。

（4）未做颅脑放疗者，维持治疗第 2 个月进行 HDMTX+CF 治疗，每 3 个月 1 次或每 6 个月 2 次，共 8 次。然后，每 3 个月三联鞘注 1 次。做颅脑放疗者不能再作 HDMTX 治疗，只能采用三联鞘注 1 次。每 12 周 1 次，直至终止治疗。

（5）总疗程：自维持治疗起计算，女孩 3 年，男孩 3.5 年。

（二）标危型急淋化疗

1. 诱导缓解 同 HR-ALL，但 DNR 减为 2 次，每次 30mg/m²，d8、d9。

2. 巩固治疗 CAM 方案。CTX 800mg/m²，快速静脉滴注，d1。Ara-C 100mg（m²·d），分 2 次，每 12h 一次，ih 或 im，d1～7。6-MP 75mg/（m²·d），分 2 次，每 12h 一次，d1～7。

3. 髓外白血病预防 三联鞘注及 HDMTX-CF 疗法同 HR-ALL，对 SR-ALL 原则上不用颅脑放疗，而采用定期重复 HDMTX-CF 疗法。如不宜用 HDMTX，也可酌情行颅脑放疗（总计量及用法同 HR-ALL）。

4. 早期强化治疗 同 HR-ALL。

5. 维持及加强治疗

（1）维持治疗：6-MP+MTX 及 VDex 序贯维持用药（用法及剂量同 HR-ALL）。

（2）强化治疗：维持治疗期间每年强化 1 次，第 1、第 3 年末选用 VDLDex 或 COADex（用法及剂量同 HR-ALL），首选 VDLDex。第 2 年末选用 VP-16+Ara-C 方案。

（3）HDMTX+CF：同 HR-ALL，但比 HR-ALL 减少 2 次 HDMTX，共用 6 次。

（4）总疗程：自维持治疗起计算，女孩 2 年半，男孩 3 年。

（三）初诊时中枢神经系统白血病的治疗

在诱导化疗的同时，三联鞘注第 1 周 3 次，第 2、3 周各 2 次，第 4 周 1 次，共 8 次。然后在完成早期强化治疗后（诱导、巩固、髓外白血病预防和早期强化后第 6 个月）作颅脑放疗 18Gy，作放疗后不能再作 HDMTX+CF 治疗，但三联鞘注必须每 8 周 1 次，直至终止治疗。

完全缓解后发生中枢神经系统白血病复发者也可按此方法治疗，但在完成三联鞘注第 5 次后，必须用 VDLDex 和 VM-26+Ara-C 各 1 疗程作全身强化治疗，并继续完成共 8 次鞘注，颅脑放疗紧接全身强化治疗之后，三联鞘注每 8 周 1 次，直至终止治疗。

（四）初诊时睾丸白血病治疗

在确诊睾丸白血病后，先完成诱导治疗获完全缓解，然后放疗。若是双侧睾丸白血病，则作双侧睾丸放疗，总剂量为 24～30Gy；若是单侧睾丸白血病，也可作双侧睾丸放疗或病侧睾丸切除。在作睾丸白血病治疗的同时继续进行巩固、髓外白血病预防和早期强化治疗。

完全缓解后发生睾丸白血病者，则先作上述睾丸白血病治疗，紧接着 VDLDex 和 VM-26+Ara-C 方案各 1 个疗程作全身强化治疗。

（五）复发病例治疗

换用更强的诱导方案（如加大剂量化疗方法；换用新药去甲氧柔红霉素、米托蒽醌、异环磷酰胺等），停药复发者仍可试用原有效方案。

（六）高白细胞血症（外周血白细胞＞100×10^9/L）的治疗

1. 泼尼松试验组，见 HR-ALL 诱导方案。

2. 戊羟脲 20～30mg/（kg·d），口服自白细胞＜50×10^9/L 后开始正规化疗。

3. 对有肺部低氧表现和（或）有脑部症状者，有条件的单位应做交换输血或白细胞去除、血浆置换。小婴儿以交换输血为宜。交换血总量为 100～150ml/kg；交换血血型配合新鲜（采集 5 日内）浓缩红细胞，CMV（-），经 30Gy 照射 1 份，AB 型冷冻血浆 3 份。

4. 预防细胞溶解引起的高尿酸血症。

第十节 急性非淋巴细胞白血病

急性非淋巴细胞白血病（acute nonlymphocytic leukemia，ANLL）简称急非淋，约占儿童急性白血病的 25%。

【分型】

（一）细胞形态学分型

1. 原始粒细胞白血病未分化型（M_1） 骨髓中原始粒细胞≥90%，早幼粒细胞很少，中幼粒细胞以下阶段不见或罕见。

2. 原始粒细胞白血病部分分化型（M₂）

（1）M$_{2a}$：骨髓中原始粒细胞＞30%～90%，单核细胞＜20%，早幼粒细胞以下阶段＞10%。

（2）M$_{2b}$（亚急性粒细胞白血病）：骨髓中异常的原始粒及早幼粒细胞明显增多，以异常的中性中幼粒细胞增生为主，其胞核常有核仁，有明显的核质发育不平衡，此类细胞＞30%。

3. 急性颗粒增多的早幼粒细胞白血病（M₃） 骨髓中以颗粒增多的异常早幼粒细胞增生为主，＞30%，其胞核大小不一，胞质中有大小不等的颗粒。此型又可分为：

（1）M$_{3a}$：粗颗粒型，嗜苯胺蓝颗粒粗大、密集甚至融合。

（2）M$_{3b}$：细颗粒型，嗜苯胺蓝颗粒密集而细小。

4. 急性粒-单核细胞白血病（M₄） 按骨髓中粒细胞和单核细胞形态、数量不同又分为4种亚型。

（1）M$_{4a}$：以原始粒及早幼粒细胞增生为主，原+幼单核细胞和单核细胞≥20%。

（2）M$_{4b}$：以原+单核细胞增生为主，原始粒及早幼粒细胞＞20%。

（3）M$_{4c}$：原始粒细胞既具粒系又具单核系特征者＞30%。

（4）M$_{4d}$（M$_{4Eo}$）：除上述特点外，有粗大而圆的嗜酸颗粒、着色较深的嗜酸粒细胞，占5%～30%。

5. 急性单核细胞白血病（M₅）

（1）M$_{5a}$：未分化型，骨髓中原单核细胞≥80%。

（2）M$_{5b}$：部分分化型，骨髓中原单核细胞＜80%，原+幼单核细胞＞30%。

6. 红白血病（M₆） 骨髓中红细胞系＞50%，且常有形态学异常，原始粒细胞（或原+幼单核细胞）＞30%；或非红细胞系中原始粒细胞（或原+幼单核细胞）＞20%及血片中原始粒细胞或原单核细胞＞5%。

7. 巨核细胞白血病（M₇） 标准暂定为：

（1）外周血有原巨核（小巨核）细胞。

（2）骨髓中原巨核细胞＞30%。

（3）原巨核细胞经电镜或单克隆抗体证实。

（4）骨髓细胞少，往往"干抽"，骨髓活检有原巨核细胞和巨核细胞增多，网状纤维增加。

注：M₁～M₅原始细胞计数时要除外红细胞系的百分数。

（二）免疫学分型

急非淋M₁～M₆均可见CD33、CD13、CD14、CD15等髓系标志，亦可见CD34阳性。其中CD14多见于单核细胞系，M₆可见血型糖蛋白A抗体阳性，M₇可见糖蛋白GPⅡb/Ⅲa（血小板膜抗原）阳性。

（三）ANLL相关的细胞遗传学改变

常见者为：M₂/t（8；21），M₃/t（15；17），M$_{5a}$/t（11q），M$_{4Eo}$/inv（16），M₁/t（9；22）等异常。

【化疗】

（一）诱导缓解

方案1：DA方案

柔红霉素（DNR）30～40mg/（m²·d），ivgtt，d1～3。

阿糖胞苷（Ara-C）150～200mg/（m²·d），分2次，ivgtt或im，d1～7。

方案2：HA方案

高三尖杉酯碱（H）4～6mg/（m²·d），iv，d1～9。

Ara-C同DA方案。

方案 3：DA＋VP-16 方案

DNR 20mg/（m² · d），iv，d1～4 及 d15～18。

Ara-C 150mg/（m² · d），分 2 次，im，d1～4 及 d15～18。

VP-16 100～150mg/（m² · d），iv，d1～4 及 d15～18。

（二）巩固治疗

共 6 个疗程，每疗程 28 天，即用大剂量阿糖胞苷（HDAra-C）与 DA、HA、VP-16＋Ara-C 方案交替治疗半年。具体方法如下：

第 1、3、5 疗程用 HDAra-C 治疗。方案有以下 2 种：

方案 1：HDAra-C＋L-Asp 方案

Ara-C 每次 1～2g/m²，每 12h 一次，共 8 次，iv，d1、d2、d8、d9。

L-Asp 在每 4 次 Ara-C 后 42h 给予 L-Asp 6000U/m²，iv，d4、d11。

方案 2：VP-16＋HDAra-C 方案

VP-16 100mg/（m² · d），iv，d1～3。

HDAra-C 每次 1～2g/m²，每 12h 一次，共 6 次，d4、d5、d6。

第 2、4、6 疗程分别用 HA、DA、EA 方案 ［EA 方案即 VP-16 100mg/（m² · d），iv，d1、d2、d3；Ara-C 100～150mg/（m² · d）分 2 次，im，d1～7］。

完成巩固治疗后可停药观察，亦可进入下述维持治疗。

（三）维持治疗

选用 COAP、HA、EA、AT（Ara-C＋6TG）中的 3 个方案，定期序贯治疗，至临床完全缓解达 2 至 2 年半停药观察，第 1 年每 2 个月 1 疗程，第 2 年每 3 个月 1 疗程。

（四）中枢神经系统白血病的预防

三联鞘注（药物及剂量同急淋），诱导缓解期每 2 周 1 次，共 4 次。缓解后巩固治疗中第 2、4、6 疗程各鞘注 1 次，维持治疗期每 3～6 个月 1 次。M_4、M_5 可加颅脑放疗。

（五）M_3 型化疗方案

诱导缓解用全反式维 A 酸（RA）30～60mg/（m² · d），直至完全缓解。完全缓解后用 RA 与 COAP 或 DA、HA 方案交替治疗或与急非淋其他类型方案相同，至临床完全缓解 2～2.5 年停药。

第十一节　慢性粒细胞白血病

慢性粒细胞白血病（chronic myelogenous leukemia，CML）简称慢粒，是骨髓多能造血干细胞异常增生和分化成熟不平衡所致的慢性白血病，占小儿白血病的 2%～5%。临床主要表现为脾大和白细胞数增高。其有幼年型和成人型两型，临床分期有慢性期、加速期和急变期。急性变后呈急性白血病表现。

【诊断】

（一）成人型慢粒（ACML）

1. 慢性期

（1）发病年龄在 4 岁以上儿童，以 10～12 岁较多见。男女孩发病数无差异。起病缓慢。

（2）症状：可有乏力、头晕、食欲减退、苍白、低热等，亦可无全身症状，只在查血时被发现。

（3）体征：主要表现为脏器浸润，可见巨脾、肝大、淋巴结轻度肿大。眼底视网膜血管迂曲扩张、视盘水肿。

（4）实验室检查

1）血象：白细胞增高，80%在 100×10⁹/L 以上，分类可见各阶段幼稚粒细胞，以中、晚幼和杆状粒细胞为主，原始粒细胞<5%～10%，嗜酸、嗜碱粒细胞亦增多。部分患者呈正细胞正色素性贫血。

2）骨髓象：增生极度或明显活跃，以粒细胞系增生为主，原始粒＋早幼粒细胞<15%，多为中幼粒及中幼粒以下阶段细胞。粒红比例为（10～50）：1。巨核细胞、血小板亦增多。

3）中性分叶核粒细胞的碱性磷酸酶染色：积分减低或消失。

4）细胞遗传学检查：约85%患儿Ph染色体［即t（9；22）（q34；q11）］阳性，或6cr-abc融合基因阳性。

5）骨髓半固体琼脂培养：粒单细胞集落形成单位（CFU-GM）明显增多。

2. 加速期　主要表现为进行性贫血和由于溶骨性损害导致的骨与关节疼痛。具有下述2项者考虑已进入本期：①不明原因的发热、贫血、出血加重和（或）骨骼疼痛。②脾脏进行性肿大。③非药物引起的血小板进行性降低或增高。④原始粒细胞（Ⅰ型＋Ⅱ型）在血和（或）骨髓中>10%。⑤外周血嗜碱粒细胞≥20%。⑥骨髓中有显著的胶原纤维增生。⑦出现Ph以外的其他染色体异常。⑧对传统的抗慢粒药物治疗无效。⑨CFU-GM增殖和分化缺陷，集簇增多，集簇和集落的比值增高。

3. 急变期　具备下述之一者可诊断为本期：①原始粒细胞（Ⅰ型＋Ⅱ型）或原淋＋幼淋、或原单＋幼单在外周血或骨髓中≥20%。②外周血中原始粒＋早幼粒细胞≥30%。③骨髓中原始粒＋早幼粒细胞≥50%。④有髓外原始细胞浸润。

此期临床症状、体征比加速期更恶化，CFU-GM培养呈小簇生长或不生长。

（二）幼年型慢粒（JCML）

发病年龄在4岁以下，起病可急可缓，常以呼吸道症状为主体，一般病程短。

【治疗】

（一）慢性期

1. 化疗　首选白消安或羟基脲。

（1）白消安：开始剂量2～6mg/d口服。一般用药2～4周后白细胞开始下降，当降至治疗前白细胞数的50%时药物减半；当白细胞降至20×10^9/L或血小板<100×10^9/L时应停药。维持白细胞在15×10^9/L左右。根据血象调整用量。

（2）羟基脲：剂量为20～40mg/（kg·d）。白细胞下降后减量，白细胞降至15×10^9L左右时用1/4量维持。

（3）靛玉红：是我国从中药青黛中提取的吲哚类化合物。剂量3～5mg/（kg·d）。治疗1～3个月可缓解，用原剂量维持。

（4）6-硫基嘌呤（或6-硫鸟嘌呤）：当白消安治疗无效时可试用，剂量为2～3mg/（kg·d），白细胞降至15×10^9/L时停药。

2. 骨髓移植　在确诊一年之内的慢性期进行移植则疗效更佳。

3. 干扰素-α（IFN-α）治疗

（1）IFN-α：3×10^6～5×10^6U/d，肌内注射，每周2～3次，连用9个月至1年以上。于治疗第1周用半量可减少该药流感样副作用。当中性粒细胞<0.75×10^9/L或巨核细胞<40×10^9/L时则停药。

（2）IFN-α与羟基脲或小剂量阿糖胞苷（Ara-C）联用：IFN-α同前，Ara-C 15mg/（m²·d），持续静脉滴注或分2次皮下注射，联用2周为1疗程，直至血液多缓解，当中性粒细胞<1.0×10^9/L，巨核细胞<60×10^9/L时则停药。羟基脲2mg/（m²·d），口服。

4. 脾切除或脾区放疗　效果不显著。对于巨脾继发脾功能亢进或需反复输血者可作脾切除。

（二）加速及急变期

治疗较困难，尚无满意的治疗方法，目前多采用急性白血病化疗方案。

（三）幼年型

尚无有效的治疗药物。目前治疗如下：

1. 大剂量烷化剂、全身放疗。骨髓移植可获长期缓解。

2. VP-16、急粒治疗方案或 13-顺式维 A 酸可获暂时缓解。

【疗效标准】

（一）完全缓解

1. 临床表现　无贫血、出血、感染及白血病细胞浸润。

2. 血象　血红蛋白>100g/L，白细胞<$10×10^9$/L，分类无幼稚细胞，血小板 $100×10^9$～$400×10^9$/L。

3. 骨髓象　原始细胞加早幼细胞<5%，红细胞系统及巨核细胞系统正常。

（二）部分缓解

临床表现、血象、骨髓象三项中有一或两项未达完全缓解标准。

（三）未缓解

临床表现、血象、骨髓象三项中均未达完全缓解标准及无效者。

第九章　小儿常见肿瘤性疾病

第一节　淋　巴　瘤

淋巴瘤（lymphoma）是一组原发于淋巴结或淋巴组织的恶性肿瘤，发病居小儿恶性肿瘤的第三位。临床特征为无痛性淋巴结肿大，常伴肝脾肿大，晚期有贫血、发热、恶病质表现。根据起病方式，淋巴结外组织器官的涉及率、病程进展及对治疗反应的不同，可分为霍奇金病和非霍奇金淋巴瘤。

一、霍　奇　金　病

霍奇金病（Hodgkin disease，HD）是淋巴网状组织的恶性肿瘤，常发生于一组淋巴结并扩散于其他淋巴结及结外组织或器官。肿瘤细胞成分复杂，包括肿瘤性和反应性两种，呈肉芽肿样改变。镜影细胞（reed-sternberg cell，R-S 细胞）是本病的特征。

病因未明。引起传染性单核细胞增多症的 EB 病毒，可能与本病的发生有关。

【病理分类】

1. 淋巴细胞为主型　淋巴细胞（主要为成熟淋巴细胞）增生明显，成为肿块的主要成分。淋巴结结构破坏，伴不同数量的反应性组织细胞，R-S 细胞仅偶见。故此型诊断较为困难，需多张病理切片检查。此型预后最好，常为临床早期，发作年龄以 10 岁以下儿童多见。

2. 结节性硬化型　肿瘤组织呈结节状分布，为胶原纤维所分隔。结节内可见淋巴细胞、网状细胞、组织细胞、浆细胞及数量不等的粒细胞。此型预后也较好，常有典型的局部表现，发病年龄以 11～15 岁为多见。

3. 混合细胞型　除有组织细胞、粒细胞、浆细胞及淋巴细胞浸润外，常伴数量较多的 R-S 细胞及纤维组织增生。此型预后较差，发病年龄以 10 岁左右为多见。

4. 淋巴细胞消减型　主要含 R-S 细胞、单核细胞，几乎见不到淋巴细胞。此型预后最差，儿童期较少见。疾病常迅速进展，全身播散，常见于病程晚期。

【诊断】

（一）临床表现

1. 淋巴结肿大　无痛性进行性淋巴结肿大是本病最常见的早期表现，肿大的淋巴结不与皮肤相粘连，可活动，质地坚实，也有在短期内增长迅速，以后在相当时间内稳定不变甚至自行缩小的，易造成抗感染治疗有效的假象。晚期数个淋巴结可互相融合成较大的肿块。浅表淋巴结受累的概率依次为颈部、腋窝、腹股沟。1/3 患儿可以纵隔肿块为首发症状，从而产生呼吸困难、咳嗽及上腔静脉综合征。此外，肝门淋巴结肿大，压迫胆总管，可以黄疸为首发症状等。

2. 肝脾肿大　肝侵犯常来自脾脏的转移，为血源性播散。

3. 全身症状　随病情进展，可出现发热、盗汗、消瘦等症状。发热可为持续性或间歇性，有时有明显的周期性。

（二）实验室检查

1. 血象　轻度贫血，可见嗜酸粒细胞及单核细胞增多。血小板正常。

2. 骨髓象　多数患儿无阳性发现，R-S 细胞只发现于个别晚期患儿。

3. 免疫学　淋巴细胞减少，迟发型超敏反应阴性，淋巴细胞转化率降低。晚期 IgG、IgA、IgM 降低。

4. 淋巴结活检或穿刺涂片 找到 R-S 细胞可确诊。其形态学特点为多核、双核或双叶核。核膜厚，胞质丰富，嗜双色性，核仁大，圆形或卵圆形，嗜酸性。但 R-S 细胞并非 HD 所特有，也见于转移性肿瘤、传染性单核细胞增多症、非霍奇金淋巴瘤等，故尚需结合组织学改变作出判断。

选择活检的淋巴结时应注意：①应尽量采取完整的淋巴结，避免穿刺过的；②多个淋巴结肿大时，活检应取颈部低位，阳性率较高，同时最好切取两个以上淋巴结；③尽可能选择近期内进行性肿大而无感染征象的淋巴结；④一次活检阴性并不能完全排除本病，经过一段时间后，对可疑淋巴结应再次活检；⑤尽量避免选择腹股沟淋巴结，因常有慢性炎症混淆诊断。

5. 染色体核型 外周血培养的染色体正常，而淋巴结的细胞却有染色体异常。异常的染色体核型可有两种变化，即假二倍体和多倍体。

6. 其他 胸部平片或腹部超声波检查，可显示纵隔、肺门或腹腔内淋巴结肿大；如无表浅淋巴结肿大，诊断上困难时需进行开胸或剖腹探查，取得适当标本，才能最后确诊。

（三）临床分期

Ⅰ期：单个淋巴结区受累，或单个淋巴器官或部位受累。

Ⅱ期：横膈同侧 2 个或 2 个以上淋巴结区受累，或横膈同侧 1 个或 1 个以上淋巴结区受累及通过直接扩展而有淋巴结外器官或部位局部性受累。

Ⅲ期：横膈两侧淋巴结受累，亦可伴淋巴结外器官或部位受累或脾脏受累。

Ⅳ期：弥漫性一个或多个淋巴结外器官或组织如肝、骨髓、肺、肾等受累。

根据以下全身症状的存在与否分为 A 或 B 型：①原因不明发热；②盗汗；③较同龄儿童体重减轻 10%以上。存在者为 B 型，不存在者为 A 型。

【治疗】

1. Ⅰ～Ⅱ期 可选用 MOPP 方案：氮芥（M）每次 6mg/m^2，d1、d8；长春新碱（VCR）每次 1.5mg/m^2，d1、d8；丙卡巴肼（PCB）每天 100mg/m^2，分 2～3 次口服，d1～14；泼尼松（P）1～2mg/（kg·d），分 2～3 次口服，d1～14。1 个疗程 14 天，随后休息 14 天。待白细胞总数恢复到 3×10^9/L 时，再用第 2 个疗程，但第 2 个疗程中略去 P（泼尼松），第 3 个疗程中再加用。如此交替应用，继续化疗 2～4 个疗程即可停药。若用环磷酰胺（CTX）每次 750mg/m^2 取代氮芥，即为 COPP 方案。

2. Ⅲ～Ⅳ期 应用 MOPP 或 COPP 方案 6～12 个疗程。若应用上述方案无效，可改用 ABVD 方案，即阿霉素（ADM）每次 25mg/m^2；平阳霉素（B）每次 8～10mg/m^2；VCR 1.5mg/m^2，iv，分别在疗程 d1、d14 各 1 次；氮酰咪胺（D）每次 150mg/m^2，iv，在疗程 d1、d14 各 1 次，随后休息 14 天，1 个疗程 28 天。为减少抗药性发生，可将 MOPP 或 COPP 方案与 ABVD 方案交替应用，即用 2～3 个疗程 COPP 方案，用 1 个疗程 ABVD 方案。

二、非霍奇金淋巴瘤

非霍奇金淋巴瘤（non-Hodgkin lymphoma，NHL）是一组组织学类型、临床表现及生物学行为有显著性不同的淋巴细胞肿瘤性疾病。与 HD 相比，本病侵犯淋巴结外组织的倾向大，往往多灶起病，所以其疗效较 HD 为差，治疗反应亦有显著差异。

【病理分类】

儿童 NHL 在组织病理学检查时，所有病例几乎均为弥散型，其病理类型主要有：

（一）淋巴母细胞性淋巴瘤

此型在细胞学上，很难与急性淋巴细胞白血病相鉴别。免疫表型上，多属胸腺分化中、后期的 T 淋巴细胞。临床上，大多数病例存在前纵隔肿块，常有颈及锁骨上淋巴结肿大，常易呈白血病样变化及中枢神经系统受累。

（二）未分化性淋巴瘤

1. 非洲淋巴瘤型（Buzkitt 淋巴瘤） 特点为淋巴结外受累，特别易累及胃肠道及腹部、腹膜后、盆腔内、肾脏、性腺、甲状腺及中枢神经系统。肿瘤主要由原始未分化、圆形的小无裂细胞型淋巴样细胞组成，中间穿插有散在的、充满细胞碎片的巨噬细胞。

2. 非非洲淋巴瘤型（non-Buzkitt 淋巴瘤） 肿瘤细胞核的形态和大小与非洲淋巴瘤型有很大差别。从免疫表型来看，此型起源于未成熟的 B 淋巴细胞，肿瘤细胞表面有高密度的表面 IgM（SIgM）。

3. 大细胞型 又可分为免疫母细胞型及组织细胞型。此型恶性度高，很快累及全身多个系统及脏器，病程短，若不治疗，常在半年内死亡。免疫表型大多来自 B 淋巴细胞，少数来自 T 淋巴细胞。

【诊断】

（一）临床表现

本病临床表现与 HD 相似，需活检才能鉴别。但 NHL 是生长最迅速的人类肿瘤，可突然起病，病程短。而全身症状如发热、盗汗、消瘦则较少见。临床表现差异很大，最常见者为无痛性周围淋巴结肿大，多见于颈部。原发于胸部者常见呼吸困难、刺激性咳嗽、上腔静脉阻塞征。需立即治疗以缓解症状。原发于腹部者，常见腹痛、腹部肿块、黄疸等。

临床表现与免疫类型及组织学类型密切相关，所有原发于纵隔者，均为 T 细胞淋巴母细胞性淋巴瘤，男性多见。早期即危及骨髓而致白血病，亦常有脑膜及睾丸受累。相反，以腹部肿块为主要表现者，多为小无裂细胞型 B 细胞性淋巴瘤。

（二）特殊检查

1. 胸腔积液、腹水检查 对仅有纵隔或腹腔病变而无周围淋巴结肿大者可从胸腔积液、腹水中找肿瘤细胞。

2. 淋巴结活检。

3. 其他 骨髓穿刺、胸片、腹腔超声波检查、胸腹部 CT 检查、骨或脾脏放射性核素扫描等有助于诊断及分期。

（三）临床分期

Ⅰ期：除纵隔或腹部以外的单个肿瘤细胞（结外或单个淋巴结区）。

Ⅱ期：单个肿瘤（结外）伴区域淋巴结受累；或横膈同侧 2 个或以上淋巴结区受累；或横膈同侧 2 个或单个结外肿块，伴或不伴区域淋巴结受累；或原发于回盲部肿块，伴或不伴相关肠系膜淋巴结受累，大体可完全切除。

Ⅲ期：原发于纵隔或腹部淋巴结的肿块。

Ⅳ期：任何上述病变＋起病时即有中枢神经系统和（或）骨髓、睾丸受累者。

【治疗】

1. Ⅰ～Ⅱ期淋巴母细胞性 NHL

诱导期治疗：应用 CHOP 方案。长春新碱（VCR）每次 $1.5mg/m^2$，iv，1 周 1 次共 6 次；泼尼松（P）每天 $40mg/m^2$，分 3 次口服，共 28 天；阿霉素（ADM）每次 $30mg/m^2$，iv，d1、d22 各一次；环磷酰胺（CTX）每次 $750mg/m^2$，iv，d1、d22 各一次。若原发灶位于头颈部，则在诱导期 d1、d8、d22 各鞘内注药 1 次（剂量及用药同急淋）。

巩固治疗：再用 CHOP 方案 1 个疗程。但 ADM 只用 1 次，$30mg/m^2$，iv，d1；CTX $750mg/m^2$，iv，d1；VCR $1.5mg/m^2$，iv，d1；P $40mg/（m^2 \cdot d）$，d1～5。

维持治疗：6-MP 每天 $50mg/m^2$，口服。持续用药 24 周；MTX 每次 $25mg/m^2$，1 周 1 次，肌

内注射或口服，每 6 周鞘内用 MTX 一次（仅用于原发灶在头颈部者），24 周后即可停药随访。

2. Ⅲ～Ⅳ期淋巴母细胞性 NHL

诱导期治疗：用 P、VCR、ADM 及左旋天冬酰胺酶（L-Asp）联合治疗。P 每天 40mg/m^2，分 3 次口服，d1～29；VCR 每次 1.5mg/m^2，iv，d1、d8、d15、d22；L-Asp 每次 6000U/m^2，静脉滴注或肌内注射，d2、d4、d6、d8、d10、d12、d15、d17、d19；ADM 每次 25mg/m^2，iv，d1、d8；依托泊苷（VP-16） 150～200mg/m^2，iv，d22、d25、d29；阿糖胞苷（Ara-C） 每次 300mg/m^2，iv，d22、d25、d29。治疗期间，诱导期第 1、22、43 天鞘内注射 MTX+Ara-C+Dex1 次（剂量同急淋）。若诊断时已有中枢神经系统受累，则在全身化疗同时鞘内注药 6～8 次（通常开始时隔天 1 次，共 4 次，脑脊液即可转阴，以后每 3 天 1 次，共 2 次，随后 1 周 1 次共 2 次）。

巩固治疗（6 周左右）：大剂量甲氨蝶呤（HDMTX）每次 2g/m^2，每 2 周左右用 1 次，共 3 次；6-MP 每天 75mg/m^2，口服，每次与 HDMTX 同时应用，共 7 天。用 HDMTX 方法及注意事项同急淋。

维持治疗：在维持治疗开始前，用原诱导方案 1 个疗程。随后 6-MP 每天 75mg/m^2 口服＋MTX 每次 20～30mg/m^2，每周 1 次，肌内注射或口服，连用 3 周左右。在此疗程中插入下列强化治疗：①每 8 周 1 次 HDMTX，共用 7 个疗程。②每 3 个月 1 次小强化，如用 VP-16 每次 150mg/ m^2，静脉滴注＋Ara-C 300mg/ m^2，静脉滴注，每周 2 次，共 2 周或 COAP 方案。此两种方案可交替使用。③每 6 个月 1 次强化，即再用诱导方案。④在上述化疗间歇期用 6-MP 每天 75mg/ m^2，口服；MTX 每次 20～30mg/m^2，每周 1 次口服或肌内注射作维持治疗。总疗程两年半左右。

3. B 细胞性 NHL 以 COMP 方案为主。

诱导致治疗：P 每天 60mg/m^2，分 3～4 次口服，共 37 天；CTX 每次 1.2g/m^2，iv，d1；VCR 每次 2mg/m^2，iv，d3、d10、d17、d24；MTX 每次 500mg/m^2（1/3 静脉注射，2/3 静脉滴注 4h，继用四氢叶酸解救），d12。鞘内联合化疗，d5、d31、d34 各 1 次。

维持治疗：P 每天 60mg/ m^2，分 3～4 次口服，共 5 天；VCR 每次 1.5mg/m^2，iv，d1、d4；CTX 每次 1000mg/m^2，d1；MTX 每次 500mg/m^2，iv，d15，用法同前。每 28 天重复 1 疗程，总疗程Ⅰ～Ⅱ期为 8～9 个月，Ⅲ～Ⅳ期为 18 个月至 2 年。

第二节　神经母细胞瘤

神经母细胞瘤（neuroblastoma，NB）是一种起源于交感神经节和肾上腺髓质细胞的肿瘤，可发生于交感神经链的任何部位和任何有交感神经组织处，以腹部最常见，其次为盆腔、胸、颈，也可发生在鼻、下颌、小肠等特殊部位。占儿童恶性肿瘤发病的第四位。本病由于肿瘤原发部位隐蔽，早期无特异症状，极易误诊。文献报告，各种原因死亡的儿童尸检中发现 NB 的实际检出率是临床诊断率的 40 倍。但本病具有独特的生物学特性，年龄越小预后越佳，1 岁以下病例，仅部分切除肿瘤即有治愈的报告。故早期诊断、早期治疗是提高本病长期生存率的关键。

【诊断】

（一）临床表现

1. 全身症状 发热、食欲不振、贫血、消瘦等，均为非特异性，早期不明显。

2. 肿瘤症状 原发瘤最常见于腹部，常以腹部包块就诊；其次为纵隔肿块，可以咳嗽、呼吸困难、Horner 综合征（表现为同侧上睑下垂，眼球凹陷，瞳孔缩小，面部发红，双眼大小不一）就诊；再次为颈部和盆腔肿块。但由于本病原发灶隐蔽，约 70%病例确诊时已转移，常以转移症状为本病首发表现，最易转移至肝、骨髓和淋巴结而出现相应的表现。但不同年龄其常见症状不一，①新生儿期：水肿、贫血、黄疸、肝脾肿大、全身皮下肿瘤结节；②婴儿期：皮下肿瘤结节，明显肝大，腹部膨隆，淋巴结肿大；③幼儿期：四肢骨痛，关节痛，步行困难，突眼，眼周肿胀，瘀斑和淋巴结肿大。

3. 少见症状 ①顽固性腹泻：为肿瘤产生的血管活性小肠肽引起，表现为顽固的慢性水样泻，切除肿瘤后症状立即消失，其因果关系十分明显。②高血压：多为肿瘤压迫肾动脉引起。③眼-肌阵挛综合征：有时于发现肿瘤以前即出现。表现为肌张力减退、共济失调，使小儿不能立起，肌阵挛和眼阵挛最突出，睡眠后消失，常易误诊为脑肿瘤。

（二）实验室检查

1. 血象　内科就诊者多有明显贫血，白细胞和血小板在早期变化不大，晚期可下降。骨髓中瘤细胞占优势时，外周血可见散在的肿瘤细胞。

2. 骨髓象　NB 极易发生骨髓转移，故骨髓穿刺检查发现肿瘤细胞对诊断有重要价值。患儿在无颅骨转移或 X 线变化之前骨髓已有转移瘤的聚集。骨髓穿刺可见神经母细胞聚集成团，有时甚至呈典型菊花状，但若肿瘤细胞少而分散，则不易辨认，故需多处穿刺，阳性率可达 90%。

3. 儿茶酚胺代谢产物测定　NB 虽由胚细胞组成，但它可合成儿茶酚胺，其代谢产物香草扁桃酸（VMA）则由尿排出。有些 NB 只合成多巴胺，再分解为高香草酸（HVA），从尿中排出。因收集婴幼儿 24h 尿较困难，而尿中肌酐的排出较恒定，故可随机采尿测定 VMA、HVA 与肌酐的相对量。此法较简单，也十分可靠。阳性率达 80%。

需注意检查前 48h 应禁食香蕉、巧克力、冰淇淋及阿司匹林和奎宁类药物。若临床高度怀疑而尿 VMA 和 HVA 定量在正常范围，可检测多巴胺，因为有些神经细胞仅以此种形式排出。

4. 单克隆抗体　当形态学与细胞化学染色均难以与白血病相鉴别，临床上又不找到原发肿瘤时，可用具有特异性的单克隆抗体检测。

（三）特殊检查

1. X 线片　可见骨质破坏的骨转移灶及较大肿瘤的钙化影。

2. 超声波检查　手术后证实符合率为 90%，发现最小肿瘤可达 1.3cm。

3. CT 及 MRI　对原发肿瘤的检出率较高。

4. 核素扫描　应用焦磷酸盐锝作骨骼扫描亦可见到转移病变。

（四）临床分期

1 期：肿瘤局限于原发区域；肉眼完整切除，有或无显微镜下残留病变，同侧和对侧淋巴结镜下阴性。

2A 期：单侧肿瘤，肉眼未完整切除；显微镜下同侧和对侧淋巴结阴性。

2B 期：单侧肿瘤，肉眼完整或未完整切除；同侧区域性淋巴结阳性，对侧淋巴结阴性。

3 期：肿瘤浸润超越中线，区域性淋巴结被或未被累及；或单侧肿瘤，对侧淋巴结被累及；或中线肿瘤，双侧被侵犯；或双侧区域性淋巴结被累及。

4 期：肿瘤扩散到远处淋巴结，如骨、骨髓、肝和（或）其他器官。

4S 期：局限性原发肿瘤，如同 1 期或 2 期，局限于肝、皮肤和（或）骨髓的扩散。

【治疗】

（一）治疗原则

1 期主要应用手术切除；2、3 期争取完整切除或大部切除肿瘤组织，术后作放疗和化疗，若为肿瘤巨大者，宜先行放疗和化疗，待肿瘤缩小后再行手术；4 期主要应用化疗。

（二）化疗方案

1. 环磷酰胺（CTX）＋阿霉素（ADM）　CTX 150mg/（$m^2 \cdot d$），口服或静脉注射，d1～7；ADM 30mg/（$m^2 \cdot d$）静脉注射，d8，每 3～4 周重复 1 个疗程，共 5 个疗程。若不能完全缓解，改用其他方案。

2. 顺铂＋依托泊苷（VP-16）　顺铂 90mg/m^2，静脉注射，d1，VP-16 150mg/（$m^2 \cdot$ 次），

静脉注射，d1，每 3～4 周重复 1 个疗程。

以上两方案用于 2A 及 2B 期者，对 3 期与 4 期应用下列强化治疗。

3. OPEC 方案 长春新碱（VCR）1.5mg/m²，静脉注射，d1；CTX（C）600mg/m²，静脉滴注，d1；顺铂（E）100mg/m²，静脉注射，d2；VP-16（P）150mg/m²，静脉滴注，d4。

4. 大剂量顺铂＋替尼泊苷（VM-26） 顺铂 40mg/（m²·d），静脉滴注，d1～5；VM-26 100mg/（m²·d），静脉滴注，d1～5。

5. MADDOC 方案 长春新碱 2mg/m²，静脉注射，每 3 周 1 次×12 次；阿霉素 40mg/（m²·次），静脉滴注，每 3 周 1 次×2 次；氮芥 4mg/（m²·次），静脉滴注，每 3 周 1 次×2 次；环磷酰胺 750mg/（m²·次），静脉滴注，每 3 周 1 次×2 次；顺铂 45mg/（m²·次），静脉滴注，每 6 周 1 次。每 6 周重复 1 疗程。

6. N-4-SE 方案 长春新碱 0.05mg/（kg·d），静脉注射，d1、d2；环磷酰胺 20～80mg/（kg·d），静脉滴注，d1、d2；阿霉素 15mg/（m²·d），静脉滴注，d1、d2；氟尿嘧啶 10mg/（kg·d），静脉滴注，d3、d8、d9；阿糖胞苷 3mg/（kg·d），静脉滴注，d3、d8、d9。每 3～4 周 1 个疗程。

（三）放疗

放疗在 NB 治疗中的作用不如手术与化疗。主要用于：①控制不能完全切除的局限化肿瘤及化疗不能完全控制的肿瘤。②对不能作手术切除的肿瘤引起的疼痛或器官功能异常作姑息治疗。③由于 4S 期对一般低治疗量的放疗（400～800cGy）有效，故可进行放疗。各期所用治疗剂量 1 期术后给予 15～20Gy，3～4 周完成。2 期肿瘤未完全切除者给予 25～30Gy。3 期肿瘤不能切除者，给予 25～35Gy。4 期肿瘤给予 25～35Gy 剂量。骨转移用 6.5～8.5Gy，48h 内分 2 次照射。

【预后】

本病预后与发病年龄、原发部位及临床分期有关。年龄<6 个月者常可自行缓解，原发于胸腔者存活率较高，临床分期为 3、4 期者预后不良。

第三节 小儿颅内肿瘤

小儿颅内肿瘤（intracranial tumor）的发病率较成人相对为高，约占儿童期肿瘤的 20%，仅次于白血病而居儿童肿瘤的第二位。各年龄组均可发病，高发年龄在 5～8 岁，1 岁以内以侧脑室和第三脑室肿瘤多见，学龄前期以颅咽管瘤、松果体瘤、髓母细胞瘤为多，10 岁后以胶质细胞瘤和血管母细胞瘤多见，部位以幕下肿瘤占多数，病理类型以神经胶质瘤最多见。

【诊断】

（一）临床表现

1. 症状

（1）头痛：主要是因颅内压增高或肿瘤、移位脑组织刺激和牵拉脑膜、血管、脑组织所致。幕上肿瘤引起的头痛多在前额或眼眶部，颅后窝肿瘤在枕部。头痛可呈间歇性或持续性并可随病程延长而逐渐加重；年幼儿常不能表达头痛，仅表现为阵发性哭闹不安或以手抓头、击头，严重时伴有呕吐。此外，头痛常在早晨出现，患儿在反复头痛发作的过程中，常能摸索出减轻头痛的特定头位，称为强迫头位。

（2）呕吐：为颅内肿瘤的常见症状，是因颅内压增高或颅后窝肿瘤直接刺激延髓呕吐中枢引起。早期可为唯一症状，尤其以婴幼儿多见。呕吐好发于晨起，常与饮食无关，吐后又能立即进食，多为喷射状，也可呈非喷射性，可同时伴头痛、头晕，少数伴腹痛。

（3）视力减退：多数因颅内压增高引起视盘水肿而继发视神经萎缩所致，部分可由于鞍区肿瘤如颅咽管瘤直接压迫视通路导致视神经原发性萎缩引起。视力减退虽是儿童颅内肿瘤常见症状，但往往被忽视，有时甚至发展至双目失明或近失明才就诊。

（4）精神及情绪异常：患儿可因颅内压增高而表现为烦躁、易激惹或出现淡漠、嗜睡及乏力，若出现浅昏迷、昏迷、脉缓、呼吸减慢、血压增高，表明进入脑疝前期或脑疝形成。

（5）多饮多尿：蝶鞍区肿瘤可压迫垂体和视丘下部而影响抗利尿激素的分泌，出现多饮多尿，第三脑室前部肿瘤也可出现此症状。

（6）惊厥：大脑半球肿瘤可导致惊厥发作，但因儿童以幕下肿瘤为主，故较成人相对少见。

（7）发热：常有发热现象，一般为38℃左右，这与肿瘤坏死、体温调节中枢不稳定有关。

2. 体征

（1）头围增大、颅缝裂开：多发生在前囟及骨缝尚未完全闭合的婴幼儿，可出现前囟膨隆扩大、紧张饱满、头皮静脉扩张，叩诊呈破壶音。

（2）视盘水肿：为颅内压增高的重要体征之一，对儿童颅内肿瘤诊断价值较大，阳性率为70%～80%。视盘水肿绝大多数为双侧对称性，但有时两侧水肿程度可不一致。

（3）颈部抵抗或强迫头位：颈部抵抗常见于颅后窝肿瘤的患儿，可能与肿瘤或小脑扁桃体疝刺激上颈神经根有关；强迫头位则有助于缓解患儿因颅后窝、侧脑室和第三脑室肿瘤引起的脑脊液通路梗阻，以减轻头部不适。

（4）脑神经损害及锥体束征：脑干肿瘤可出现病灶侧脑神经受损、对侧锥体束征阳性；幕上肿瘤，特别是大脑半球的肿瘤，可出现肢体瘫痪、肌张力增高、腱反射亢进、巴氏征阳性。

（5）共济失调：儿童以幕下肿瘤居多，小脑蚓部受累时常表现步态不稳、易摔跤和Romberg征阳性；小脑半球肿瘤则表现为病变同侧肢体指物不稳、发抖等共济运动障碍；小脑肿瘤尚可出现眼球震颤，常为粗大的水平眼震，向肿瘤侧注视时更为明显；如病变波及脑干，则出现垂直相或旋转性眼球震颤。

（6）生长发育异常：可出现肥胖或消瘦、生长过速或发育迟缓，这可能是因颅内压增高或肿瘤直接导致内分泌功能紊乱所致，以颅咽管瘤、垂体肿瘤等多见。

（二）实验室检查

腰穿检查：可测量颅内压力，但婴幼儿常因哭闹以致测压不准，同时对伴有视盘水肿的患儿进行腰穿应谨慎，以免诱发脑疝。脑肿瘤患儿脑脊液常呈黄色，蛋白含量增高、糖和氯化物正常，有时为血性，细胞计数轻度增多，并有可能找到瘤细胞，这对明确诊断有较大意义；对囟门或颅缝未闭的婴幼儿可经囟门侧角行侧脑室穿刺，此法相对安全。

（三）特殊检查

1. 颅骨 X 线片　颅内压增高时可显示颅缝分离，脑回压迹增多，垂体部位病变可显示蝶鞍扩大及前后床突脱钙。

2. 脑电图　当肿瘤位于大脑半球时，脑电图上可显示局灶性δ波；较深部位、颅后窝及脑室系统肿瘤的脑电图则缺乏定位价值。

3. 颅脑 CT 扫描　可准确判断肿瘤的位置、大小及形态，并对肿瘤钙化敏感，应用造影剂后可显示肿瘤供血及周边水肿、坏死情况。

4. MRI 检查　能清楚显示鞍区、脑干及颅后窝肿瘤，但对钙化和骨质显影不如CT。

5. 脑血管显影（MRA 或 DSA）　能显示肿瘤周边血管走向、移位和肿瘤血供情况。

【治疗】

1. 手术治疗　主要治疗方法包括根治性手术和姑息手术。

2. 放射治疗　适用于所有颅内恶性肿瘤（不论切除程度如何）、手术不能完全切除、CT 随访增长较快的肿瘤，颅咽管瘤、星形细胞瘤也倾向于进行术后放射治疗以延缓复发。

3. 化学治疗　常用于恶性肿瘤术后或复发的颅内恶性肿瘤，与放射治疗同时进行。

4. 免疫治疗　通过调节机体自身的免疫系统达到抑制肿瘤生长或消灭肿瘤细胞的目的。

第十章　内分泌系统疾病

第一节　生长激素缺乏症

生长激素缺乏症（growth hormone deficiency，GHD）是因垂体前叶分泌的生长激素不足，使得患儿身高（长）处于同年龄、同性别正常健康儿童生长曲线第 3 百分位数以下，或低于平均值减两个标准差者。

【诊断】

（一）临床表现

1. 生长落后。出生时身长、体重正常，常在 1 岁以后生长速度减慢，身长落后较体重不足更明显，生长速率＜4cm/年，体型匀称（身体上、下部量比例与实际年龄相仿）。

2. 智力发育正常。

3. 骨成熟延迟。依左手腕、掌、指骨骨化中心出现的数目及形态大小确定骨龄，一般落后实际年龄 2 年以上，但与其身高年龄相仿。出牙亦延迟。

4. 头稍大而圆，毛发少而质软，皮肤细腻，面容较实际年龄幼稚，胸腹部皮下脂肪较多。

5. 青春发育期推迟。

6. 部分患儿除生长激素缺乏外，还同时伴有一种或多种垂体激素的缺乏，出现相应的表现，如常伴有抗利尿激素（antidiuretic hormone，ADH）缺乏，表现为尿崩症；促甲状腺激素（TSH）缺乏，则有甲状腺功能低下的表现；促肾上腺皮质激素（ACTH）缺乏时，可引起皮质功能不足的表现，发生低血糖；促性腺激素缺乏者，到青春期有性发育障碍，第二性征缺如。

（二）实验室检查

1. 生长激素刺激试验　由于生长激素呈脉冲式，受各种因素影响，因此单次测定血清生长激素（growth hormone，GH）无助于诊断，应采用刺激试验来判断垂体分泌 GH 的功能，可选择下列任意两种方法（均在清晨空腹时进行）。

（1）可乐定试验：口服剂量 $0.1mg/m^2$。

（2）左旋多巴试验：口服剂量 10mg/kg。

（3）胰岛素试验：静脉注射剂量 0.1U/kg。

（4）精氨酸试验：静脉滴注剂量 0.5g/kg，用 0.9%氯化钠溶液稀释成 10%溶液，30min 内均匀滴入。

以上试验均于用药前（即 0min）和用药后 30min、60min、90min、120min 分别采静脉血测定 GH，胰岛素试验需同时测血糖，当血糖降至空腹血糖的 1/2 时，所测数据始为有效。

结果判断：GH 峰值＞10μg/L 为正常反应；若＜10μg/L 为分泌功能不正常。每个患儿需进行两种或两种以上试验才能确立诊断，凡一种试验为正常反应，即可排除 GH 缺乏；当两项试验 GH 峰值＜5μg/L 时为 GH 完全缺乏；GH 峰值在 5～10μg/L 时为 GH 部分缺乏。

2. 若患儿为多种垂体激素缺乏，则视需要检测 TSH、T4、ACTH、皮质醇及 ADH 等。青春期患儿还需进行促性腺激素释放激素刺激试验，以判断是否有促性腺激素缺乏情况。

（三）特殊检查

摄左手腕、掌、指骨正位 X 线片，以判断骨龄。摄颅骨蝶鞍片以排除肿瘤等，有条件的可作头颅 CT 或 MRI 检查，了解垂体下丘脑的病变情况。

（四）鉴别诊断

引起生长落后的原因有很多，需与生长激素缺乏鉴别的主要有：

1. 家族性矮身材　身高常在第 3 百分位数左右，但其年增长率＞4cm，骨龄和年龄相称，智力和性发育均正常，父母身材往往矮小。

2. 体质性青春期延迟　青春期前生长缓慢，骨龄落后，性发育年龄延迟，一旦开始发育，生长迅速，可达正常身高，父母一方往往有青春期发育延迟病史。

3. 宫内生长迟缓（小于胎龄儿）　出生时身高、体重均低于同胎龄第 10 百分位数，部分患儿呈现生长落后并有生长激素缺乏情况。

4. 染色体疾病　Turner 综合征除身材矮小外，有性发育不全、颈短、颈蹼、肘外翻等，染色体检查可确诊。21-三体综合征除身材矮小外，同时有智力落后、特殊面容等特征。

5. 全身疾病　包括心、肝、肾等慢性疾病，长期营养不良，遗传代谢病如糖原累积病、黏多糖病等，各种骨、软骨发育不全等。

【治疗】

1. GH 替代治疗　基因重组人生长激素已广泛用于本病的治疗，目前大都采用 0.1U/kg，每晚皮下注射 1 次，每周 6～7 次的方案。

2. 合成代谢激素　因各种原因不能应用基因重组人生长激素时可选用，有氧甲氢龙、氟甲睾酮和苯丙酸诺龙等。还有司坦唑醇，每日 0.05mg/kg。此类药物有促使骨骺提前融合反使最终身高过矮的可能，需严密随访骨龄发育情况，若骨龄落后＜3 岁，不宜再用。

3. 可乐定　剂量为 75～150μg/（m² · d），3～6 个月为 1 疗程，除嗜睡外，无其他副作用，需夜间临睡前服用。

4. 适当使用钙、锌等辅助药物。

5. 若有其他垂体激素缺乏，应选用相应激素治疗。

第二节　尿　崩　症

尿崩症（diabetes insipidus，DI）是患儿部分或完全丧失尿浓缩功能，表现为多尿、多饮和排出低比重尿。其中因抗利尿激素（ADH）分泌不足所引起者称为中枢性或下丘脑性尿崩症，较多见。而肾脏对 ADH 不起反应者为肾性尿崩症。

【诊断】

（一）临床表现

1. 以烦渴多饮、多尿症状为主，大都突然起病，夜尿增多或遗尿为首发症状，强制禁饮水可发生烦躁、低热、脱水，甚至抽搐。

2. 食欲减退，皮肤干燥，病程长久者可有精神萎靡、营养不良，甚至生长发育落后。

3. 继发于颅内疾病如感染、肿瘤、损伤等时，可伴有颅内压增高、视野缺损和下丘脑、垂体前叶受损的症状。继发于组织细胞增生症 X 者，则同时伴有颅骨缺损和突眼。

（二）实验室检查

1. 尿量增多　重症尿量可高达 300～450ml/（kg · d），尿色清，尿比重低，多在 1.001～1.005，尿渗透压 50～200mmol/L，尿糖阴性。

2. 禁水加压素试验　分两步进行。

（1）多饮多尿症状重者于清晨 4～6 时，否则于前一天晚上 7～8 时开始禁水，于晨 6 时排尿后测体重，采尿样和静脉血样，测尿、血清渗透压和血钠浓度，以后每小时留尿一次，记录尿量和尿渗透压，同时测体重，直到出现下列任意一种情况时即进行第二步试验。

1）尿渗透压达到或超过 800mmol/L。

2）体重下降达 5%。

3）尿渗透压稳定，即相邻两次尿渗透压之差连续两次＜30mmol/L。

（2）采血样测渗透压和血钠浓度，同时皮下注射垂体后叶素水溶液 5U（或精氨酸加压素 0.1U/kg），注射后根据具体情况每 0.5～1h 留尿 1 次，共 2 次。

判断标准：

1）重症尿崩症：禁水后最大尿渗透压小于血清渗透压，注射垂体后叶素后尿渗透压较注射前增高≥50%。

2）部分性尿崩症：最大尿渗透压大于血清渗透压，注射后尿渗透压较注射前增高 9%～50%。

3）肾性尿崩症：最大尿渗透压小于血清渗透压，注射后尿渗透压较注射前增高≤9%。

4）精神性烦渴：最大尿渗透压大于血清渗透压，注射后尿渗透压较注射前增高≤5%。

本试验中须严加观察，防止高钠血症，当患儿有脱水、体重下降达 5%时必须终止试验。

3. 血浆 ADH 测定 直接测定血浆 ADH 有助于鉴别诊断，重症中枢性尿崩症血浆 ADH 浓度＜0.5ng/L。

（三）特殊检查

必要时行影像学检查如头颅 X 线检查、CT 或 MRI 检查，以排除颅内肿瘤。

（四）鉴别诊断

对中枢性尿崩症患儿必须寻找可能存在的原发性病灶，并与其他具有多尿症状的疾病相鉴别。依限水试验，可区别精神性烦渴与尿崩症，依加压素试验可区别中枢性与肾性尿崩症。

1. 高渗性利尿 糖尿病，根据尿渗透压（或尿比重）即可鉴别。

2. 高钙血症 维生素 D 中毒、甲状旁腺功能亢进等可引起。

3. 低钾血症 慢性腹泻、肾小管酸中毒、Bartter 综合征等可引起低钾血症，发生多尿。

4. 慢性肾功能不全 有尿常规异常、血肌酐增高等可鉴别。

【治疗】

（一）激素替代治疗

1. 鞣酸加压素混悬液 0.1～0.3ml/次肌内注射，宜从小剂量开始，视患儿反应调整，以维持 3～7 天为宜，待患儿多尿症状复现时才第 2 次给药。

2. 去氨加压素 剂量为 5～15μg/d，配成 100μg/ml，每日 2 次鼻腔滴入，婴儿每次自 0.5μg、儿童自 2.5μg 起，逐渐加量直至疗效满意即作为维持量。口服片剂：醋酸去氨加压素 100μg/次，每日 2 次。

（二）其他药物

对部分性 ADH 缺乏患儿可选用以下药物：

1. 氯磺丙脲 150mg/（$m^2 \cdot d$），一次口服。

2. 卡马西平 10～15mg/（kg·d）。

3. 氯贝丁酯 15～25mg/（kg·d），分次口服。

4. 双氢克尿噻 3mg/（kg·d），分 2 次口服。

第三节 先天性甲状腺功能减低症

先天性甲状腺功能减低症（hypothyroidism）是由先天性原因引起甲状腺激素合成不足而造成，以往称为呆小病或克汀病。

先天性者分为两大类：①散发性者因先天性甲状腺发育不良或甲状腺激素合成途径中酶缺陷所引起；②地方性者多见于甲状腺肿流行的地区，由缺碘所致。后天获得性者可由甲状腺炎、甲状腺手术或放射治疗所引起。

【诊断】

（一）临床表现

1. 常为过期产儿，出生体重较重，新生儿期生理性黄疸延长。

2. 生理功能低下。体温低，心率、呼吸频率较慢，喂养困难，少吃少哭，少动多睡，常有便秘腹胀。

3. 特殊面容、形态。较大患儿常呈呆笨面容，体态不匀称，躯干长而四肢短小，鼻梁低，舌厚大且常伸出口外，皮肤粗糙且干燥，肤色黄，可有黏液性水肿，头发稀少干枯，腹膨隆，常有脐疝。

4. 智力落后，动作发育迟缓，表情呆板。

5. 生长发育迟缓，身材矮小，出牙延迟，囟门晚闭。

（二）实验室检查

1. 新生儿筛查，先天性甲状腺功能减低症为法定筛查疾病之一。采用出生后 2~3 天新生儿干血滴纸片检测 TSH 浓度。若＞20mU/L，为筛查阳性，再作血清 TSH 和 T_4 测定以确诊。

2. 血清 TSH 增高，血 T_3、T_4 降低。

3. 甲状腺 ^{131}I 吸收率降低，甲状腺 ^{99m}Tc 扫描可发现甲状腺缺如、发育不全或异位。地方性呆小病吸碘率正常或增高。

（三）X 线检查

左手腕掌指骨正位摄片，显示骨龄落后。

（四）鉴别诊断

1. 佝偻病 有动作发育、生长发育迟缓，但智力正常，皮肤正常，有佝偻病体征及血生化和骨骼 X 线片的改变，无甲状腺功能低下的特殊面容。

2. 先天性巨结肠 出生后即有便秘、腹胀，并伴有脐疝，但其面容、精神反应正常，血 T_3、T_4、TSH 正常。

3. 21-三体综合征 有智力、运动、生长发育落后，眼距宽、外眼角上斜、鼻梁低、伸舌的特殊面容，但皮肤毛发正常，依染色体核型检查确诊。

4. 骨骼发育障碍的疾病 如软骨发育不良、黏多糖病等均有生长迟缓，骨骼 X 线片和尿中代谢物检测可鉴别。

【治疗】

1. 本症应早期确诊，尽早治疗，终身服药，减少对脑发育的损害，甲状腺制剂需终身服用。

（1）L-甲状腺素钠：从小剂量开始，婴儿 8~14μg/（kg·d），儿童 4μg/（kg·d），每 1~2 周增加 1 次剂量，直至临床症状改善、血清 T_4 和 TSH 正常，即作为维持量使用。

（2）甲状腺片：用量参照 L-甲状腺素钠，60mg 相当于 L-甲状腺素钠 100μg。

2. 钙剂及各种维生素等辅助治疗 患儿生长加速后，需及时补充维生素 D 与钙，有贫血时，根据病情用铁剂、维生素 B_{12} 或叶酸等。

第四节　先天性肾上腺皮质增生症

先天性肾上腺皮质增生症（congenital adrenal hyperplasia）是一组由于肾上腺皮质激素生物合成过程中所需要的酶的缺陷所引起的先天性疾病，为常染色体隐性遗传病。发病率约为活产新生儿的 1/15 000。主要的酶缺陷有：21-羟化酶、11-羟化酶、17-羟化酶、3β-羟脱氢酶、18-羟化酶等。酶的缺陷导致皮质醇合成不足，反馈刺激垂体分泌 ACTH 增多，引起肾上腺皮质增生并分泌过多的皮质醇前身物质和肾上腺雄酮，而出现一系列临床症状。

【诊断】

（一）临床表现

本病的临床表现取决于酶缺陷的部位和缺陷的严重程度，各型缺陷之间有相似的表现，亦有不同的地方，因 21-羟化酶缺陷发病率最高，占绝大多数，以此为代表阐述。

21-羟化酶缺陷在临床上可分为两种亚型。

1. 单纯型 为 21-羟化酶不完全缺乏，男性患者出生时大多正常，1～2 岁后外生殖器过度发育，阴毛出现，阴茎很早达成人大小，但睾丸小于婴儿，呈假性性早熟表现。女性患者在出生时已有男性化表现，出现阴蒂肥大，大阴唇发育似阴囊，常有尿道口开口异常，呈两性畸形，到青春期女性第二性征不出现。男女性均有骨骼发育早、肌肉发达，由于骨骺愈合早，最终身高低于正常人。患者还可表现出皮肤黏膜色素增深。

2. 失盐型 为 21-羟化酶完全缺乏，除有上述性征变化外，患者出生后即可有拒食、不安、呕吐、腹泻等症状，且反复发作，体重不增甚至下降，出现脱水、酸中毒、电解质紊乱而死亡。

11-羟化酶和 17-羟化酶缺陷可伴有高血压。

（二）实验室检查

1. 血电解质测定 失盐型可有低钠低氯高钾血症。

2. 血 17-羟孕酮测定 常升高。

3. 尿 17-羟类固醇和 17-酮类固醇测定 前者常降低，而后者常升高。

4. 血脱氢异雄酮、睾酮测定 大多增高。

5. 染色体核型分析 当外生殖器严重畸形不能分辨性别时作此检查以助判断性别。

（三）特殊检查

1. X 线检查 左手腕掌指骨摄片判断骨龄，骨龄超过实际年龄。

2. B 超和 CT 检查 可发现双侧肾上腺增大。

【治疗】

（一）急症处理

严重失盐型患者有脱水、循环衰竭时应紧急抢救。

1. 输液 5%～10%葡萄糖盐水 100～200ml/（kg·d），第 1h 内注入 20ml/kg，输液忌用含钾液，可输血浆 10ml/kg。

2. 糖皮质激素 氢化可的松 5～10mg/（kg·d）静脉滴注。

3. 醋酸去氧皮质酮（DOCA） 1～2mg/次，肌内注射，每日可使用 2～3 次。

4. 有高钾危象时，可静脉用碳酸氢钠或钙剂。

（二）糖皮质激素

对单纯型患者给予氢化可的松口服，开始剂量要大，以替代肾上腺分泌皮质醇的不足，同时抑制过多 ACTH 的释放，减少雄激素的过度产生。1～2 周后，尿中 17-酮排除量得到控制时，宜减少剂量，维持有效的抑制。剂量一般为 10～20mg/（m^2·d），分 2～3 次口服，或夜间用 2/3 量，白天用 1/3 量。

（三）盐皮质激素

对于失盐型，除糖皮质激素外，还需应用适量盐激素，紧急情况可肌内注射 DOCA 1～2mg/次，一般情况可口服氟氢可的松，每日 0.05～0.1mg（最多不超过 0.2mg），症状改善后（经数日治疗）可逐渐减量停药，因长期使用可引起高血压。注意 0.1mg 氟氢可的松相当于 1.5mg 氢化可的松，应将其量计算于氢化可的松的用量中，以免氢化可的松过量。

（四）其他

对女性假两性畸形，矫形最好在出生后 4 年内进行手术。

第五节　肾上腺皮质功能不全症

肾上腺皮质功能不全症（adrenocortical insufficiency）又称艾迪生病（Addison disease），是由于肾上腺皮质激素分泌不足所致的一种疾病。

【诊断】

（一）临床表现

1. 急性肾上腺皮质功能不全　临床表现无特异性，主要表现为：

（1）消化系统：食欲减退、恶心、呕吐、腹痛、腹泻、消化不良、体重不增等。

（2）循环系统：轻者血压正常或降低，严重脱水可出现休克、血压下降、心率增快、手足冰凉、脉搏细弱等。

（3）泌尿系统：出现少尿，大量饮水后易发生稀释性低钠血症。

（4）中枢神经系统：嗜睡、精神萎靡或烦躁不安甚至昏迷。

（5）其他：体温可低于正常或出现高热；易发生低血糖。

2. 慢性肾上腺皮质功能不全　发病缓慢，症状逐渐加重。

（1）色素沉着：多见于年长儿，以皮肤色泽逐渐变黑为特点。色素沉着以皮肤皱褶处及易摩擦部位为明显，如口腔黏膜、牙龈、舌、乳晕、外生殖器、肛周、甲床、手掌纹、指纹、关节等处。

（2）低血糖：由于肾上腺皮质激素缺乏，糖异生减弱，肝糖原消耗增加，故可出现低血糖。有时还可伴有酮症。

（3）消化道症状：婴幼儿症状较明显，表现为厌食或喂养困难、恶心、呕吐、腹痛、腹泻等。患儿多喜饮水及食盐，若摄入盐量不足或治疗不及时，可引起肾上腺危象。

（4）其他：患儿多有倦怠乏力、消瘦；部分患儿可有性发育延迟，少数有性早熟。

3. 肾上腺危象　急性重症感染、突然停用大剂量肾上腺皮质激素或在应激状态下，易发生肾上腺危象。特别是脑膜炎球菌败血症时，患儿除有脑膜炎的症状和体征，还可很快出现高热、呼吸困难、全身发绀、皮肤出现出血点及瘀斑（以下肢和臀部为多）、休克、昏迷、抽搐等。

（二）实验室检查

1. 血电解质　血钠减低，多低于 130mmol/L；血钾升高，可高于 5mmol/L；血氯降低，可低于 85mmol/L。

2. 血糖　大多数空腹血糖低于正常水平。

3. 血皮质醇　多低于正常，昼夜节律消失。

4. 血 ACTH　浓度在原发性皮质醇缺乏时升高，而在垂体或下丘脑性皮质功能减低时降低。

5. 24h 尿 17-羟类固醇和 17-酮类固醇　多数低于正常水平，少数正常。

6. 心电图　可见高血钾的表现，出现 T 波高尖、ST 段下降、P—R 间期延长。

7. X 线检查　有时可见到双侧肾上腺钙化灶。

8. 腹部超声或 CT 检查　可发现肾上腺出血、囊性病变及结核病变。

（三）鉴别诊断

以呕吐、腹泻、脱水为主要表现时，应注意与幽门梗阻、重症消化不良、单纯性肠道感染相鉴别。

【治疗】

（一）急性肾上腺皮质功能不全

1. 肾上腺皮质激素 氢化可的松 $150\sim200mg/m^2$ 于 2h 内静脉滴注；以后按 $100\sim150mg/m^2$ 每 $4\sim6h$ 静脉滴注；病情好转后减量至 $50\sim100mg/m^2$，每 6h 滴注 1 次；$24\sim48h$ 后改为醋酸可的松 25mg，每 6h 或 8h 肌内注射 1 次或氢化可的松 20mg，每 8h 口服 1 次；病情明显减轻后可逐渐减量。

若病情严重，亦可用地塞米松、醋酸去氧皮质酮、氟氢可的松，需注意其水钠潴留副作用。

2. 补充液体及电解质 先以 5%的葡萄糖盐水 20ml/kg，于 $0.5\sim1h$ 内快速滴入，以后按 $80\sim120ml/$（kg·d）输注。若尿量正常，水、电解质紊乱纠正后，可予维持输液。当严重休克、少尿或出现急性肾功能不全时，应减慢输液速度。

3. 控制感染。

4. 对症治疗 如纠正低血压、输血等。

（二）慢性肾上腺皮质功能不全

1. 一般治疗 给予高糖、高盐、高蛋白、低钾饮食；可适当补充维生素 C 及维生素 B。

2. 皮质激素治疗 慢性肾上腺皮质功能不全确诊后，需终身用皮质激素替代治疗。一般首选氢化可的松。氢化可的松每天 $20\sim25mg/m^2$，分 $2\sim3$ 次口服，清晨服总量的 1/3，晚间服总量的 2/3。氟氢可的松 $50\sim100\mu g/d$，分 $1\sim2$ 次口服。醋酸去氧皮质酮 $2.5\sim5.0mg$，每日或隔日肌内注射。

在应激状况如感染、手术、创伤时，必须增加氢化可的松的用量。一般感染时，应加原药量的 $1\sim2$ 倍；严重感染时或手术时，应加原药量的 3 倍。应激状态一旦消除，立即减为维持量，以免氢化可的松过量引起生长障碍或出现氢化可的松增多症。

3. 对症治疗 若患有结核病，在用激素的同时要给予抗结核治疗。若伴有其他内分泌障碍，在给予激素治疗的前提下给予相应治疗，如合并甲状腺功能减低时，予甲状腺制剂；合并有糖尿病时，予以胰岛素治疗，同时注意监测血糖、尿糖，以防发生低血糖。

第六节 糖 尿 病

糖尿病（diabetes mellitus）是由于缺乏胰岛素造成的糖、脂肪、蛋白质代谢紊乱，使得血糖升高、尿糖增加。按病因分为原发性和继发性两类。原发性又分为胰岛素依赖型（insulin-dependent diabetes mellitus，IDDM，即 1 型）和非胰岛素依赖型（NIDDM，即 2 型）。儿童糖尿病绝大多数为 1 型，发病率为 0.6/10 万左右。本病北方较多见，发病高峰在学龄前期和青春期，婴儿发病甚少。

【诊断】

（一）临床表现

起病较急骤，多数有多尿、多饮、多食和体重下降（三多一少）的典型症状。婴幼儿可有遗尿和夜尿增多。部分起病较缓，消瘦，精神不振，倦怠乏力。

约有 40%糖尿病患儿以酮症酸中毒就诊，这类患儿常因急性感染、过食、诊断延误或诊断已明确但突然中断胰岛素治疗等因素诱发。起病急，进食减少，恶心、呕吐，腹痛，关节或肌肉疼痛，并出现脱水和酸中毒征象；皮肤黏膜干燥，呼吸深长，呼气中有酮味，严重时出现血压下降，神志淡漠，嗜睡甚至昏迷。

（二）实验室检查

1. 尿液检查 晨尿和餐前尿糖阳性。尿酮体阳性提示有酮症酸中毒。病程长者需选用较敏感方法定期测尿蛋白，及时发现肾脏继发病变。

2. 血液检查

（1）血糖：空腹全血和血浆血糖分别≥6.7mmol/L 和 7.8mmol/L，任意血样（非空腹）的血糖≥11.1mmol/L。

（2）血脂：血清胆固醇、三酰甘油和游离脂肪酸明显增加。

（3）血气分析：酮症酸中毒时，血 pH<7.30，HCO_3^-<15mmol/L。

（4）糖化血红蛋白（HbA1c）测定：明显高于正常。正常人 HbA1c<7%，治疗良好的应<9%，如>12%时则表明治疗不当。

3. 糖耐量试验　仅用于症状不明显、尿糖偶尔阳性而血糖正常或稍增高的患儿。采用口服葡萄糖法：试验日零时起禁食，清晨口服葡萄糖 1.75g/kg（最大量不超过 75g），在口服前（0min）和服后 60min、120min 和 180min，采静脉血测血糖和胰岛素含量。正常人 0min 血糖<6.2mmol/L，60min 和 120min 分别低于 10.0mmol/L 和 7.8mmol/L；糖尿病患儿的 120min 血糖>11.1mmol/L，且血清胰岛素峰值低下。

（三）鉴别诊断

1. 其他还原糖尿症　尿中果糖和戊糖等还原糖均可使班氏试剂呈色，用葡萄糖氧化酶法检测尿液可鉴别。

2. 非糖尿病性葡萄糖尿症　某些先天性代谢性疾病如 Fanconi 综合征、肾小管酸中毒、胱氨酸尿症或重金属中毒患儿可出现尿糖，主要依靠空腹血糖测定及糖耐量试验鉴别。

3. 其他发生酸中毒、昏迷的疾病　糖尿病发生酮症酸中毒时要与肺炎、心力衰竭、颅内感染、急腹症、尿毒症和低血糖症进行鉴别。

【治疗】

（一）饮食管理

热量要适合患儿的年龄、生长发育和日常活动的需要。维持血糖稳定，应定时、定量进餐。

1. 热量　每日热卡（kcal）为 1000＋［年龄×（80～100）］，年幼儿宜稍偏高。

2. 热能分配　蛋白质 15%～20%，糖类 50%～55%，脂肪 30%。全日热量分为三餐，分别占 1/5、2/5、2/5，并从每餐中留少量食物作餐间点心。

（二）运动

经饮食及胰岛素治疗，糖尿病基本控制，原则上不限制运动，但不宜在空腹时运动，运动后有低血糖症状时可加餐。

（三）胰岛素的应用

有正规胰岛素（RI）、中效的低精蛋白胰岛素（NPH）和长效的精蛋白锌胰岛素（PZI）3 类制剂可供选择。

1. 应用方案　新诊断的患儿一般用量为每日 0.5～1.0U/kg。目前多数采用每日皮下注射 2 次的方案：全日所需总量的 2/3 在早餐前 30min 注射，1/3 在晚餐前 30min 注射；每次注射用 NPH 和 RI 按 2：1 或 3：1 混合（或 RI 和 PZI 按 3：1 或 4：1 混合），每次尽量用同一型号的 1ml 注射器，按照先 RI、后 NPH 顺序抽取药物，混匀后注射。根据尿糖检测结果，每 2～3 天调整剂量一次，直至尿糖呈色试验不超过"++"。

2. 注射部位　有计划地选择上臂、大腿和腹壁等不同部位按顺序轮流注射，1 个月内不要在同一部位注射 2 次，以免引起皮肤组织萎缩。

3. 注意要点

（1）胰岛素过量：在午夜至凌晨时发生低血糖，引起胰高血糖素、皮质醇、肾上腺素等反调节激素分泌，使血糖随即陡升，以致清晨血糖、尿糖异常增高，即 Somogyi 现象。需减少胰岛素用量。

（2）清晨现象：不发生低血糖，却在清晨 5～9 时呈现血糖和尿糖增高，系因晚间胰岛素用量不足所致，可加大晚间注射剂量。

（3）注意低血糖。

（4）胰岛素抗体产生及耐药。

（5）少数有过敏反应。

（四）酮症酸中毒的治疗

酮症酸中毒是儿童糖尿病急症死亡的主要原因，必须针对高血糖、脱水、酸中毒、电解质紊乱和可能并存的感染进行综合治疗。

1. 液体治疗 脱水量约为 100ml/kg，一般属等渗性脱水。通常在开始第 1h，按 20ml/kg 快速输入 0.9%氯化钠溶液，在 2～3h 即换用 0.45%氯化钠溶液，按 10ml/kg 液量静脉滴注。当血糖＜17mmol/L 后，可用含有 0.2%氯化钠的 5%葡萄糖溶液静脉滴注。在 12h 内至少补足累积损失量的一半，在此后的 24h 内，可视情况按 60～80ml/kg 静脉滴注同样溶液，以供给生理需要量和补充继续丢失量。

在开始排尿后，应立即补钾，一般每日 2～3mmol/kg（150～225mg/kg），输入浓度≤40mmol/L（0.3g/dl）。

不宜常规使用碱性药，仅在血 pH＜7.2、HCO_3^-＜12mmol/L 时按 2mmol/kg 给予 1.4%碳酸氢钠溶液静脉滴注，先用半量，当血 pH≥7.2 时即停用。

2. 胰岛素治疗 常规采用小剂量胰岛素静脉滴注，先静脉推注 RI 0.1U/kg，然后按每小时 0.1U/kg 计算，将 2～4h 剂量加入 0.9%氯化钠溶液 120～240ml，按每分钟 1ml 速度滴入。输入 1～2h 后，复查血糖以调整输入量。当血糖＜17mmol/L 时，将输入液体换成含 0.2%氯化钠的 5%葡萄糖溶液，并停止静脉滴注胰岛素，改为皮下注射，每次 0.25～0.50U/kg，每 4～6h 一次，直至患儿开始进食、血糖稳定。

3. 控制感染 并发感染，需同时采用有效抗生素治疗。

第十一章　遗传代谢性疾病

第一节　21-三体综合征

21-三体综合征（21-trisomy syndrome）又称先天愚型、Down 综合征，属常染色体畸变，是小儿染色体病中最常见的一种，活婴中发病率为 1/（600～800）。发生的原因与母亲妊娠时年龄过大、妊娠时病毒感染、使用某些药物或放射线照射、遗传因素等有关。

【诊断】

（一）临床表现

1. 典型的特殊面容，如两眼裂外侧上斜，鼻梁低平，眼距较宽，嘴小唇厚，伸舌流涎，耳郭较小。皮肤细嫩，头发细软。

2. 不同程度的智力落后。

3. 生长发育落后，运动功能发育落后，性发育迟缓，出牙延迟。肌张力低下，关节柔软，腹膨隆，可有脐疝。

4. 肢体短小，手指粗短，小指尤短且向内弯曲，常有通贯手，手掌三叉点移向掌心。

5. 常伴有其他畸形，如先天性心脏病，消化道畸形，腭、唇裂，多指（趾）畸形等。

（二）实验室检查

染色体核型分析可有下列三种类型。

1. **典型 21-三体型**　核型为 47，XY（XX），+21，此型占绝大多数，约 95%。

2. **易位型**　占 2.5%～5.0%，其中 D/G 易位最常见，D 组中以 14 号染色体畸变为主，核型为 46，XY（XX），−14，+t（14q21q）；少数为 15 号染色体畸变所致，核型为 46，XY（XX），−15，+t（15q21q）。另一种为 G/G 易位，核型为 46，XY（XX），−21，+t（21q21q），或 46，XY（XX），−22，+t（21q22q）。

3. **嵌合体型**　占 2%～4%，患儿体内有两种细胞株，一株正常，另一株为 21-三体细胞，核型多为 46，XY（XX）/47，XY（XX），+21。

（三）鉴别诊断

本病应与先天性甲状腺功能减低症鉴别，后者在出生后即可有嗜睡、哭声嘶哑、喂养困难、生理性黄疸消退延迟、腹胀便秘等，可检测血清 TSH、T_4 和进行染色体核型分析以鉴别。

【治疗】

目前尚无有效治疗方法。加强教育和训练，使其逐步自理生活，从事力所能及的劳动。注意预防感染。

第二节　苯丙酮尿症

苯丙酮尿症（phenylketonuria）是一种较常见的氨基酸代谢病，大部分患者由于肝内苯丙氨酸羟化酶缺乏，不能将苯丙氨酸变为酪氨酸，而是转变成苯丙酮酸从尿液中排出，并引起一系列代谢异常。本病属常染色体隐性遗传，我国发病率约为 1∶16 500。

【诊断】

（一）临床表现

1. 出生时正常，3～4 个月后出现不同程度的智力发育落后，表情呆滞，易激惹，可伴有惊厥，如未经治疗，大都发展为严重的智力障碍。

2. 头发逐渐变黄、少光泽，皮肤色泽浅，面部可有湿疹样皮疹。

3. 尿有霉臭或呈鼠尿味。

4. 同胞兄妹中可能有同样患儿。

（二）实验室检查

1. 尿三氯化铁试验和 2,4-二硝基苯肼试验阳性，尿氨基酸层析或高压电泳可发现苯丙氨酸区带。

2. 新生儿筛查中，Guthri 试验阳性，血清苯丙氨酸含量增高，可达 1.2mmol/L（20mg/dl）以上。

3. 尿液中大量排出对羟基苯乙酸、对羟基苯丙酮酸等特征性有机酸，可借气相层析检测确诊。

4. 尿蝶呤分析，应用高压液相层析测定尿液中新蝶呤和生物蝶呤的含量，可以鉴别三种非典型苯丙酮尿症。

【治疗】

1. 低苯丙氨酸饮食。一经诊断，应及早开始饮食治疗，对婴儿喂给特制的低苯丙氨酸奶粉，对幼儿添加辅食应以低蛋白质食物为主，每日苯丙氨酸按 30～50mg/kg 适量供给，以维持血中苯丙氨酸浓度在 0.12～0.6mmol/L（2～10mg/dl），以减少对脑的损伤。饮食控制需持续到青春期以后。

2. 伴有惊厥者，宜使用抗惊厥药物。

第三节　糖原累积病

糖原累积病（glycogen storage disease）是一类由于先天性酶缺陷所造成的糖原代谢障碍疾病。其发病率为 1/（2 万～2.5 万），根据临床表现和生化特征，糖原累积病可以分为 12 种类型，其中Ⅰ、Ⅲ、Ⅳ、Ⅵ、Ⅸ型以肝脏病变为主；Ⅱ、Ⅴ、Ⅶ型以肌肉组织受损为主。诸型中以Ⅰ型最为多见。

Ⅰ型糖原累积病是由于肝、肾组织缺乏葡萄糖-6-磷酸酶，使得糖原的分解代谢发生障碍而引起；Ⅱ型糖原累积病是由于一种溶酶体酶，即 α-1,4-葡萄糖苷酶（酸性麦芽糖酶）缺乏，使得大量糖原在溶酶体内累积，造成细胞损伤。其他各型亦有相应的酶缺乏。

【诊断】

（一）临床表现

1.Ⅰ型　重症在新生儿期即有肝大，可出现严重低血糖、酸中毒、呼吸困难。轻症随年龄增长，可见生长发育迟缓，身材矮小，骨质疏松，骨龄落后，肝大引起腹部膨隆，肌肉松弛，时有低血糖发作和腹泻，可有鼻出血等出血倾向。智力正常。

2.Ⅱ型　可分为三型：婴儿型，常在出生后 6 个月以内发病，肌力、肌张力减低，心脏极度肥大，易发生充血性心力衰竭，常在 1 周岁左右死亡；幼年型，起病稍晚，有乏力、肌张力低下，无心脏侵及，病程进展缓慢，常在早年死于肺炎；青少年型，起病较晚，类似其他肌病症状，预后多不佳。

（二）实验室检查

1.血生化检测　空腹血糖降低，乳酸增高，血清丙酮酸、三酰甘油、磷脂、胆固醇、尿酸均增高。多数肝功能正常。

2.血气分析　可有代谢性酸中毒。

3.血小板功能检查　出血时间延长，血小板黏附率下降。

4.X 线骨龄片　示骨龄落后。

5. 肝脏 CT 或 MRI 扫描 有肝大，少数病程较长者可并发单个或多个腺瘤。

（三）特殊检查

1. 高血糖素（胰高糖素）或肾上腺素试验 高血糖素 100μg/kg 或 0.1%肾上腺素 0.02mg/kg，注射后 30min 或 1h 后，Ⅰ型糖原累积症血糖升高甚微，不到 30mg/dl，而乳酸升高明显；Ⅱ型可正常。

2. 酶学检查 Ⅰ型可行肝组织活检测定葡萄糖-6-磷酸酶活性为确诊依据。Ⅱ型可依白细胞或肌肉组织的酸性 α-1,4-葡萄糖苷酶测定确诊，并可通过绒毛组织或羊水细胞进行酶测定以辅助产前诊断。

【治疗】

Ⅰ型可通过多次少量进食保持正常血糖水平，阻断异常的生化代谢过程，减轻临床症状。近年来，口服生玉米淀粉 1.75g/（kg·次），每 4～6h 一次，已获得良好效果。

Ⅱ型无特殊治疗。

第十二章　神经肌肉系统疾病

第一节　病毒性脑炎和脑膜炎

病毒性脑炎和脑膜炎（viral encephalitis and meningitis）是由病毒引起的中枢神经系统感染性疾病。由乙型脑炎病毒引起的病毒性脑炎好发于 10 岁以下儿童，在夏秋季流行，称为流行性乙型脑炎。其他常见病毒包括柯萨奇病毒、埃可病毒、单纯疱疹病毒、腺病毒、腮腺炎病毒和淋巴细胞性脉络丛脑膜炎病毒等。病毒性脑炎常呈弥漫性脑实质病变，也可呈局灶性病变（又称局灶性脑炎）；病毒性脑膜炎则以软脑膜病变为主。

【诊断】

（一）临床表现

病情轻重程度差异较大，与神经系统受累部位、病毒致病力强弱、患儿的免疫反应等因素有关。

1. 前驱症状或伴随症状　前驱症状多表现为呼吸道或消化道症状，如咽痛、咳嗽、呕吐、腹泻、食欲减退等。某些病毒感染可伴特殊表现，如腮腺炎病毒感染时腮腺肿大；埃可和柯萨奇病毒感染时常有皮肤斑丘疹或黏膜疹；单纯疱疹病毒感染时有皮肤黏膜疱疹。

2. 发热　一般为低至中等度发热；流行性乙型脑炎时常急起高热或超高热。

3. 脑炎的表现

（1）意识障碍（或称脑症状）：轻者反应淡漠、迟钝或烦躁、嗜睡；重者出现谵妄、昏迷。

（2）惊厥：可为局限性、全身性或持续状态。

（3）颅内高压症：①年长儿持续性头痛及频繁呕吐，婴儿常表现为易激惹、烦躁、尖叫或双眼凝视；常伴不同程度的意识障碍。②四肢肌张力增高或强直，去大脑强直：伸性强直和痉挛，角弓反张，去皮质强直：一侧或双侧上肢痉挛伴屈曲状，下肢伸性痉挛。③血压增高、脉搏减慢、呼吸不规则甚至暂停。④婴儿前囟隆起、张力增高，继而颅缝分离及头围和前囟增大。⑤视盘水肿，但在急性颅内高压时常缺如，婴儿少见。

当出现意识障碍、瞳孔扩大、血压增高伴缓脉三联征象时，提示为颅内高压危象，常为脑疝的前兆。常见脑疝有两种，①小脑幕切迹疝（或称颞叶沟回疝）：昏迷加深；受压侧瞳孔先缩小后扩大，光反应迟钝或消失，眼睑下垂；呼吸不规则；颈强直，受压对侧肢体呈中枢性瘫痪。进一步累及对侧，则见双侧瞳孔不等大或忽大忽小。②枕骨大孔疝（或称小脑扁桃体疝）：昏迷加深；双侧瞳孔对称性散大，眼球固定，光反应消失；双侧锥体束征阳性；延髓生命中枢受压，出现呼吸衰竭、血压下降。

（4）锥体束征阳性：巴氏征阳性。

（5）局限性脑症状（与受累部位有关）：①脑干受损，呼吸改变、脑神经麻痹、瞳孔变化；②基底核受损，震颤、多动、肌张力改变；③小脑受损，共济失调；④额叶受损，精神行为异常、运动性失语；⑤颞叶受损，中枢性失听；⑥枕叶受损，中枢性失明；⑦脑皮质运动功能区受损，中枢性单侧或单肢瘫痪。

4. 脑膜炎的表现

（1）头痛、呕吐等颅内压增高的表现。

（2）脑膜刺激征：颈强直、克氏征和布氏征阳性。

（3）惊厥少见，意识障碍比较轻微。

（二）实验室检查

1. 脑脊液常规检查　外观多清亮，偶微混；蛋白质正常或轻度增高；细胞计数（0～500）×

10^6 / L，早期以中性粒细胞为主，但很快转为以淋巴细胞为主；糖和氯化物正常；培养无菌。

2. 病原学检查 ①脑脊液送病毒分离；②用分子生物学技术如 PCR 等检测脑脊液中相应病毒基因。

（三）其他检查

1. 脑电图检查 脑炎时早期即有脑电图改变，出现弥漫性或局限性慢波，也可见尖波、棘波、尖慢或棘慢复合波。

2. 影像学检查 头颅 CT 检查可发现脑水肿、脑软化灶、脑膜炎等。

【治疗】

（一）病毒治疗

某些病毒感染可选用相应抗病毒药物。如单纯疱疹病毒引起的脑炎可用阿昔洛韦，推荐剂量：10～15mg/（kg·次），静脉滴注，q8h，共用 14～21 天。

（二）对症治疗

1. 退热止惊 高热时采用头部冰枕等物理降温或中、西药物退热。止惊可用苯巴比妥 [5～10mg/（kg·次），肌内注射]、地西泮 [0.3～0.5mg/（kg·次），静脉注射； 5 岁以下每次最大量不超过 5mg，5 岁以上不超过 10mg]、水合氯醛 [40～60mg/（kg·次），口服或保留灌肠，最大量每次不超过 1g] 等，或交替使用。

2. 减轻脑水肿、降低颅高压 ①20%甘露醇 0.5～1.0g/（kg·次），出现脑疝者可增至 1.0～2.0g/（kg·次），间隔 4～6h 重复使用；可同时应用地塞米松 0.25～0.50mg/（kg·d）；②脑炎患者常规给氧，保持呼吸道通畅，维持正常血压以保证脑内灌注压和脑部供氧；③过度通气，维持 PaO_2 90～150mmHg，$PaCO_2$ 25～30mmHg；④ 侧脑室持续外引流，可获得迅速而有效的效果，常在颅内高压危象和脑疝时采用。

（三）一般治疗

一般治疗包括：①重症监护。②昏迷者防止痰阻，尿潴留时辅助排尿。③液体量 30～60ml/（kg·d），总张力为 1/5～1/4 张；重症脑炎患儿在开始补液 12h 左右可给予白蛋白（0.5～1.0g/kg，最大量25g/次）或血浆 [贫血者给予全血，10ml/（kg·次）]，以增加血浆胶体渗透压，维持组织脱水。④保证热卡供给，维持电解质和酸碱平衡。

（四）恢复期及康复治疗

至恢复期可选用促进脑细胞代谢药如脑活素等；脑炎患儿易遗留各种神经系统后遗症，应及时予以相应康复治疗。

第二节 细菌性脑膜炎

细菌性脑膜炎（bacterial meningitis）是由各种化脓性细菌引起的脑膜炎症。3 个月以内婴儿（包括新生儿）以大肠杆菌为主要致病菌，婴幼儿则以肺炎链球菌、流感嗜血杆菌为主；金黄色葡萄球菌、溶血性链球菌也为常见致病菌；脑膜炎球菌引起的脑膜炎，常于冬春季流行，多发生于 15 岁以下儿童，又称流行性脑脊髓膜炎。

【诊断】

（一）临床表现

1. 多急性起病 可有前驱症状如流涕、咳嗽、恶心、呕吐、腹泻、食欲减退等。

2. 全身中毒症状 如发热、精神不振或萎靡、面色灰白等。

3. 颅内高压症 详见本章第一节"病毒性脑炎和脑膜炎"。

4. 脑膜刺激征 如颈强直、克氏征和布氏征阳性。婴儿常不明显。

5. 常见并发症

（1）硬膜下积液：多见于婴儿。多发生于肺炎链球菌及流感嗜血杆菌脑膜炎。硬膜下穿刺，液体量＞2ml，蛋白含量＞400mg/L 即可诊断。头颅 CT 显示硬膜下梭形低密度灶。

（2）脑室管膜炎：多见于革兰氏阴性杆菌脑膜炎。脑室穿刺检查脑室液白细胞＞50×10^6/L，糖含量＜1.68mmol/L，蛋白含量＞400mg/L 即可诊断。头颅 CT 增强扫描显示脑室膜强化灶，常伴脑室扩大。

（3）脑脓肿：多见于金黄色葡萄球菌脑膜炎或化脓性脑膜脑炎。在治疗过程中出现局灶性神经系统体征及颅内压增高症状时应考虑。头颅 CT 平扫见低密度灶，增强扫描病灶周边强化。

（4）脑性低钠血症：为抗利尿激素不适当分泌所致。表现为低钠血症和血浆渗透压降低，低钠性惊厥和意识障碍加重。

（5）脑积水：头围及前囟逐渐增大，颅缝增宽。头颅 CT 显示阻塞部位以上脑室系统扩大。

6. 某些化脓性脑膜炎的特殊表现

（1）流行性脑脊髓膜炎：起病不久可出现皮肤瘀点和瘀斑，并迅速增多、扩大和融合。暴发型患儿可发生休克、DIC 和（或）出现脑炎表现，此时意识障碍和惊厥更为明显，锥体束征阳性，重者发生脑疝（详见本章第一节"病毒性脑炎和脑膜炎"）。

（2）肺炎链球菌脑膜炎：40%～50%病例有感染灶如肺炎、中耳炎、乳突炎、鼻窦炎、败血症或颅脑外伤。病程迁延，易复发。

（3）金黄色葡萄球菌脑膜炎：常为金黄色葡萄球菌脓毒败血症的迁徙病灶之一，故常有原发化脓病灶；病程中约半数出现皮疹；脑脊液呈脓样混浊，易凝固。

（二）实验室检查

1. 脑脊液常规检查 压力增高，外观混浊；细胞计数可达（数百～数万）×10^6/L，以多核细胞为主；糖含量降低（同时测定血糖，正常脑脊液糖含量为血糖的 50%～60%）；氯化物降低；蛋白质增高＞400mg/L（穿刺损伤血管时应按周围血红、白细胞计数比例扣除其中的白细胞；按每 800 个红细胞有 1mg 蛋白扣除其中的蛋白量）。治疗不彻底的化脓性脑膜炎脑脊液常规常不典型，白细胞计数升高可不明显，细菌涂片及培养常阴性，此时需与病毒性脑膜炎和结核性脑膜炎相鉴别。

2. 脑脊液的病原学检查

（1）细菌涂片及培养。

（2）特异性抗原或抗体检测。

（三）影像学检查

头颅 CT 增强扫描可见脑膜强化或局灶性病变；MRI 检查显示相应变化。

【治疗】

（一）控制感染

早期、足量、联合、足程、静脉给予抗生素。最好选择脑脊液浓度较高的杀菌剂。已知病菌者，根据药物敏感试验选用。在病菌不明或脑脊液培养报告未出来前可选用青霉素（20万～80万）U/（kg·d）和氯霉素 30～50mg/（kg·d），分 4 次给药；或直接选用头孢曲松钠 100mg/（kg·d），一次或分 2 次用，或头孢噻肟 200mg/（kg·d），分 4 次用。疗程一般在 2～3 周，具体用药方案需参考脑脊液化验结果、临床表现及有无并发症而定。

（二）对症处理及护理

1. 降低颅高压 详见本章第一节"病毒性脑炎和脑膜炎"。

2. 糖皮质激素　地塞米松 0.6mg/（kg·d），疗程 4 日，可减少炎性介质产生，减轻脑水肿和炎症反应。

3. 及时处理高热、惊厥及感染性休克等。

4. 婴儿化脓性脑膜炎应常规进行双侧硬膜下穿刺。有积液者可穿刺引流，每次每侧放液量不超过 15ml，隔日一次直至积液消失。穿刺无效时考虑手术治疗。

5. 保证营养、水电解质供给；昏迷患儿应注意保持呼吸道通畅；婴儿应每隔 2～3 天测头围。

第三节　癫　痫

癫痫（epilepsy）是由多种原因引起的、以阵发性和反复性的脑神经元异常放电和癫痫发作（epileptic seizure）为特征的脑功能障碍综合征，儿童期患病率为 3.45‰，临床常见形式有：发作性的意识障碍、惊厥、精神行为和感知觉异常、自主神经功能紊乱等。而惊厥（convulsion）是肌肉的强直性或阵挛性收缩，是癫痫发作最常见的表现形式之一，但惊厥并不都是癫痫发作（如低钙惊厥、破伤风惊厥），许多类型的癫痫发作并无惊厥表现（如失神发作、失张力发作等）。癫痫诊断首先要明确是否癫痫发作；其次，要明确癫痫的发作形式、癫痫及癫痫综合征类型；最后寻找病因。特发性癫痫是指除可能与遗传因素有关外，未找到其他原因；症状性癫痫是指继发于脑的器质性、功能性改变或有生化代谢紊乱等原因；隐源性癫痫是指疑为症状性，但根据目前的认识水平找不到颅脑结构或生化代谢异常等方面的原因。

【诊断】

（一）癫痫发作的临床表现

根据临床发作和脑电图特点，将癫痫发作分为全身性发作和局部性发作两大类，全身性发作是指发作开始即有意识障碍、双侧性的抽搐或肌张力丧失，脑电图开始即为双侧半球异常放电；局部性发作是指发作和异常电活动均起源于一侧大脑半球的某一部位，若异常放电波及全脑，则称为继发全身性发作；各种自主神经症状如心悸、呼吸节律和瞳孔改变、出汗、流泪、面色苍白或潮红、排尿等多为各种癫痫发作的伴随现象。

1. 强直-阵挛性发作　是临床最常见的全身性发作类型之一。典型表现为发作时意识突然丧失、跌倒或尖叫、全身肌肉强烈持续收缩，同时双眼上翻、瞳孔散大、对光反应消失及呼吸暂停、青紫，持续数秒或数十秒后出现肢体有节律的抽动即阵挛期，常伴有心率、血压升高、口吐白沫及尿失禁，持续 1～5min 逐渐停止；发作后意识混沌并出现某些自动症，随后转入深睡；清醒后常感到疲倦、头痛、全身肌肉疼痛等不适，对发作过程不能回忆。脑电图在强直期为 10～20Hz 棘波节律，频率渐慢、波幅渐高，逐渐转为阵挛期的棘慢波；发作间期可有棘波、尖波、棘慢波、多棘慢波等。

2. 失神发作　以意识障碍为主要发作形式。典型失神发作时表现双眼茫然凝视、表情呆滞、自主性活动和语言停止，持续数秒或数十秒后突然恢复并继续原来的活动，发作时一般不跌倒，发作后不能回忆，脑电图背景活动一般正常，发作期为双侧对称同步 3Hz 棘慢波节律性爆发，过度换气能诱发典型发作；不典型失神发作的起始和终止不明显，脑电图背景活动不正常，发作期为 2～2.5Hz 慢棘慢波或多棘慢波、不规则棘慢波。

3. 肌阵挛发作　全身或某部位肌肉呈突然、快速、有力的收缩，表现突然点头、弯腰或猝倒、持物落地或摔出，可单个或连续发生，发作期脑电图为棘慢波、多棘慢波爆发，闭眼可诱发。

4. 强直发作　表现为肌肉持续而强烈的收缩，使躯干或肢体固定在某一姿势，如双眼上视、颈部屈曲或后仰、双肩上抬、躯干前屈或两上肢旋前、屈肘及伸直及呼吸暂停等，维持数秒或更长，发作期脑电图为广泛性 10～25Hz 棘波募集节律。

5. 失张力发作　表现为肌张力突然减低或丧失，出现头下垂、屈膝屈髋或跌倒，同期脑电图为全导棘慢波、多棘慢波爆发或低波幅快活动，肌电图示短暂电静息。

6. 痉挛发作 表现为短暂的点头伴四肢屈曲或者四肢伸展伴头后仰，有些为下肢屈曲而上肢伸展或相反，发作常成串出现，每串发作数次至数十次，并常出现在入睡和觉醒时，发作后常伴反应减低、运动减少或哭闹等，发作时有面色苍白、潮红、出汗、瞳孔散大等。发作间期脑电图呈高峰节律紊乱，发作期常为高波幅慢波、14～16Hz 低波幅快波和弥漫性低电压等。

7. 局部感觉性发作 两种表现形式，一是简单感觉症状，如针刺、麻木感和视、听、嗅、味幻觉及异常的内脏感觉；二是复杂感觉症状，如陌生感、似曾相识感、梦样状态、时间和空间感觉异常，儿童更多表现为恐惧、发怒、抑郁、欣快等情感障碍。

8. 局部运动性发作 表现形式多样，一是单纯阵挛性运动，如手或面部的节律性抽动并可伴 Jacksonian 扩散；二是不对称强直性运动发作，如头眼向一侧强直性偏转；三是典型自动症表现，如咂嘴、咀嚼、吞咽、手的摸索、解扣子等；四是过度运动性自动症，表现为躯干及四肢不规则的大幅度运动如呈划船样、蹬车样动作并常伴发声；五是局部负性肌阵挛，表现为一侧肢体短暂下垂、持物掉落等。

9. 继发全身发作 各种局部性发作都可继发全身性发作，发作开始时的临床和脑电图特征常能提示发作的起源。

（二）儿童期常见癫痫和癫痫综合征的临床特点

1. 小儿良性癫痫伴中央颞区棘波 约占儿童癫痫的 1/4，常有癫痫家族史。起病年龄 2～14 岁，高发年龄 5～10 岁。典型发作为入睡后不久或清晨刚醒时，患儿出现一侧舌面部及咽部疼痛和麻木感，同时喉中异常发音、流涎，患儿虽神志清楚但不能开口说话，并可有口角向一侧歪斜、面部抽动，有时扩展至同侧上下肢阵挛抽动或泛化为全身发作。患儿智力运动发育正常，多于青春期前后停止发作；脑电图示一侧或双侧中央区或中颞区散发棘慢波。

2. 婴儿痉挛症（infantile spasms） 又称 West 综合征，1 岁以内起病，高峰年龄在 4～6 个月，多可找到脑发育异常、宫内感染、遗传代谢病等原因；表现形式为连续成串的痉挛发作（屈曲型、伸展型或混合型），常伴有智力运动发育停滞或减退，脑电图示高峰节律紊乱；2～3 岁后往往转为其他类型的发作如 Lennox-Gastaut 综合征。

3. 大田原综合征（Ohtahara 综合征） 起病 3 个月内，多数早至 1 个月内，主要发作类型为痉挛发作，可类似婴儿痉挛症样成串发作或仅单次发作，也可有部分运动性发作、半侧惊厥发作等；清醒和睡眠期均可发作；患儿有严重的精神运动发育落后及停滞和明显脑影像学检查异常；特征性脑电图改变为爆发-抑制图形。

4. Lennox-Gastaut 综合征 起病多在 3～5 岁，发作形式多样，常见有强直发作、不典型失神发作、失张力、肌阵挛发作等，其中强直发作最具特异性，同时伴精神运动发育落后，典型脑电图为弥漫、双侧同步的 1.5～2.5Hz 慢棘慢复合波；预后欠佳。

5. 获得性癫痫性失语（Landau-Kleffler 综合征） 起病多在 2～8 岁，病前语言发育正常，病后短期内听力失认即听觉正常但不能理解，以致口语表达进行性衰退甚至完全不能言语；多伴有各种形式的癫痫发作如全身强直阵挛发作、部分运动性发作等，智力多正常但常有不同程度的行为障碍；脑电图示以颞区为主的一侧或双侧棘慢波，睡眠期放电增多。

6. 持续性部分性癫痫 起病多在 2～12 岁，表现为面部或肢体的局部阵挛性抽动，意识无障碍，可分为两型，①Kojevnikov 综合征：有明确的炎症、外伤、血管病等原因，始终呈局限性阵挛发作，肌阵挛发作出现较晚，脑电图示中央区为主的局灶性棘慢波，智力发育不受影响，病程无进展；②Rasmussen 综合征：可能与自身免疫机制有关，呈持续性部分性发作伴偏瘫、智力落后，肌阵挛发作出现较早，脑电图示发作间期和发作期弥漫性和多灶性棘慢波爆发，病程呈慢性进行性。

7. 高热惊厥（febrile convulsion）　由高热诱发的特殊综合征，但单纯高热惊厥并不诊断为癫痫。起病多在 6 个月至 3 岁，常有呼吸道或消化道感染，惊厥多发生在病初体温上升期，38.5～40.0℃或更高，多数为全身强直阵挛或阵挛性发作，少数为局限性或一侧性发作，发作前后一般情况良好，发作期脑电图可见慢波活动增多或轻度不对称。临床可分为两型，①简单型：高热惊厥，表现为全身性发作，持续时间最长不超过 15min，24h 内无复发，发作前后无神经系统异常，预后好；②复杂型：高热惊厥，可呈部分性发作，持续时间在 15min 以上，一日内发作多次，发作前有神经系统异常。但下列因素提示高热惊厥易转为癫痫：起病<6 个月或>6 岁，复杂型高热惊厥或有癫痫家族史，精神运动发育异常，发作后有 Todd 麻痹，热退 1 周后有癫痫样脑电图改变。

（三）实验室检查

1. 脑电图检查　有助于癫痫诊断、分型及病变定位，并与非癫痫性发作相鉴别。发作期脑电图正常是排除癫痫的最可靠证据；若无癫痫发作，即使脑电图异常，特别是慢波增多、不对称、调节差等非特异性异常，不能直接诊断癫痫。视频脑电图检查可同步比较发作时临床表现和脑电图，是目前鉴别癫痫性发作和非癫痫性发作最可靠的检查方法；24h 脑电图可长时间动态监测脑电图变化，能提高诊断阳性率；普通脑电图描记阳性率相对最低。检查时，常规描记清醒和睡眠脑电图并做睁闭眼、过度换气试验以提高阳性率。

2. 神经影像学检查　CT 和 MRI 可明确颅内有无发育畸形、结构异常和炎症、变性等癫痫病理灶；SPECT 和 PET、MRS 有助于寻找颅内有无异常血流灌注、代谢和神经递质变化等脑功能改变。

3. 其他检查　包括：①通过血糖、血钙、血镁、血电解质和肝肾功能、肌酶等生化检查而排除相关因素引起的惊厥；②通过血气分析、血乳酸、丙酮酸、血（尿）有机酸及氨基酸分析等检查排除遗传代谢病所致癫痫的可能；③通过腰穿进行脑脊液的病原学和免疫学检查以排除颅内感染和非感染性炎症；④对服用抗癫痫药物者须进行药物浓度监测以调整用量、评估疗效；⑤对智力发育落后者还须进行智力测验。

（四）鉴别诊断

儿童期常见非癫痫性发作临床表现有：

1. 屏气发作（breath-holding spells）　又称呼吸暂停症，多见于 6～18 个月婴幼儿，5～6 岁后发作自行停止。发作前多有惊吓、疼痛或发怒等诱因，发作时大声啼哭，很快哭声骤停、呼吸停止并出现青紫，重者意识丧失、全身强直或肌肉抽动，持续 1～3min 后意识、呼吸和面色恢复正常；部分患儿发作时哭声较弱或不哭，很快意识丧失、肌张力减低、心率减慢和面色苍白，其诱因常为轻微损伤。发作期和发作间期脑电图无痫样放电，可与癫痫的强直发作和强直-阵挛发作相鉴别。治疗不需用药，但应注意心理卫生与合理喂养。

2. 良性睡眠肌阵挛　各年龄组均可发生，是一种生理性的睡眠运动。发作表现为入睡不久出现指（趾）、肢体甚至全身不自主、无规律地抽动，轻者肢体微微抖动，重者全身快速抖动一下并致惊醒、落空感，但不影响睡眠。发作间期和发作期脑电图无异常。

3. 发作性睡病　多于学龄期起病，典型表现为白天睡眠过多，发作时活动突然停止并入睡，严重时行走和进食时也可发生并摔倒，每日可反复发生但容易唤醒且醒后能继续原来的活动。脑电图表现为睡眠周期紊乱，入睡后首先进入快速动眼睡眠期；常同时伴有：①猝倒症，多在情绪激动特别是大笑时全身肌张力突然丧失而跌倒，轻者仅头下垂或双膝弯曲，肌张力能迅速恢复且无意识障碍；②睡眠幻觉，表现为刚入睡时出现各种视、听、幻觉；③睡眠瘫痪，刚入睡或睡醒时四肢不能活动亦不能喊叫，须外界刺激才能缓解。发作性睡病除睡眠过多外无意识障碍和各种运动性发作，脑电图无痫样放电。

4. 习惯性阴部摩擦　女婴多见，发作时双下肢交叉擦腿伴凝视、出汗、面部潮红等症状，意识无丧失且能通过分散注意力和强刺激终止发作，但重者形成习惯致反复发生，脑电图正常。注意除外蛲虫病、外阴湿疹、炎症等诱因。

5. 癔症性发作 年长女孩多见，具有情绪不稳定、容易接受暗示等精神因素。起病突然，主要症状为发作性的无规律抽搐、瘫痪、感觉异常甚至角弓反张及呼吸困难、心悸、腹痛等。发作时无明显意识障碍、面色青紫和自伤行为，神经系统检查无阳性体征，脑电图正常。症状及病情多变，暗示后发作能终止或加重。

6. 晕厥 指短暂性脑血流灌注不足引起的一过性意识障碍，严重时发生惊厥。常见病因有心源性晕厥和血管迷走性晕厥。前者如阵发性心律失常、家族性长 Q—T 间期综合征等，同步记录脑电图、心电图可以诊断；后者多发生于学龄期和青春期，或有恐惧、情绪激动、疲劳等诱因或突然由卧位、坐位变为站立位时，发作前有头晕、心慌、恶心和视物模糊，发作时有面色苍白、出汗，继而意识丧失，持续数秒至 2～3min 恢复，偶有强直或抽动，发作期脑电图正常或有非特异性慢波，直立倾斜试验阳性。

【治疗】

（一）采取综合治疗的原则

1. 正规合理的抗癫痫药物治疗。
2. 合理安排生活及学习，避免癫痫发作的诱发因素和发作可能引起的伤害。
3. 尽可能寻找病因、进行遗传咨询并给予病因治疗。
4. 通过心理疗法促进患儿生理、心理健康和良好的社会适应能力。
5. 针对难治性癫痫可采用生酮饮食、免疫治疗和手术疗法。

（二）抗癫痫药物治疗原则

1. 诊断明确后尽早给予抗癫痫药物治疗。
2. 根据癫痫发作和癫痫综合征类型选药。
3. 提倡单药治疗为主，必要时加用其他抗癫痫药。
4. 考虑个体差异，从小剂量开始适时调整剂量和治疗方案。
5. 根据抗癫痫药物的半衰期和发作规律决定服药次数。
6. 长期规律服药，缓慢减量至停药，疗程一般为 2～4 年。
7. 定期随访，监测药物浓度及不良反应并调整治疗。
8. 复发重治，对复发者从头开始治疗。

（三）抗癫痫药物的适应证及剂量

抗癫痫药物的适应证及剂量见表 12-1。

表 12-1 常用抗癫痫药的适应证、剂量及有效血浓度

药物名称	每日剂量（mg/kg）	有效血浓度（μg/ml）	每日服药次数	适应证
丙戊酸钠	20～40	50～100	3	全身性发作
卡马西平	10～30	4～12	2～3	部分性发作
苯巴比妥	3～5	15～40	1～2	各型发作
苯妥英钠	5～8	10～20	2～3	除失神外各型发作
氯硝西泮	0.10～0.15	0.013～0.090	2～3	各型发作
地西泮	0.15～2.00	0.16～0.70	2～3	癫痫持续状态（静脉）
扑痫酮	10～20	5～12	2	各型发作
乙琥胺	20～40	40～100	2	失神发作

第四节 脑 性 瘫 痪

脑性瘫痪（cerebral palsy）简称脑瘫，是指小儿出生前至出生后一个月内因各种原因所致的非进行性脑损伤综合征，主要表现为中枢性运动障碍和姿势异常，并可同时伴有智力低下、癫痫、语言及视听觉等多种障碍。它须具备两个条件：①婴儿期出现运动发育落后和各种运动障碍；②除外各种代谢病或变性病等进行性疾病所致的中枢性瘫痪和正常儿童一过性运动发育落后。常见原因包括早产、低出生体重、核黄疸、新生儿窒息、产伤和颅内感染、脑发育畸形等。

【诊断】

（一）临床分型

1. 痉挛型 约占脑瘫的 2/3，病变在锥体束系统，主要表现为肌张力增高、肢体活动受限、被动运动时阻力增高、有折刀样强直；上肢活动减少，1 岁以内患儿可表现为仅用一只手持物，另一只手活动少且常呈握拳状；站立时足尖着地，行走时呈跷足、剪刀样步态；腱反射亢进或活跃，2 岁以后巴氏征仍呈阳性。

2. 手足徐动型 病变主要在锥体外系统，主要表现为不自主运动、肌张力阵发性增高或减低，有意识活动或紧张时明显，安静时减少，入睡后消失；常伴有构音障碍。检查时肌张力可呈齿轮样强直，但 1 岁以内患儿常肌张力低下，活动减少；腱反射不亢进，巴氏征阴性。

3. 共济失调型 病变主要在小脑，主要表现为步态不稳、走路摇晃、行走时两足间距增宽、四肢运动不协调，并伴有意向性震颤和眼球震颤、肌张力低下、腱反射不亢进。

4. 混合型 具备上述两种或以上类型者，锥体系和锥体外系或小脑均受累，常见为痉挛型和手足徐动型同时存在。

5. 其他型 较少见，包括：①肌张力低下型：表现为肌张力低下、四肢呈软瘫状、自主活动减少、关节活动范围增大，但膝反射活跃或亢进。本型常为婴幼儿脑瘫的暂时阶段，以后大多转为痉挛型或手足徐动型。②强直型：表现为全身肌张力显著增高、身体异常僵硬、活动减少，肌张力呈铅管样强直，腱反射不亢进，常伴严重智力低下。③震颤型：以四肢静止性震颤为主。

另外，根据肢体障碍的情况又可分为：单瘫、偏瘫、截瘫、三肢瘫、四肢瘫、双瘫、双重性偏瘫，其中双瘫是指四肢均受累，但两下肢受累较重，上肢及躯干较轻，而双重性偏瘫是指四肢均受累，但上肢重、下肢轻，或左右两侧严重程度不一致。

（二）临床表现

1. 运动发育落后、主动运动减少 脑瘫患儿在新生儿期常表现为动作减少、吸吮能力和觅食反应低下；大运动和精细动作发育较同龄儿有不同程度的落后，甚至终身不能行走。

2. 肌张力异常 痉挛型脑瘫患儿在新生儿期大多数表现为肌张力低下，以后随月龄增长而逐渐增高；手足徐动型脑瘫患儿在 1 岁后亦随年龄增长而出现肌张力齿轮状或铅管样改变。

3. 姿势异常 婴儿时期脑瘫患儿俯卧位时常四肢屈曲、臀部高于头部，有时肩部着床、臀部高耸；仰卧位时头后仰、下肢伸直甚至角弓反张，四肢肌张力低下时则呈仰卧青蛙状；直立时髋腰部侧弯或下肢呈 X 形，足尖着地；悬空时两腿交叉呈剪刀状；牵拉时头后仰、下肢伸直、足跖屈；而手足徐动型和共济失调型脑瘫患儿则表现为异常安静、自主运动极少，仰卧位时呈双下肢屈曲、髋外展、踝背屈。

4. 反射异常 一是原始反射消失延迟，如 2 月后交叉伸腿反射、2～3 月后握持反射、4～5 月后不对称颈紧张反射、6 月后拥抱反射仍未消失；二是保护性反射减弱或延缓出现，如出生后 1 月直立时不能竖头、4 月躯体左右倾斜时头不能保持正中位、4～5 月坐位躯体突然倾斜时无上肢伸出似支持躯体的姿势、8～9 月时未引出"降落伞反射"等。

5. 早期其他表现 ①易于激惹，持续哭闹或过分安静，哭声微弱，哺乳和吞咽困难，易吐，体重增加不良；②对声音、体位变化异常敏感和激动，入睡困难，或反应迟钝、不认人、不会哭；③护理困难，其拳头不易掰开、大腿不易外展、足易背屈僵硬等。

6. 伴随疾病　如智力低下、癫痫、语言和视听障碍、认知和行为异常等。

（三）实验室检查

脑瘫诊断主要依靠病史和体征，但颅脑 CT 和 MRI 扫描可明确脑部有无发育畸形、异常钙化等病灶并可帮助判断预后；脑电图检查可帮助判断有无合并癫痫；视听诱发电位检查可帮助判断有无视听觉障碍。

【治疗】

（一）治疗原则

1. 早期发现、早期治疗　婴幼儿运动系统处于发育阶段，及早纠正，可取得较好疗效。

2. 按小儿运动发育规律进行功能训练，促进正常运动发育、抑制异常运动和姿势。

3. 综合治疗　除针对运动障碍进行治疗外，对合并的智力低下、癫痫、语言障碍、行为异常也应进行干预，同时培养患儿日常生活、社会交往及将来从事某种职业的能力。

4. 家庭训练和医生指导相结合　脑瘫的康复治疗是一个长期的过程，家长和医生需密切配合，制订训练计划，评估训练效果，纠正不合理的训练方法。

（二）功能训练

1. 躯体训练　针对脑瘫所致的各种运动障碍及异常姿势进行训练，主要训练粗大运动，尤其是下肢功能。目的在于改善残存的运动功能，抑制异常的姿势反射，诱导正常的运动发育。

2. 技能训练　训练上肢和手的功能，提高日常生活能力并为将来的职业培养工作能力。

3. 语言训练　如发音训练、咀嚼吞咽训练，教会用鼻呼吸，并训练小儿听力及视力，若有听力障碍应尽早安装助听器，并及时纠正视觉障碍。

（三）矫形器的应用

在功能训练中可利用一些辅助器和支具矫正小儿异常姿势、降低肌肉紧张度、抑制异常反射，如行走矫形器的利用。

（四）针灸及按摩

可帮助脑瘫患儿早日康复。

（五）手术治疗

主要适用于痉挛性脑瘫患儿，可进行肌腱手术、神经手术、骨关节手术等以帮助矫正畸形、改善肌张力，恢复或改善肌力平衡。

（六）物理疗法

物理疗法包括水疗及各种电疗，患儿在水中能产生更多的自主运动，肌张力得到改善，对呼吸也有调整作用，并有利于改善语言障碍。

（七）药物治疗

目前并无治疗脑瘫的特效药物，主要是对症处理，如小剂量盐酸苯海索可改善肌张力、缓解手足徐动型的多动，合并癫痫者给予抗癫痫药物治疗。

第五节　急性炎性脱髓鞘性多发性神经根神经病

急性炎性脱髓鞘性多发性神经根神经病（acute inflammatory demyelinating polyradiculoneuropathy, AIDP），又称为吉兰-巴雷综合征（Guillain-Barré syndrome，GBS），是一种小儿常见的免疫介导性周围神经病。主要病理改变为周围神经的淋巴细胞浸润和节段性脱髓鞘，重者伴轴索变性。

临床特征为急性对称性弛缓性瘫痪、腱反射消失或减弱，常有脑神经受累，重者呼吸肌麻痹并危及生命；脑脊液呈蛋白细胞分离。

【诊断】

（一）临床表现

1. 前驱感染 多数患儿于发病前 1～4 周有上呼吸道、胃肠道、肺炎支原体等感染史和疫苗接种史，起病诱因有淋雨、受凉、疲劳等。

2. 病程经过 大多数患儿急性起病，1～2 周内病情达高峰，持续数日，2～4 周后开始恢复。如不继发感染，患儿体温正常。

3. 主要表现

（1）运动障碍：多数患儿首发症状为双下肢无力，逐渐向上发展，累及双上肢及脑神经，少数患儿呈下行性麻痹或四肢同时出现无力。瘫痪呈弛缓性，双侧基本对称，远端重于近端，腱反射和腹壁反射消失或减弱，巴氏征阴性，并可见受累部位肌萎缩。

（2）感觉障碍：发病初期患儿可有肢体的痛、麻、痒等一过性主观感觉障碍，年长儿尚可有手套、袜套或根性感觉障碍，Lasegue 征阳性。

（3）脑神经麻痹：常见有舌咽神经（IX）、迷走神经（X）、舌下神经（XII）等多对脑神经损害，患儿表现为说话声音低微、吞咽困难、进食易呛咳，并可加重呼吸困难；面神经（VII）受累导致周围性面瘫，患儿面无表情；Miller-Fisher 综合征作为 GBS 的变异型，可有眼外肌麻痹、共济失调和腱反射消失。

（4）自主神经功能障碍：患儿常有出汗过多、面部潮红、手足发凉、短期尿潴留及麻痹性肠梗阻等表现，并可有室上性或室性心动过速、心动过缓、心律不齐、血压不稳定等自主神经症状。

（5）呼吸肌麻痹：重症患儿常伴有呼吸肌麻痹，并可危及生命。呼吸肌麻痹分三度：

I 度：轻度语音及咳嗽力弱，无呼吸困难和矛盾呼吸，胸透见肋间肌或膈肌运动稍减弱。

II 度：中度呼吸困难和语音、咳嗽力弱，深吸气时有矛盾呼吸，胸透见膈肌运动明显减弱。

III 度：重度呼吸困难和语音、咳嗽力弱，安静时即有矛盾呼吸，胸透见膈肌运动严重减弱或无运动。

（二）实验室检查

1. 脑脊液检查 多数患儿 1 周后呈蛋白细胞分离现象，即蛋白含量增高而细胞数正常或少量淋巴细胞增多，脑脊液中蛋白 1 周后逐渐升高，2～3 周时达高峰，4 周后逐渐下降。

2. 肌电图检查 可显示下运动单元受累。发病早期可仅有 F 波改变，提示神经根或周围神经近端受损；神经传导速度减慢、远端潜伏期延长提示脱髓鞘改变；复合肌肉动作电位的波幅减低甚至不能引出提示轴索受损。

【治疗】

（一）一般治疗

定期翻身拍背吸痰，保持呼吸道通畅，避免交叉感染和压疮发生；注意观察患儿说话、进食、咳嗽、呼吸等情况，防止呼吸衰竭和窒息可能；并给予丰富营养和 B 族维生素（维生素 B_1、维生素 B_6、维生素 B_{12}），不能吞咽时尽早鼻饲。

（二）免疫治疗

1. 免疫球蛋白静脉滴注 为首选治疗方案。方法：IVIG 400mg/（kg·d）静脉滴注，连用 5 天，早期治疗效果好并可缩短疗程，部分患儿可免于进行气管插管或气管切开。

2. 血浆置换 通过血细胞分离器将患者血浆分离，再输入健康的血浆，以除去血浆中免疫复合物和抗髓鞘抗体。每次交换血浆量按 50ml/kg 计算，隔日 1 次，共 5 次，早期效果好。禁忌证为严重感染、心律失常、心功能不全和凝血系统疾病。

3. 肾上腺皮质激素 目前对皮质激素治疗尚有争议。大剂量甲泼尼龙 20mg/（kg·次）静脉滴注，每日 1 次，连用 5 天，之后改为泼尼松 1mg/（kg·d）口服，2～4 周逐渐递减。

（三）辅助呼吸

呼吸肌麻痹是 GBS 死亡的主要原因，故须密切观察患儿病情，及时气管切开，以利于吸痰和人工呼吸。气管切开指征：①膈肌重度受累；②呼吸肌麻痹，伴舌咽、迷走神经受累和吞咽困难；③呼吸肌麻痹Ⅱ度以上，伴肺炎、肺不张；④起病 24～48h 内迅速出现Ⅲ度呼吸肌麻痹。气管切开后应正确使用呼吸机治疗，并加强呼吸道管理、适当选用抗生素预防感染，待症状好转、血气分析正常、肺部合并症恢复后可停用机械通气；若矛盾呼吸消失、咳嗽及吞咽正常，则可拔除套管。

（四）对症治疗

重症患儿入院后应给予持续心电监护。室上性心动过速或室性心动过速者可分别给予去乙酰毛花苷、利多卡因治疗，心动过缓者必要时给予阿托品治疗并小心吸痰；持续性高血压者可给予降压药治疗，低血压者可补充胶体液或调整体位。

（五）康复治疗

康复治疗包括理疗、针灸、按摩等，可预防关节挛缩和肌萎缩，促进肢体功能恢复。

第六节　重症肌无力

重症肌无力（myasthenia gravis，MG）是神经肌肉接头处传递障碍所致的自身免疫性疾病。临床特征：受累横纹肌容易疲劳，活动后加重，休息或给予抗胆碱酯酶药物后减轻或消失，并具有晨轻暮重现象。病变是一种由乙酰胆碱受体抗体（AChR-Ab）介导、细胞免疫依赖、补体参与的自身免疫性机制，主要累及突触后膜上的乙酰胆碱受体。

【诊断】

（一）临床表现及分型

1. 新生儿一过性重症肌无力 仅见于患重症肌无力的母亲所生的新生儿，其中 10%～15%受累。患儿出生后 2～3 天出现全身肌肉软弱无力，哭声低微，吸吮无力，呼吸困难，腱反射减弱或消失，但很少有眼外肌麻痹及眼睑下垂。轻症可在 2～4 周自行缓解，重症者须给予机械通气和换血治疗。

2. 先天性重症肌无力 患儿母亲无重症肌无力，但有阳性家族史，可呈常染色体隐性遗传。患儿出生后主要表现为双睑下垂、眼外肌麻痹，但吞咽多无障碍，肌无力症状较轻、持续存在。血中 AChR-Ab 水平不高；抗胆碱酯酶药物对眼外肌麻痹治疗效果差。

3. 儿童型重症肌无力 各年龄组均可发病，高峰期 2～3 岁，女性多于男性。根据临床特征又分为眼肌型、全身型和脑干型。

（1）眼肌型：最常见，首发症状为一侧或双侧眼外肌麻痹，表现为上睑下垂、复视、斜视，晨起或休息后减轻、午后及傍晚时加重，并可伴眼球活动受限，严重时双眼球固定不动；无吞咽、呼吸、说话困难等其他肌群受累表现。

（2）全身型：躯干及四肢肌群受累，并以四肢肌力减弱为重，伴或不伴眼外肌受累。轻者走路及上楼梯易疲乏，重者需卧床，并有呼吸肌受累和咀嚼、吞咽、构音障碍。多数患儿腱反射减弱或消失，但感觉正常，无肌萎缩和纤颤。

（3）脑干型：突出表现为咀嚼、吞咽困难和说话声音嘶哑，甚至呼吸衰竭；可伴眼外肌受累。

（二）危象类型及表现

1. 肌无力危象 在感染、手术、抗胆碱酯酶药量不足或减量不当等应激情况下，患儿病情突然加重，出现气道梗阻、呼吸肌无力而致呼吸衰竭；新斯的明试验阳性；凡首发症状为急性呼吸衰竭者，应考虑到肌无力危象。

2. 胆碱能危象 由抗胆碱酯酶药物过量引起。除明显肌无力外，患儿有面色苍白、出汗、唾液分泌增多、瞳孔缩小及呕吐、腹泻、血压高、心动过缓等胆碱能中毒症状。

3. 反拗危象 剂量不变的情况下，重症肌无力全身型患儿对药物治疗突然失效。

危象的鉴别见依酚氯铵药物试验。

（三）实验室检查

1. 疲劳试验 重症肌无力患儿骨骼肌持续收缩后症状可明显加重，方法：嘱年长儿连续闭眼、咀嚼 30～50 次或持续平举双臂后即见动作困难，连续说话后语音降低、吐词不清。

2. 药物试验 可选用依酚氯铵或甲基硫酸新斯的明。

（1）依酚氯铵：0.2mg/（kg·次），或新生儿 0.5mg/次、儿童 34kg 体重以下者 2mg/次肌内注射，1min 内肌力改善，但 5min 后作用消失；对重症肌无力危象的鉴别：用药后好转为肌无力危象，症状不变为反拗危象，症状加重为胆碱能危象，此时给予硫酸阿托品 0.01mg/kg 肌内注射即见症状好转。

（2）甲基硫酸新斯的明：0.04mg/（kg·次），或新生儿 0.1～0.15mg/次、儿童 0.25～0.5mg/次肌内注射，最大量不超过 1mg/次，5～15min 起效，需观察 15～45min，若效果不明显，可适当增加剂量后再观察。若试验中出现腹痛、流涎、心动过缓等副作用，应给予阿托品肌内注射，剂量同上。

3. 乙酰胆碱受体抗体测定 乙酰胆碱受体抗体阳性率为 65%～95%，尤其是重症肌无力全身型患儿，新生儿一过性重症肌无力患儿抗体也升高，但眼肌型升高不明显，先天性重症肌无力不升高。

4. 肌电图检查 神经低频重复电刺激（1～5Hz）检查可见波幅递减现象，第Ⅳ～Ⅴ波下降明显；肌肉重复收缩后更易引出，而使用依酚氯铵或新斯的明后波幅递减恢复正常。

【治疗】

（一）胆碱酯酶抑制剂

胆碱酯酶抑制剂适用于除胆碱能危象外的所有患者；一般从小剂量开始，逐渐加量，找出效果最佳、副作用最小的适当剂量并长期服用；但由于自身免疫性发病机制，且长期服用可出现耐药现象，该药仅作为辅助治疗，同时应注意胆碱能危象出现的可能。常用药物有以下几种。

1. 溴吡斯的明 为首选药物，起效温和，胃肠道副作用小。新生儿 5mg/次，婴幼儿 10～15mg/次，年长儿 15～30mg/次，每日 4 次，口服，药物作用时间持续 2～8h。服药后若无效，可酌情增加剂量。

2. 溴化新斯的明 婴幼儿开始 1.0～2.5mg/次，逐渐增加到 5mg/次；年长儿 5.0～7.5mg/次，逐渐增加到 15mg/次，口服；新生儿在喂奶前 10～20min 可肌内注射 0.05～0.10mg 甲基硫酸新斯的明，或喂奶前 30min 口服或鼻饲溴化新斯的明 1mg 或溴吡斯的明 4mg。主要副作用为恶心、呕吐、上腹部不适、腹痛，重者可有呼吸困难、支气管分泌物增多、瞳孔缩小等。

3. 安贝氯铵 口服安贝氯铵 5mg 相当于口服新斯的明 15mg。服用后 20～30min 开始起效，作用维持 4～6h。可应用于不能耐受溴化新斯的明或溴吡斯的明的患儿。药物毒性安全范围较小，容易发生累积中毒。

（二）肾上腺皮质激素

能抑制自身免疫性损伤，适用于重症肌无力各型患儿，其间可同时合用抗胆碱酯酶药物。首选泼尼松，开始剂量为 1mg/（kg·d），症状改善多在用药 2～3 个月时，完全缓解或显著改善需

3～5 个月。待症状缓解后继续维持原剂量 3～4 个月，再逐渐递减为隔日 0.5mg/kg 并维持 1～1.5 年，以后根据病情继续减量至停用或小剂量隔日维持。重症患者可予甲泼尼龙 20mg/（kg·d）冲击治疗 3 天，后改为泼尼松治疗。极少数患儿在激素治疗初期可能有症状一过性加重，须注意密切观察。服药期间应补充钾、钙和维生素 D 制剂。激素治疗禁忌证为高血压、结核病、免疫缺陷病、糖尿病等。

（三）大剂量丙种球蛋白治疗

适用于难治性重症肌无力或危象患儿。方法：400mg/（kg·d）静脉滴注，连用 5 天为一个疗程。病程中可重复使用。

（四）免疫抑制剂治疗

对难治性重症肌无力患儿可考虑免疫抑制剂治疗，硫唑嘌呤 1～3mg/（kg·d），环孢素 A 6mg/（kg·d），其他如环磷酰胺大剂量冲击治疗等。注意感染可能并定期复查血象、肝肾功能。

（五）血浆置换或换血疗法

对新生儿一过性重症肌无力伴呼吸困难者可考虑换血疗法；对难治性重症肌无力或危象患儿可考虑血浆置换，每次置换量 1000～2000ml 或按体重的 5%计算血容量，隔日一次，3～5 次为一个疗程。该法起效快，可维持数周至数月。

（六）胸腺切除

主要适用于无手术禁忌证的成人患者，包括重症肌无力全身型、药物治疗无效的眼肌型或伴胸腺瘤者。

（七）危象的处理

1. 保持呼吸道通畅 自主呼吸不能维持时，尽早气管切开，给予机械通气。

2. 皮质激素的应用 首选甲泼尼龙冲击治疗，其次也可使用大剂量地塞米松。

3. 血浆置换和丙种球蛋白静脉滴注。

4. 加强护理、控制感染 注意呼吸道管理，维持内环境稳定，选择有效抗生素防治感染。

5. 慎用抗胆碱酯酶药物 根据依酚氯铵试验结果，若是肌无力危象，给予抗胆碱酯酶药物；若是胆碱能危象，立即停用抗胆碱酯酶药物，并肌内注射阿托品 1～2mg，必要时重复；若是反拗危象，应停用有关药物，加强现阶段支持对症处理，稳定后再重新确定抗胆碱酯酶药物剂量。不论哪种危象，现一般主张停用抗胆碱酯酶药物，数天后再开始应用。

第十三章　原发性免疫缺陷病

第一节　X连锁无丙种球蛋白血症

X连锁无丙种球蛋白血症（X-linked agammaglobulinemia，XLA）又名Bruton病，是一种X连锁隐性遗传病。由于缺乏B淋巴细胞和浆细胞，导致各类免疫球蛋白（Ig）合成不足，特异性抗体水平低下，因而自幼易反复发生严重细菌感染。约20%患儿的父系亲属有同样疾病史。

【诊断】

（一）临床表现

1. 一般在出生后4～12个月开始出现感染症状，也可迟至4～5岁开始发病，仅见于男性。

2. 反复出现化脓性感染症状。感染包括疖肿、中耳炎、鼻窦炎、扁桃体炎、肺炎、败血症、脑膜炎等，主要致病菌为化脓性球菌或革兰氏阴性杆菌。一般对病毒、真菌和原虫有抵抗力。

3. 易发生过敏性、风湿性疾病和自身免疫性疾病，包括类风湿关节炎、恶性贫血、卡氏肺囊虫性肺炎、顽固性腹泻、皮肌炎及硬皮病等。

4. 主要体征　浅表淋巴结和扁桃体等淋巴组织较正常小或缺如，浅表淋巴结及脾脏不能触及。

5. 其他体征　主要取决于各种不同的化脓性疾病。常因反复感染呈现慢性消耗性体质，如苍白、贫血貌及精神萎靡等。

（二）实验室检查

1. 血浆蛋白电泳　提示丙种球蛋白极低，甚至测不出。

2. 外周血细胞　B淋巴细胞甚低或测不出。部分患者外周血白细胞总数和中性粒细胞减低。

3. 血清中免疫球蛋白总量少于2.5g/L，IgG常少于2g/L，IgM、IgA及IgD几乎等于零，而IgE可正常。

4. 特异性抗体检测　在抗原刺激下不能产生相应的特异性抗体。

5. 细胞免疫功能检测　基本正常。

（三）特殊检查

1. X线　鼻咽部侧位X线片，提示腺样体组织缺如或变小。

2. 活检　直肠黏膜活检缺少浆细胞。

【治疗】

1. 特殊治疗　长期定期补充静脉注射用丙种球蛋白（IVIG）。剂量为400～600mg/kg，每月1次，静脉滴注。也可深部肌内注射丙种球蛋白，一般剂量为200mg/kg，每月1次，每次注射量不超过30ml（分数个部位注射，每一部位应少于5ml）。或定期输新鲜血浆，剂量为20ml/kg，每月1次。

2. 控制感染　有感染时应用大剂量有效抗生素。必要时需外科手术清除感染病灶。

3. 禁止预防接种。

第二节　婴儿暂时性低丙种球蛋白血症

婴儿暂时性低丙种球蛋白血症（transient hypogammaglobulinemia of infancy，THI）是指一种或多种免疫球蛋白浓度暂时性降低，低于同一年龄组婴儿的两个标准差，随着年龄的增长可达到或接近正常范围的自限性疾病。通常在3～6个月开始发病，至2～4岁时免疫球蛋白水平可以恢复正常，恢复后不再复发，发病期间表现出反复感染。

【诊断】

（一）临床表现

男女均可发病，较多见于未成熟儿。患儿常因反复上呼吸道感染或经常因腹泻而就诊。常出现的感染部位是鼻旁窦、呼吸道、中耳、脑膜、皮肤等。由于持续反复感染可影响生长发育。

（二）实验室检查

血浆蛋白电泳提示丙种球蛋白低下，血清 IgG 少于 2.5g/L，IgA、IgM 正常或减低，免疫球蛋白的总量常低于 4g/L。一般 T 细胞及 B 细胞数正常。细胞免疫功能亦正常。

【治疗】

可注射人丙种球蛋白至患儿免疫功能恢复正常。有细菌感染时要给予有效足量抗生素控制感染，同时要加强营养，细心护理，争取患儿安全进入自然恢复期。在低丙种球蛋白血症阶段应避免接种疫苗。

第三节　选择性 IgG 亚类缺陷病

选择性 IgG 亚类缺陷病（selective IgG-subclass deficiencies）指 IgG 亚类缺乏，类型多种多样，是一类较为常见的原发性免疫缺陷病。患儿血清中 IgG 总量多正常，而一种或几种亚类则低于正常水平。多种亚类联合缺陷多于单独缺陷者。儿童以 IgG_2 缺陷症最为常见，成人则以 IgG_3 缺陷症为常见。

【诊断】

（一）临床表现

1. 自儿童期开始常表现出反复化脓性感染，以呼吸道感染最为常见。

2. 部分患儿伴发类风湿关节炎、系统性红斑狼疮等自身免疫性疾病。

3. 患儿胸腺及淋巴结结构大致正常。

（二）实验室检查

1. 血清 Ig 测定　可见不同 IgG 亚类水平低于同龄正常儿均值的 2 个标准差，而 IgG 总量可能正常。2 岁以下的儿童，IgG 亚类发育不成熟，呈生理性 IgG 亚类水平低下，不宜过早作出诊断。

2. 免疫电泳　显示 IgG 的不均一性。

【治疗】

选择性 IgG 亚类缺陷病治疗的主要措施是适当使用抗生素控制感染。确诊为 IgG 亚类缺陷病的儿童应接受联合多糖和蛋白质疫苗的反复预防注射，以提高机体的抗体反应。由于丙种球蛋白制剂中含有各种 IgG 亚类，所以一般应用人丙种球蛋白制剂治疗有效，推荐剂量为每月 200～400mg/kg，静脉注射。

第四节　选择性 IgA 缺陷病

选择性 IgA 缺陷病（selective IgA deficiency，SIgAD）是原发性体液免疫缺陷症中最常见的一种。SIgAD 是反复感染的重要原因之一。其特点为：①IgA 水平显著低下；②常伴有 IgG_2 缺陷，其他免疫球蛋白水平正常或升高；③伴有或不伴有 T 细胞功能障碍；④本症常伴有其他疾病，如自身免疫性疾病、肺部疾病、肠道疾病、过敏性疾病、神经系统疾病及恶性肿瘤等。

【诊断】

（一）临床表现

患儿可无症状或伴发多种疾病，如哮喘、呼吸道感染、腹泻和各种自身免疫性疾病，半数有反复感染。1/4 有自身免疫性或血管胶原性疾病。IgA 缺陷症出现症状者，占临床上严重免疫缺陷病的 10%～15%。

（二）实验室检查

1. 血浆蛋白电泳 缺乏 IgA 区带。

2. 血清 Ig 量测定 血清 IgA 总量常低于 0.05g/L，其余 Ig 可正常甚至升高，分泌型 IgA 低于 0.002g/L。约 40%患儿可测出自身抗体。

3. T 细胞免疫功能有不同程度的减低。

【治疗】

目前尚无满意的治疗方案，主要针对各种伴发疾病进行治疗，如抗感染、抗过敏、抗肿瘤和免疫抑制治疗等。对于严重感染者可选择使用适当的抗生素及无症状的 SIgAD 患者的血浆。严重腹泻者可采用初乳治疗以补充分泌型 IgA。一般禁忌输注含有 IgA 的血制品（包括丙种球蛋白制剂），以防产生抗 IgA 抗体，从而发生过敏反应。

第五节 先天性胸腺发育不全

先天性胸腺发育不全（congenital thymic hypoplasia）又名 DiGeorge 综合征，为伴有甲状旁腺功能低下的细胞免疫缺陷病。常表现为胸腺发育不全、低钙血症、先天性心脏疾病及甲状旁腺缺失。

【诊断】

（一）临床表现

1. 特殊面容 多数患儿均可见到特殊面容，如高腭弓、低耳位、小下颌、鱼形嘴。还可见到宽眼距、耳郭切迹、短人中、腭裂，说话时有鼻音。

2. 心血管畸形 如右位主动脉弓、左位锁骨下动脉、右心室漏斗狭窄、室间隔缺损、法洛四联症、房间隔缺损、肺动脉闭锁和肺动脉发育不良等。但也有患儿可不存在先天性心脏病。

3. 手足搐搦症 由于患儿同时存在甲状旁腺发育不良，常有低钙血症，表现为手足搐搦，常发生在新生儿期，特别在出生后 24～48h，可反复发作，补充钙剂和维生素 D 可使之缓解。

4. 反复感染 常表现为呼吸道感染、鹅口疮及腹泻等。病原体多为病毒、真菌，特别是白念珠菌及原虫。

5. 对各种减毒活疫苗不易耐受，可发生严重的不良反应，甚至导致死亡。

6. 生长发育迟缓，生活能力低下。

7. 常伴其他先天畸形如尿道发育异常，特别是肾盂积水。个别患儿也可表现为食管闭锁、肛门闭锁。

（二）实验室检查

1. 甲状旁腺功能检查 甲状旁腺素减低，血钙水平常明显减低而血磷升高。

2. 免疫功能检查 ①外周血淋巴细胞计数可减少、正常或升高；②T 细胞总数和百分数往往显著减少，但也有正常者；③淋巴细胞转化率表现各异，可从正常到严重减低；④迟发型超敏反应皮肤试验多数阴性，但也有阳性反应者。

（三）特殊检查

1. 淋巴结活体组织检查 可发现胸腺依赖区发育不良等本病所特有的异常表现。

2. X 线检查 可见缺乏胸腺影，有心血管及泌尿系统畸形。

【治疗】

1. 手足搐搦发作时，静脉注射葡萄糖酸钙，同时给予足量维生素 D（每日 5 万～25 万 U）。

2. 胎儿胸腺移植 采用胎龄不足 14 周的人工流产胎儿胸腺，移植于腹肌与筋膜之间，或制成胸腺细胞悬液移植于腹腔内。

3. 胸腺素 开始每天 1mg/kg 肌内注射，逐渐增加至 4mg/kg，症状改善后，逐渐减至维持量（1mg/kg），每周 1 次长期治疗。

4. 禁用新鲜血或含淋巴细胞的新鲜血浆。必须慎用活疫苗。

5. 有严重免疫缺陷时，应积极防治感染，也可考虑输注 IVIG。

6. 有先天性心脏病时应积极防治心力衰竭，也可采用手术方法治疗先天性心脏病。

第六节 严重联合免疫缺陷病

严重联合免疫缺陷病（severe combined immunodeficiency diseases，SCID）是指 T 细胞和 B 细胞功能联合缺陷引起的原发性免疫缺陷病，以 T 细胞分化的严重障碍为特点。临床特点为在婴儿早期即出现致死性的严重感染。常见的遗传方式为常染色体隐性遗传及 X 连锁遗传。

【诊断】

（一）临床表现

1. 重症感染 常在出生后 5～6 个月出现，细菌、病毒、真菌均可为致病原，特别是一些条件致病菌引起的机会感染。

2. 胃肠道功能紊乱 几乎所有患儿均有慢性腹泻，大多数病原不明，多为水样便、血性或黏液脓性大便。巨细胞病毒感染或其他病原引起的慢性肝炎也较为常见。

3. 皮肤黏膜损害 皮损多种多样，如皮肤感染、剥脱性皮炎和各种皮疹，会阴、舌和颊黏膜可出现深部溃疡。

4. 移植物抗宿主反应 常发生于输血后 5～20 天，表现为发热、皮疹、肝脾大、黄疸和腹泻、甚至死于严重感染。

5. 其他 也可见血液系统异常（如中性粒细胞减少、红细胞发育不全等），自身免疫病、过敏性疾病或淋巴系统肿瘤等。

（二）实验室检查

1. 外周血淋巴细胞计数 $< 1.5 \times 10^9$/L，T 细胞及 B 细胞数均明显减少，尤其是缺乏小淋巴细胞。中性粒细胞减少、血小板减少及贫血。

2. 迟发型超敏反应皮肤试验阴性。淋巴细胞对淋巴细胞活性抗原或同种异体淋巴细胞刺激缺乏反应性。

3. 淋巴细胞的细胞毒功能有缺陷。自然杀伤细胞活性下降。

4. 血清中各类免疫球蛋白水平常显著低于正常，IgG 常低于 2.0g/L。

5. 血清 C_{1q} 水平降低，大约仅相当于正常水平的 1/3。

（三）特殊检查

X 线胸片显示缺乏胸腺影，鼻咽部侧位 X 线检查不易见腺样体组织。

【治疗】

1. 首先针对各种严重感染采取有效的预防和控制措施。应避免各种减毒活疫苗的接种。

2. 免疫制剂的应用如定期输注丙种球蛋白，每次 100～400mg/kg，每 1～2 周输注一次。为防止移植物抗宿主反应，不宜输注新鲜全血、血浆或其他血制品。

3. 免疫重建

（1）骨髓移植：是较为理想的治疗方法，但需要有与 HLA 配型相符的供髓者。

（2）外周血干细胞移植、骨髓干细胞移植及脐血干细胞移植。

（3）胎肝移植。

第十四章 小儿结缔组织病

第一节 风 湿 热

风湿热也称急性风湿热（acute rheumatic fever，ARF），是链球菌感染后的全身免疫性炎症，主要表现为心脏炎、游走性关节炎、舞蹈病、环形红斑和皮下小结；常反复发作，遗留心脏瓣膜损害，称为风湿性心脏病，是小儿常见的后天性心脏病；发病年龄以 5～15 岁多见，性别无差异。

【病因和发病机制】

前驱疾病为 A 族 β 溶血性链球菌咽峡炎，感染后约 3 周发病；但是链球菌感染如何导致风湿热的确切机制尚不清楚，目前认为风湿热是一种自身免疫性疾病，链球菌菌体成分与宿主心肌、心瓣膜、血管平滑肌、下丘脑、尾状核、关节等有交叉抗原，当链球菌感染时宿主一方面产生保护性免疫反应，清除链球菌，另一方面由于链球菌抗原的分子模拟，也对那些与链球菌有交叉抗原的器官产生自身免疫反应，导致器官损害。人群的易感性与遗传因素有关。

【诊断】

（一）临床表现

多呈急性起病，亦可为隐匿性进程。

1. 一般表现 发热、热型不规则、精神不振、乏力、面色苍白、多汗、鼻出血、腹痛等。

2. 心脏炎 占 40%～50%，以心肌炎和心内膜炎多见，亦可发生全心炎，轻者症状不明显，重者可致心力衰竭甚至死亡。

（1）心肌炎：心率增快，心率与体温不成比例（体温升高 1℃，心率增加 10～15 次/分），入睡后心率仍增快，心界扩大，心尖冲动弥散，心音减弱，可闻及奔马律，心尖区可听到轻度收缩期杂音，ECG 示一度房室传导阻滞、ST 段下移及 T 波平坦或倒置，或有心律失常。

（2）心内膜炎：以二尖瓣受累最常见，主动脉瓣次之。心尖部可闻及二尖瓣关闭不全所引起的吹风样收缩期杂音，向腋下传导，以及二尖瓣相对狭窄所引起的舒张中期杂音；主动脉瓣闭锁不全时胸骨左缘第 3 肋处可闻及叹气样舒张期杂音。

（3）心包炎：患儿有心前区疼痛，积液量少时心底部听到心包摩擦音；积液量多时，心音遥远，有颈静脉怒张、肝大等心脏压塞征表现；心电图示低电压，广泛 ST 段抬高，以后 ST 段下降和 T 波平坦或倒置。

3. 关节炎 见于 50%～60%患儿，为游走性多关节炎，以膝、踝、肘、腕等大关节为主，局部红、肿、热、痛，活动受限，经治疗后关节炎可完全治愈，不引起畸形。

4. 舞蹈症 也称 Sydenham 舞蹈病，常于溶血性链球菌感染咽峡后 1～6 个月出现。多见于女孩，累及锥体外系，其特征为面部和四肢肌肉的不自主、无目的的快速运动，如伸舌、歪嘴、皱眉、挤眼、耸肩、缩颈、语言障碍、书写困难、细微动作不协调，在兴奋或注意力集中时加剧，入睡后即消失，病程在 3 个月左右。部分患儿伴心脏损害。

5. 皮肤症状

（1）皮下小结：见于 5%～10%的风湿热患儿，常伴发严重心脏炎，起病后数周才出现，经 2～4 周消失；小结呈圆形，质硬、无压痛、可活动，有米粒至花生米大小，分布于肘、腕、膝、踝等关节伸侧，以及枕部、前额头皮、脊柱脊突处。

（2）环形红斑：见于 2%～5%患儿，位于躯干及四肢近端屈侧，呈环形、半环形红斑，受热时明显，环内皮肤正常，边缘呈匐行性轻微隆起，直径约 2.5cm。

（二）实验室检查

1. 血象 白细胞计数增高伴核左移，常有轻度贫血，血小板计数正常。

2. 急相反应蛋白 红细胞沉降率增快，C反应蛋白阳性，α_2球蛋白增高，黏蛋白增高等。

3. 抗链球菌抗体测定 抗链球菌溶血素O（ASO）升高，抗脱氧核糖核酸酶B（anti-DNase B）升高，单独应用阳性率约80%，两者合用阳性率可达90%以上。

4. 免疫球蛋白及补体测定 IgG、IgA、C3升高。

（三）特殊检查

1. 心电图 可见P—R间期延长、二度I型房室传导阻滞，ST-T变化，非阵发性结性心动过速，房室肥大等。

2. 胸片 肺纹理可增加，心影正常或增大。

3. 超声波检查 确诊心包积液和心内膜炎，并可判断房室肥大、左室收缩和舒张功能。

（四）诊断标准

诊断标准见表14-1。

表14-1 风湿热诊断标准

主要表现	次要表现	链球菌感染证据
心脏炎	发热	ASO和（或）其他抗链球抗体阳性
多关节炎	关节痛	咽拭培养A族溶血性链球菌阳性
舞蹈病	P—R间期延长	近期患猩红热史
环形红斑	红细胞沉降率增快	
皮下小结	C反应蛋白阳性	
	白细胞增多	

注：主要表现为关节炎者，关节痛不再作为次要表现；主要表现为心脏炎者，P—R间期延长不再作为次要表现；具有2项主要表现，或1项主要表现伴2项次要表现，并有链球菌感染证据，即可诊断风湿热。

【治疗】

1. 休息 ①急性期应卧床休息2周，若无心脏受累，可逐渐恢复活动，2周后达正常活动水平；②心脏炎无心脏扩大患儿，应绝对卧床休息4周后，逐渐于4周内恢复正常活动；③心脏炎伴心脏扩大患儿，应卧床休息6周，再经6周恢复至正常活动水平；④心脏炎伴严重心力衰竭患儿则应绝对卧床休息8～12周，然后在3个月内逐渐增加活动量。

2. 肃清链球菌感染 大剂量青霉素（480万～960万U/d）静脉滴注至少2～3周；青霉素过敏者可改用其他有效抗生素如红霉素等。

3. 抗风湿药物治疗 心脏炎时宜早期使用肾上腺皮质激素治疗，非心脏炎患儿可用水杨酸制剂。阿司匹林 80～100mg/（kg·d），最大量≤3g/d，分次口服，症状控制后逐渐减至半量，持续4～6周；应密切观察阿司匹林副作用，如恶心、呕吐、消化道出血、酸碱失衡等，合适血药浓度为0.20～0.25g/L。

泼尼松剂量1.5～2.0mg/（kg·d），分次服用，最大量≤60mg/d，2～4周后逐渐减量，总疗程为8～12周。用药期间应进低盐饮食，预防感染。

4. 对症治疗 ①有充血性心力衰竭者应加用地高辛，剂量宜偏小，采用维持量法；并加用卡托普利、呋塞米和螺内酯；注意限制液体入量；纠正电解质紊乱。②舞蹈病时可加用镇静剂，注意环境安静，并给予心理治疗。③关节肿痛时应予制动。

【预防】

1. 预防风湿复发 应用长效青霉素120万U深部肌内注射，每月1次，青霉素过敏患儿可改用红霉素等其他抗生素口服，每月口服 1 周，红霉素剂量为 20～40mg/（kg·d），分次服用；预防期限不得少于 5 年，有心脏炎者应延长至 10 年或至青春期后，有风湿性心脏病者，宜作终身药物预防。

2. 预防细菌性心内膜炎 风湿热或风湿性心脏病患儿，当拔牙或行其他手术时，术前、后应用抗生素静脉滴注。

第二节 幼年型类风湿关节炎

幼年型类风湿关节炎（juvenile rheumatoid arthritis，JRA），又名 Still 病，是小儿时期常见的结缔组织病。本病特点是除关节炎症和畸形外，有不规则发热、皮疹、肝脾及淋巴结肿大、胸膜炎及心包炎等全身症状和内脏损害。多数预后良好，少数可发展为慢性过程，导致关节畸形和功能障碍，死亡率约 1%。发病年龄多见于 2～3 岁和 9～12 岁，男女性别与类型有关。病因不明，与感染和遗传因素有关，可导致免疫异常和免疫损伤。

【诊断】

（一）临床表现

按起病形式、临床经过和预后不同，其可分为三型：

1. 全身型

（1）占 JRA 10%～20%，可发生于任何年龄，以幼儿多见，无性别差异。

（2）发热呈弛张型高热，常达 40℃以上，骤升骤降，常伴寒战；体温每日有 1 或 2 个峰，热退时一般情况尚好；发热持续数周至数月后可自行缓解，但易复发。

（3）皮疹：为红色斑疹，分布于全身，以躯干及肢体近端为多，常呈一过性，高热时明显，热退时隐匿，可伴痒感。

（4）关节炎：急性期多数患儿有一过性关节炎、关节痛或肌痛，但部分患儿可在全身症状数月或数年后才发生关节炎，约 25%患儿最终转为慢性关节炎，导致关节畸形。

（5）内脏损害：可伴有肝脾大、淋巴结肿大、胸膜炎、心包炎、间质性肺损害等。

2. 多关节炎型 见于 40%的 JRA 患儿，4 个以上关节受累，女孩多见；先累及踝、膝、腕、肘等大关节，常为对称性，有晨僵；逐渐累及小关节，波及指（趾）关节时，呈典型梭形肿胀，累及颈椎可致颈部活动受限，颈项疼痛，累及颞颌关节则表现为张口困难；晚期多有髋关节受累、股骨头破坏而引起跛行。

根据血清类风湿因子（RF）分为两个亚型，①RF 阳性型：起病于年长儿，常见类风湿皮下结节，关节症状较重，半数发生关节强直变形和肌肉萎缩，多伴抗核抗体阳性；②RF 阴性型：起病于任何年龄，关节症状较轻，预后较好。

3. 少关节炎型 受累关节等于和少于 4 个，占 JRA 患者 40%～50%，分为 2 个亚型。①少关节炎 I 型：女孩多见，常于 4 岁前起病，60%伴抗核抗体阳性，约半数发生慢性虹膜睫状体炎，表现为畏光、流泪、结膜充血，可因虹膜后粘连、继发性白内障、青光眼而致视力障碍甚至失明，HLA 多为 DR_5、DR_6、DR_8。②少关节炎 II 型：也称与附着点炎症相关的关节炎（enthesitis related arthritis，ERA），男孩多见，多数起病于 8 岁以后，HLA B_{27} 阳性，早期累及骶髂关节，有肌腱附着处炎症，可发展为强直性脊柱炎，Schober 试验阳性，少数有虹膜睫状体炎。

（二）实验室检查

1. 血象 轻至中度贫血，白细胞计数增高，中性粒细胞增高，内含中毒颗粒，可呈类白血病反应，血小板计数正常或增高。

2. 血培养 阴性。

3. 急相蛋白 红细胞沉降率增快，C 反应蛋白阳性，α_2 和丙种球蛋白升高。

4. 免疫学异常 ①IgG、IgM、IgA 均增高，以 IgG_1 和 IgG_3 增高为著，C3 增高；②细胞因子如 TNF-α、IL-1、IL-6 活性增高；③抗核抗体、RF 可呈阳性。

（三）特殊检查

1. X 线检查 早期无明显骨质变化，仅见软组织肿胀；以后关节附近骨质疏松，骨膜反应，关节腔变狭窄和骨质侵蚀；后期关节软骨破坏，关节融合强直，骨质高度疏松脱钙，可有关节半脱位。

2. 关节腔滑膜液检查 外观黄色清亮或浑浊，可自行凝固，黏蛋白凝块松散。细胞数明显增加，可达（200～40 000）×10^6/L 及以上，以中性粒细胞为主，蛋白质含量增高，糖降低，补体下降或正常，培养阴性。

3. CT、MRI、超声波检查 有助于早期诊断关节病变。

【治疗】

（一）一般治疗

卧床休息，增加营养，采用医疗体育、理疗、按摩等方法以防止关节强直和软组织挛缩，已有畸形者可施行矫形手术。

（二）抗炎药物

1. 非甾体抗炎药 ①吲哚美辛：剂量 1～3mg/（kg·d），分次服用，用于全身型和多关节炎型，副作用较大，以胃肠道症状为主，可引起胃溃疡和出血，注意血象和肝功能，常短期用于退热；②萘普生：剂量 10～20mg/（kg·d），分次服用，长期服用耐受良好，副作用为出血时间延长和胃肠道反应；③布洛芬：剂量 30mg/（kg·d），分次服用，可引起胃肠道反应和血清转氨酶升高；④双氯酚酸钠：剂量 0.5～3mg/（kg·d），分 2 次服用；⑤罗非昔布：成人 25mg/d，儿童酌减；⑥美洛昔康成人 7.5～15.0mg/d，儿童酌减。

2. 病情缓解药 这类药用 2～3 个月才显效。①甲氨蝶呤：每周 1 次，口服，0.25～0.50mg/（kg·次），宜空腹服用，1h 后进餐；②羟氯喹：5～6mg/（kg·d），一次服用，每周可服用 5～6 天，停 1～2 天；③青霉胺：开始剂量 5mg/（kg·d），分次服用，2 周后渐增至 10mg/（kg·d）；④来氟米特：0.3～0.5mg/kg，每日 1 次，开始 3 天后加倍；⑤金制剂如瑞德：3mg/片，成人 6mg/d，价格高昂、反应较大。

3. 肾上腺皮质激素 泼尼松 1～2mg/（kg·d），总量≤60mg/d，分次服用，症状控制后，可合并晨起顿服，然后逐渐减量至停用。开始每周减少 5～10mg，减至 15mg/d 后，每周再减 1/4，至最小维持量，维持 6～12 个月或更长时间；适用于 JRA 全身型，特别是伴内脏损害患儿，但长期应用不能防止关节病变的破坏过程，并可能促使无菌性血管性软骨坏死；对少关节炎型患儿可用曲安奈德关节内注射，剂量为每个关节 1mg/（kg·次），＜40mg/次。

4. 免疫抑制剂 如巯唑嘌呤、环磷酰胺等，对严重病例可抑制炎症，应加强激素疗效，减少激素用量。

5. 其他 如干扰素-γ、丙种球蛋白、中药等。

第三节　系统性红斑狼疮

系统性红斑狼疮（systemic lupus erythematosus，SLE）是一种累及多系统的自身免疫性疾病，特征为广泛的血管炎和结缔组织炎症，存在抗核抗体，特别是抗 dsDNA 和抗 Sm 抗体。发病年龄以 10～19 岁青少年居多，10 岁以下仅占 1/3，女孩多见。

【诊断】

（一）临床表现

1. 一般症状 发热，热型不规则，伴全身不适、乏力、食欲减退、体重下降、脱发等。

2. 皮疹　对称性颊部蝶形红斑，跨过鼻梁，边缘清晰，略高出皮面，日晒加重；上胸及肘部等暴露部位可有红斑样斑丘疹；掌跖红斑，指（趾）端掌侧红斑，甲周红斑，指甲下远端红斑等均为血管炎所致；也可有皮肤出血和溃疡。特别要注意鼻腔和口腔黏膜有无溃疡。

3. 关节症状　关节、肌肉疼痛，关节肿胀和畸形。

4. 心脏　可累及心内膜、心肌和心包，可表现为心力衰竭。

5. 肾脏　从局灶性肾小球肾炎到弥漫性增殖性肾小球肾炎，重症可死于尿毒症。

6. 多发性浆膜炎，可累及胸膜、心包、腹膜，可单独或同时受累，一般不留后遗症。

7. 神经系统　头痛、性格改变、癫痫、偏瘫及失语等。

8. 其他　肝、脾、淋巴结肿大，可有咳嗽、胸痛、呼吸困难等症状。

（二）实验室检查

1. 血象　白细胞计数减少，常小于 $4×10^9/L$，淋巴细胞减少，常小于 $1.5×10^9/L$，不同程度贫血，Coombs 试验阳性，血小板一般正常，亦可减少。

2. 抗核抗体　多为周边型和斑点型，有抗 dsDNA 抗体、抗 DNP 抗体、抗 Sm 抗体、抗 Ro（SSA）抗体、抗 La（SSB）抗体等。

3. 免疫学检查　C3 降低；IgG 显著升高，IgA、IgM 亦升高，$α_2$ 及丙种球蛋白升高，呈高球蛋白血症；循环免疫复合物测定阳性。

4. 尿常规有蛋白尿、血尿及管型尿，肝肾功能测定可异常。

5. 狼疮带试验　活检取小块皮肤，用直接免疫荧光法观察，可发现表皮与真皮交界线上有颗粒状或线状荧光带，为 IgG、IgA、IgM 及补体沉积所致。

（三）特殊检查

肾穿刺活检，对狼疮肾炎的诊断、治疗和预后均有重要价值。

（四）诊断标准

1. 脸颊部蝶形红斑。

2. 盘状红斑。

3. 日光敏感。

4. 口腔或鼻黏膜溃疡。

5. 非侵蚀性关节炎。

6. 肾炎（血尿，蛋白尿＞0.5g/d，细胞管型）。

7. 脑病（癫痫发作或精神症状）。

8. 胸膜炎或心包炎。

9. 血细胞减少（溶血型贫血、白细胞减少、血小板减少）。

10. 免疫学异常，抗 dsDNA 抗体阳性、抗 Sm 抗体阳性，狼疮细胞阳性，或持续梅毒血清试验假阳性。

11. 抗核抗体阳性。

符合 4 项或 4 项以上者可确诊 SLE。

【治疗】

1. 一般治疗　卧床休息，加强营养，低盐饮食，避免阳光曝晒及预防接种，慎用各种药物，以免诱发疾病活动，预防感染。

2. 肾上腺皮质激素　泼尼松每日 2mg/kg，总量≤60mg，分次服用；病情得到控制，实验室检查基本正常后改为每日或隔日顿服，剂量逐渐减至 0.5～1.0mg/kg，小剂量维持疗法须持续数年。重症可用甲泼尼龙冲击疗法：20～30mg/（kg·d），共 3 天，3 天后用泼尼松 1mg/（kg·d），分次服用。

3. 免疫抑制剂 常用环磷酰胺 750mg/（m² • 次），静脉滴注，每月 1 次，半年后每 3 个月一次，持续应用 1 年以上。观察血象和肝功能；其他药物有甲氨蝶呤、硫唑嘌呤、环孢素 A、麦考酚酯等。

4. 对症治疗 关节症状应用非甾体抗炎药，但合并肾脏损害者不宜使用；皮肤症状者合并用羟氯喹。

5. 其他 重症可用 IVIG、血浆置换术等。

【预后】

本病目前预后明显改善，狼疮肾炎中伴弥漫增殖性肾炎和狼疮脑病者预后较差，10 年存活率在 70%左右。

第四节 川 崎 病

川崎病（Kawasaki disease，KD）又称皮肤黏膜淋巴结综合征（mucocutaneous lymph node syndrome，MCLS）是一种急性全身性中、小动脉炎，表现为发热、皮疹、球结膜充血、口腔黏膜充血、手足红斑和硬性水肿及颈部淋巴结肿大。发病年龄以婴幼儿多见，80%在 5 岁以下，成人罕见；男性多于女性，男：女为 1.5：1。病因不明，可能系多种感染原（如病毒、葡萄球菌、链球菌、立克次体等）激发机体产生的异常免疫应答反应。

【诊断】

（一）临床表现

1. 发热持续 5 天以上，抗生素治疗无效，体温在 39～40℃及以上，呈稽留热或弛张热，持续 7～14 天。

2. 双眼球结合膜充血，无脓性分泌物。

3. 口唇充血皲裂，口腔黏膜弥漫充血，舌乳头明显呈草莓舌。

4. 掌跖红斑，手足硬性水肿，恢复期指（趾）端自指甲和皮肤交界处出现膜状脱皮，指（趾）甲有横沟（Beau 线），重者指（趾）甲亦可脱落。

5. 多形性皮疹，可呈弥漫性红斑，肛周皮肤发红、脱皮，婴儿卡介苗接种处可有充血、结痂。

6. 颈部淋巴结肿大，单侧或双侧，直径在 1.5cm 以上，常为一过性。

7. 其他，如患儿易激惹、烦躁不安，少数有颈项强直、惊厥、昏迷等无菌性脑膜炎表现；有腹痛、呕吐、腹泻、麻痹性肠梗阻、肝大、黄疸，血清转氨酶升高等消化系统症状；或有咳嗽、关节痛、关节炎；心血管系统可有心包炎、心肌炎、心内膜炎、心律失常，甚至心肌梗死等。

（二）实验室检查

1. 血液学检查 周围血白细胞增高，以粒细胞为主，伴核左移，轻度贫血，血小板早期正常，第 2～3 周增多；红细胞沉降率明显增快，C 反应蛋白、α_2 球蛋白、α_1-抗胰蛋白酶等急相蛋白增高；血浆纤维蛋白原增高，血浆黏度增高；ALT 和 AST 可以升高；脂质代谢紊乱。

2. 免疫学检查 血清 IgG、IgM、IgA、IgE 和血液循环免疫复合物升高；Ts 细胞数减少而 Th 细胞数增多；总补体和 C3 正常或增高。

（三）特殊检查

1. 心电图 早期示窦性心动过速，非特异性 ST-T 变化；心包炎时可有广泛 ST 段抬高和低电压；心肌梗死时相应导联有 ST 段明显抬高，T 波倒置及异常 Q 波。

2. 胸部平片 可示肺部纹理增多、模糊或有片状阴影，心影可扩大。

3. 超声心动图 急性期可见心包积液，左室内径增大，二尖瓣、主动脉瓣或三尖瓣反流；可有冠状动脉异常，如冠状动脉扩张、冠状动脉瘤、冠状动脉狭窄。

4. 冠状动脉造影 超声波检查有多发性冠状动脉瘤或心电图有心肌缺血表现者，应进行冠状动脉造影，以观察冠状动脉病变程度，指导治疗。

（四）鉴别诊断

1. 败血症 血培养阳性，抗生素治疗有效，可发现病灶。

2. 渗出性多形性红斑 婴儿少见，皮疹范围广泛，有疱疹及皮肤剥脱出血，有口腔溃疡。

3. 幼年型类风湿关节炎全身型 无眼结膜充血，无口唇发红皲裂，无手足硬肿及指（趾）端脱皮，无冠状动脉损害。

【治疗】

（一）控制炎症

1. 阿司匹林 80～100mg/（kg·d），分2～3次服用，热退后3天逐步减量，约2周减至3～5mg/（kg·d），维持6～8周；如有冠状动脉病变，应延长用药时间，直至冠状动脉恢复正常；急性期川崎病患儿常有肠道吸收障碍，若阿司匹林达不到治疗浓度，如发热不退可加大剂量至120～150mg/（kg·d）。

2. 大剂量静脉滴注 IVIG 剂量1～2g/kg于8～12h静脉缓慢输入，宜于发病早期（10天以内）应用，可迅速退热，预防冠状动脉病变发生，同时合并应用阿司匹林，剂量同上。

3. 肾上腺皮质激素 不宜单独应用，因为可促进血栓形成，易并发冠状动脉瘤并影响冠状动脉病变的修复，但有显著的抗炎作用，可与阿司匹林和双嘧达莫合并应用，用于丙种球蛋白耐药、合并全心炎或无法得到丙种球蛋白时，剂量为2mg/（kg·d），用药2～4周。

（二）抗血小板聚集

除阿司匹林外可加用双嘧达莫3～5mg/（kg·d）。

（三）对症治疗

根据病情给予对症及支持疗法，如补充液体、护肝、控制心力衰竭、纠正心律失常等，有心肌梗死时应及时进行溶栓治疗。应用抗生素（如头孢菌素）治疗合并感染。

【预后及随诊】

川崎病多数预后良好；未经治疗的患儿，并发冠状动脉瘤者可达20%～25%；病死率在0.5%左右，死因为心肌梗死或猝死。

并发冠状动脉瘤的高危因素：①男孩；②年龄<6个月或>3岁；③发热持续2周以上或再次发热；④心脏扩大，有心律失常；⑤实验室检查：红细胞计数<80×10^{12}/L，且持续不恢复；白细胞计数>16×10^9/L～30×10^9/L，血小板计数>1000×10^9/L，红细胞沉降率>100mm/h，CRP>100mg/L；⑥复发的病例。

无冠状动脉病变患儿于出院后1个月、3个月、半年及1～2年进行一次全面检查（包括体检、心电图和超声心动图等）；有冠状动脉瘤者应密切随访，每6～12个月一次。应用IVIG患儿9个月内不宜进行麻疹、风疹、腮腺炎等预防注射。

第五节 过敏性紫癜

过敏性紫癜（anaphylactoid purpura）也称亨-舒综合征（Henoch-Schonlein syndrome，HSP）是一种以小血管炎为主要病变的系统性血管炎。皮肤、肾脏活检标本可发现有IgA沉积。临床表现为皮肤紫癜，常伴关节炎、腹痛、便血和肾小球肾炎；多发生于学龄前和学龄期儿童，男孩多于女孩，一年四季均有发病，以春秋二季居多。

【诊断】

（一）临床表现

多为急性起病，首发症状以皮肤紫癜为主，部分病例腹痛、关节炎或肾脏症状首先出现。起病前1～3周常有上呼吸道感染史。可伴有低热、食欲减退、乏力等全身症状。

1. 皮肤紫癜 病程中反复出现皮肤紫癜为本病特征，多见于四肢及臀部，对称分布，伸侧较多，分批出现，面部及躯干较少；初起时出现斑丘疹，为紫红色，高出皮面，继而呈棕褐色直至消退，可伴有荨麻疹和血管神经性水肿，重症患儿紫癜可融合成大疱并伴出血性坏死。

2. 消化道症状 半数以上患儿出现反复的阵发性腹痛，位于脐周或下腹部，疼痛剧烈，可伴呕吐，但呕血少见；部分患儿有黑便或血便、腹泻或便秘，偶见并发肠套叠、肠梗阻或肠穿孔。

3. 关节症状 出现膝、踝、肘、腕等大关节肿痛，活动受限，呈单发或多发，关节腔有积液，可在数日内消失，不留后遗症。

4. 肾脏症状 轻重不一，多数患儿出现血尿、蛋白尿和管型，伴血压增高及水肿，称为紫癜性肾炎，少数呈肾病综合征表现；肾脏症状绝大多数在起病1个月内出现，亦可在病程更晚期发生，少数以肾炎为首发症状；虽然有些患儿的血尿、蛋血尿持续数月甚至数年，但大多数都能完全恢复，少数发展为慢性肾炎，死于慢性肾衰竭。

5. 其他 偶可发生颅内出血，导致惊厥、瘫痪、昏迷、失语，还可有鼻出血、牙龈出血、咯血、睾丸出血等出血表现，偶尔累及循环系统发生心肌炎、心包炎，或累及呼吸系统发生喉头水肿、哮喘、肺出血等。

（二）实验室检查

1. 血象 白细胞正常或增加，中性粒细胞和嗜酸粒细胞可增高；除非严重出血，一般无贫血；血小板计数正常甚至升高，出血和凝血时间正常，血块退缩试验正常，部分患儿毛细血管脆性试验阳性。

2. 尿常规 可有红细胞、蛋白、管型，重症有肉眼血尿。

3. 大便隐血试验阳性。

4. 红细胞沉降率轻度增快 血清IgA升高，IgG、IgM正常或轻度升高；C3、C4正常或升高；抗核抗体及类风湿因子阴性；重症血浆黏度增高；部分病例可伴抗中性粒细胞胞质抗体阳性。

（三）特殊检查

腹部超声波检查有利于早期诊断肠套叠；头颅MRI对有中枢神经系统症状患儿可予确诊；肾脏症状较重和迁延患儿可行肾穿刺以了解病情并给予相应治疗。

【鉴别诊断】

典型病例诊断不难，若临床表现不典型，皮肤紫癜未出现，容易误诊为其他疾病，需与原发性血小板减少性紫癜、风湿性关节炎、外科急腹症等鉴别。

【治疗】

1. 一般治疗 卧床休息，积极寻找和去除致病因素，控制感染，补充维生素。

2. 对症治疗 有荨麻疹或血管神经性水肿时，应用抗组胺药物和钙剂；腹痛时应用解痉剂，消化道出血时应禁食，可静脉滴注西咪替丁20～40mg/（kg·d），必要时输血。

3. 肾上腺皮质激素 急性期对腹痛和关节痛可予缓解，但不能预防肾脏损害的发生，亦不能影响预后。可用泼尼松1～2mg/（kg·d），分次口服，或用地塞米松、甲泼尼龙静脉滴注，症状缓解后即可停用。重症可加用免疫抑制剂如环磷酰胺。

4. 抗血小板聚集药物 如阿司匹林［3～5mg/（kg·d）或25～50mg/d，每天一次服用］，双嘧达莫［3～5mg/（kg·d），分次服用］，钙通道阻滞剂如硝苯地平［0.5～1.0mg/（kg·d），分次服用］，非甾体抗炎药如吲哚美辛［2～3mg/（kg•d），分次服用］，均有利于血管炎的恢复。

5. 抗凝治疗　以肾脏病变为主要表现者可选用肝素尿激酶等静脉注射。

6. 其他　中成药补肾益气和活血化瘀，如贞芪扶正冲剂、复方丹参片、银杏叶片，口服3～6个月。

【预后】

本病预后一般良好，除少数重症患儿可死于肠出血、肠套叠、肠坏死或急性肾衰竭外，大多数痊愈。病程一般在1～2周至1～2个月，少数可长达数月或1年以上；肾脏病变常较迁延，可持续数月或数年，大多自行缓解；部分病例有复发倾向。

第十五章　小儿结核病

第一节　概　述

结核病（tuberculosis）是由结核杆菌引起的慢性感染性疾病。全身各个脏器均可受累，但以肺结核最为常见。结核病目前仍是我国乃至全世界最重要的慢性传染病之一，其患病率和死亡率仍较高。

【诊断】

（一）病史

病史包括现病史、既往史、结核病接触史、家族史、卡介苗接种史及发病前急性传染病史（尤其是麻疹、百日咳等），有无结核过敏表现如结节性红斑、疱疹性结膜炎等。

（二）结核菌素试验

常用结核菌纯蛋白衍化物（PPD）作结核菌素试验。第一次试验液为 0.1ml 含 1U PPD（0.00002mg），第二次试验液为 0.1ml 含 5U PPD（0.0001mg），必要时可做最大强度 PPD 250U（0.005mg），如仍为阴性，一般可除外结核感染。

1. 在注射 PPD 后 48～72h 测量硬结平均直径作为判断反应的标准

（1）硬结平均直径＜5mm：为阴性反应，即－。

（2）硬结平均直径 5～9mm：为阳性反应，即＋。

（3）硬结平均直径 10～19mm：为中度阳性反应，即＋＋。

（4）硬结平均直径≥20mm：为强阳性反应，即＋＋＋。

（5）局部除硬结外还有水疱、破溃、淋巴管炎及双圈反应等为极强阳性反应，即＋＋＋＋。

2. 结核菌素反应在下列情况可以减弱或暂时消失（假阴性反应）

（1）急性传染病如麻疹、百日咳、猩红热及肝炎 1～2 个月内。

（2）体质极度衰弱，如重度营养不良、重度脱水、重度水肿等。

（3）严重结核病如粟粒型肺结核、干酪性肺炎和结核性脑膜炎。

（4）应用肾上腺皮质激素和免疫抑制剂治疗时。

（5）原发或继发免疫缺陷病。

（三）临床表现

主要症状为结核中毒症状，如长期低热、盗汗、乏力、食欲减退、消瘦等，肺部体征多不明显，如病情严重可出现高热及相应器官受累表现，如咳嗽、咳痰、咯血等呼吸系统症状，头痛、惊厥、神志障碍等神经系统表现等。

（四）实验室检查

1. 结核菌检查　痰、晨起空腹胃液、支气管洗涤液、脑脊液、浆膜腔液、尿液等直接涂片检查或进行结核杆菌培养，阴性不能除外诊断。

2. 淋巴结穿刺液细胞学检查或淋巴结活检　有助于不典型结核病的诊断。

3. 抗结核抗体检测　可检测血清、脑脊液、浆膜腔液等体液中的抗结核抗体。

4. 红细胞上沉降率　增快时提示有活动性病变，但须注意有明显症状者有时亦可正常。

（五）X 线检查

X 线检查是诊断小儿肺结核的重要方法之一。最好同时拍正、侧位胸片。CT 检查，可准确而全面反映结核病的病理变化。

（六）纤维支气管镜检查

纤维支气管镜检查不仅可以直接观察支气管病变的形态、部位和范围，而且可行组织学病理检查和结核菌培养，并可行灌洗、肉芽肿摘除等治疗操作。

【治疗】

（一）一般疗法

加强营养，选用富含蛋白质和维生素的食物，适当休息。保持室内最佳温湿度，空气流通。避免继续与开放性结核患者接触，以防重复感染。保护患儿，避免其患麻疹、百日咳等传染病。

（二）抗结核药物

用药原则：早期、联合、规则、适量、分段、全程。常用抗结核药物有：

1.异烟肼（INH 或 H）　为全杀菌药、一线抗结核药。剂量为 $10\sim15mg/（kg\cdot d）$，最大量不超过 300mg/d，联合用药时剂量宜减小。全日量于清晨空腹顿服。可同时服用维生素 B_6 $10\sim30mg/d$，以预防末梢神经炎。注意其肝毒性。异烟肼通透性强，能渗透到各种组织和体液中，特别是易透过血脑屏障。

2.利福平（RFP 或 R）　为全杀菌药、一线抗结核药。剂量为 $10\sim15mg/（kg\cdot d）$，最大剂量不超过 450mg/d，联合用药时剂量宜减小。全日量于清晨或睡前空腹顿服。注意其肝毒性和神经系统毒性。利福平不可单独应用，以免产生耐药。

3.吡嗪酰胺（PZA 或 Z）　为半杀菌药、一线抗结核药。剂量为 $20\sim30mg/（kg\cdot d）$，分次口服。亦有肝毒性和肾毒性。

4.链霉素（SM 或 S）　为半杀菌药，对细胞外菌有杀灭作用，不能通过血脑屏障。剂量为 $20\sim30mg/（kg\cdot d）$，$<750mg/d$，肌内注射。用于重症结核病的联合用药和耐药结核菌的治疗。有第Ⅷ对脑神经和肾脏的毒性。

5.乙胺丁醇（EMB 或 E）　为抑菌药。剂量为 $15\sim25mg/（kg\cdot d）$，$6\sim8$ 周后改为 $15mg/（kg\cdot d）$，分次口服。可致视神经炎及红绿盲视，5 岁以下小儿禁用。对于结核性脑膜炎者，本药可通过血脑屏障，联合用药可延缓耐药性的产生。

（三）常用抗结核治疗方案

短程化疗为 WHO 推荐的结核病治疗方案。除预防性化疗外，短程化疗方案均分为两个阶段：强化治疗阶段：一般 $3\sim6$ 个月；巩固治疗阶段：一般 $3\sim9$ 个月，见表 15-1。

表 15-1 各型结核治疗方案

结核类型	短程化疗方案
结核感染	H6 个月（即 6H）或 9H 或 2RZ
肺结核	6HR 或 9HR，严重时加用 2S 或 3Z 即 2SHR/4HR 或 3HRZ/3HR
粟粒型肺结核和肺外结核（结核性脑膜炎、腹腔结核、骨结核等）	$9\sim12HRSZ（3S、3\sim6Z、6\sim9R、9\sim12H）^*$ 即 3SHRZ/3HRZ/3~6HR

*怀疑 H 耐药时可加用 3~6E。

【预防】

1. 隔离开放性结核患者。

2. 卡介苗接种　出生后 3 天内的新生儿初次接种。凡结核菌素试验阴性的小儿均应接种。接种后每隔 $5\sim6$ 年应复种一次，直至 18 岁。

3. 药物预防指征

（1）与开放性结核患者密切接触者，不论年龄大小，亦不论结核菌素试验阳性或阴性。

（2）未接种卡介苗，而新近结核菌素试验呈阳性反应的 3 岁以下婴幼儿。

（3）未接种卡介苗，结核菌素试验由阴性转为阳性的小儿。

（4）近期患过百日咳或麻疹等传染病的小儿，结核菌素试验阳性者。

（5）需长期应用肾上腺皮质激素或其他免疫抑制剂治疗的结核菌素试验阳性小儿。

第二节　结核感染

结核感染（tuberculous infection）又称潜伏结核感染，是小儿感染结核杆菌后导致 PPD 试验阳性和（或）血清抗结核 IgM 或 IgG 抗体阳性，临床上有或无结核中毒症状，但全身找不到结核病灶者。

【诊断】

（一）临床表现

一般无症状，或出现不明原因的疲劳、低热、食欲减退、体重下降、腹痛、睡眠不安、易激惹好哭或精神萎靡等结核中毒症状。体检可出现全身浅表淋巴结轻度肿大，肺部多正常，有时可见结节性红斑、疱疹性结膜炎。

（二）辅助检查

1. PPD 试验　呈阳性反应：①接种过卡介苗，PPD 试验硬结直径≥10mm；②新近 PPD 试验由阴性转为阳性；③PPD 试验呈强阳性反应的婴幼儿；④PPD 试验呈阳性反应的小儿最近两个月患麻疹或百日咳等传染病，或正在用糖皮质激素等免疫抑制剂时。

2. X 线检查　肺部无异常发现，或支气管淋巴结稍有肿大，但已钙化。

【治疗】

治疗参见表 15-1。多选用异烟肼 10mg/（kg·d）。6 岁以内小儿近期有结核病接触史，即使 PPD 试验阴性，也应予以异烟肼治疗，3 个月后再行 PPD 试验，如仍为阴性则可停药。

第三节　原发型肺结核

原发型肺结核（primary pulmonary tuberculosis）为结核杆菌初次侵入机体后发生的肺部原发感染，是小儿肺结核的主要类型。它包括原发综合征（primary complex）及支气管淋巴结结核（tuberculosis of brochial lymphnodes），两者是同一疾病发展过程中的两种表现。

【诊断】

（一）临床表现

1. 症状

（1）轻者症状可不明显或无症状，仅在体检作肺部 X 线摄片时发现。

（2）一般患儿多缓慢起病，常有低热、疲乏、食欲不振、消瘦、盗汗、睡眠不安等症状。

（3）重者呈急性起病，多见于婴幼儿。常为突起高热，持续 2～3 周后转为低热、咳嗽等，同时伴有明显结核中毒症状。当胸腔内淋巴结高度肿大时可产生压迫症状。压迫气管分叉处可出现类似百日咳样痉挛性咳嗽；若压迫支气管使其部分阻塞时可引起喘鸣，有时产生肺气肿，完全阻塞则导致局限性肺不张。

2. 体征　全身浅表淋巴结有不同程度的肿大。肺部常无明显体征，与肺内病变不一致。重症者因肺原发灶较大或伴肺段性病变时，叩诊呈浊音，听诊有呼吸音减低或管状呼吸音，或有少量干、湿啰音。婴幼儿可伴轻到中度肝脾大。部分患儿可出现眼疱疹性结膜炎、皮肤结节性红斑、多发性一过性关节炎等结核变态反应的临床表现。

（二）结核菌素试验

结核菌素试验阳性和（或）由阴性转为阳性。

（三）实验室检查

1. 结核菌检查 痰、晨起空腹胃液、支气管洗涤液涂片或培养寻找结核菌。阴性不能排除诊断。

2. 抗结核抗体检测 可检测血清抗结核抗体。

3. 红细胞沉降率 增快时提示有活动性病变。

（四）X 线检查和（或）胸部 CT 检查

1. 原发综合征 肺内原发灶大小不一，70%在胸膜下，25%可见两个或以上。典型的 X 线表现为由原发病灶、局部支气管淋巴结病变和两者相连的淋巴管炎组成的哑铃状"双极影"；原发灶大时可占一肺段甚至一肺叶，呈大片阴影，与肿大淋巴结阴影重叠。

2. 支气管淋巴结结核 分为三种类型。

（1）炎症型：肺门区可见单个或多个密度增深、边缘模糊阴影。

（2）结节型：表现为肺门区域圆形或椭圆形致密阴影，边缘清楚，突向肺野。

（3）微小型：肺纹理紊乱，肺门形态异常，有时稍有增宽，肺门周围呈小结节状及小点片状模糊阴影，此型应紧密结合临床及结核菌素试验等综合分析。

【治疗】

1. 一般治疗 见本章第一节。

2. 抗结核药物治疗 见表 15-1。

第四节 急性粟粒型肺结核

急性粟粒型肺结核（acute miliary tuberculosis）或称急性血行播散性肺结核（acute hematogenous disseminated pulmonary tuberculosis），常是原发综合征恶化的后果，包括急性、亚急性及慢性三型，但后两型在小儿极罕见。小儿以急性型较多见，多在原发感染后 6 个月内发生，以婴幼儿多见，20%～40%的患儿同时伴有脑膜炎和（或）腹膜炎。

【诊断】

（一）临床表现

起病可缓可急，但一般以急性起病者为多。可数日内急剧恶化。

1. 疾病早期表现为剧烈咳嗽、咳痰，气急、呼吸困难及发绀，偶有痰中带血丝等呼吸道症状，似肺炎。

2. 急起者有高热（39～40℃），并有严重中毒症状，类似败血症、伤寒。起病缓或不典型者，仅有低热及结核中毒症状，在摄胸片前与原发型肺结核难以区别。发热可持续至有效抗结核菌治疗后 2～3 周。

3. 有全身血行播散时，半数以上患儿起病同时出现脑膜炎的征象。

（二）体征

1. 肺部偶可闻及少许细湿啰音，其体征与 X 线的变化不成正比。

2. 全身浅表淋巴结及肝脾大。皮肤可有结核疹。

3. 有脑膜炎时，可出现脑膜刺激征，婴儿多表现为前囟隆起紧张。

4. 眼底检查可见脉络膜粟粒结节。

（三）结核菌素试验

由于免疫力低下，约有 40%的患儿出现假阴性。

（四）实验室检查

白细胞计数可减低或升高，约 40%患儿可达 $20×10^9$/L，伴中性粒细胞增多或核左移，少数患儿有类白血病反应，红细胞沉降率增快，胃液易找到结核杆菌。

（五）X 线检查

病后 2～3 周胸片可见均匀一致的细小的粟粒状阴影满布两肺，婴幼儿由于病灶融合和病灶周围渗出性反应明显而呈雪花状阴影，偶见空洞形成。有时可伴肺气肿、自发性气胸、纵隔气肿和皮下气肿。个别患儿典型 X 线变化于发热 1 个月后出现，故对疑似本病者应动态观察胸片。因粟粒状阴影细小，透视下一般不能被发现，易漏诊。X 线胸片异常会持续多个月，胸部 CT 具有更高的分辨度和灵敏性。

【治疗】

1. 一般治疗 除需卧床休息外，其他参见本章第一节。

2. 抗结核药物 须选用四种药物联合治疗。参见表 15-1。

3. 肾上腺皮质激素的应用 高热及中毒症状严重、呼吸困难、发绀患儿，在应用足量抗结核药物同时，加用泼尼松 1～2mg/（kg·d），口服 4～6 周。

第五节 结核性脑膜炎

结核性脑膜炎（tuberculous meningitis）是小儿结核病中最严重的类型之一，多伴有急性粟粒型肺结核。以 4 个月至 6 岁小儿多见。如诊断不及时或治疗不当，常造成死亡，或虽存活但留有后遗症。

【诊断】

（一）临床表现

1. 起病一般缓慢，婴幼儿偶有骤起，以惊厥为首发症状。

2. 根据临床特征和病程大致可分为 3 期。

（1）早期（前驱期）：病程在 1～2 周。主要有懒动、少言、精神呆滞、易激惹好哭、睡眠不安等性格改变和精神状态变化。同时伴有低热、消瘦、食欲减退、便秘，无原因呕吐、头痛。

（2）中期（脑膜刺激期）：病程在 1～2 周。

1）脑膜刺激征：颈项强直，克氏征、布氏征阳性。典型的脑膜刺激征以年长儿多见，婴幼儿则常表现为前囟隆起紧张。

2）颅内压增高：表现为剧烈头痛和呕吐，多呈喷射性呕吐、尖叫、惊厥，可伴有脑积水征。

3）脑神经和脑实质损害：最常见的脑神经障碍有面神经、动眼神经、展神经瘫痪等。脑实质损害多表现为肢体瘫痪、多动、失语、手足徐动或震颤等。患儿可有感觉过敏。

4）烦躁与嗜睡交替出现，以后逐渐进入昏睡状态。

（3）晚期（昏迷期）：病程在 1～3 周。上述症状进一步加重。患儿表现为意识模糊、半昏迷甚至昏迷，频繁发作阵挛性或强直性惊厥，角弓反张或去大脑强直，弛张高热，呼吸不整等明显的颅内高压表现，甚至出现脑疝。常伴有代谢性酸中毒、脑性失盐综合征、低钾血症等水、盐代谢紊乱。

（二）脑脊液检查

1. 压力增高，典型外观为毛玻璃状，亦可无色透明，偶呈血性或淡黄色。细胞总数为 $50×10^6$～$500×10^6$/L（50～500/mm³），偶有超过 $1000×10^6$/L 者；开始可有中性粒细胞，大多数以淋巴细胞为主，球蛋白试验阳性，蛋白定量增高，多在 400～5000mg/L。糖多低于 2.2mmol/L，但很少低于 1.1mmol/L。氯化物含量亦降低。

2. 脑脊液 5～10ml 静置 12～24h 后，取膜培养或涂片检查，结核菌检出率较高。

3. 本病患者 IgG、IgA、IgM 均增高，以 IgG 为显著；化脓性脑膜炎者 IgG 增高，而 IgM 明显增高；病毒性脑膜炎者则仅 IgG 轻度升高，故此测定对三者的鉴别有一定价值。

4. 脑脊液结核抗体阳性；PCR 检测脑脊液中结核菌体 DNA 灵敏度高，特异性强。

（三）结核菌素试验

结核菌素试验为阳性或强阳性，约 50% 为假阴性。

（四）特殊检查

1. 胸部 X 线检查 20%～50%结核性脑膜炎患儿的胸片无异常。

2. 头颅 CT 或 MRI 检查 可见脑池密度增高、模糊、钙化，脑室扩大，结核瘤，以及其他脑实质改变。结核瘤在某些地区脑肿瘤中占 40%，结核菌素试验常呈阳性，但胸片多正常。

（五）其他

眼底检查部分患儿的脉络膜上可见结核结节。皮肤粟粒疹穿刺涂片可找到结核杆菌。

（六）鉴别诊断

1. 化脓性脑膜炎 脑脊液检查结果是重要的鉴别点，涂片或培养可找到致病菌。

2. 隐球菌脑膜炎 起病比结核性脑膜炎更缓慢，常表现为剧烈头痛、颅内压异常增高。症状有时自行缓解。脑脊液涂片墨汁染色可找到厚荚膜圆形发亮的菌体，或在沙氏培养基上有隐球菌生长即可确诊。

3. 病毒性脑膜炎 发病较急，脑脊液无色透明，糖和氯化物均正常，脑脊液病毒分离及免疫球蛋白测定、结核菌素试验阴性等均有助于诊断。

【治疗】

（一）一般治疗

严格卧床休息，给予易消化、营养丰富的食物，昏迷者应鼻饲。注意眼、口、鼻及皮肤的清洁，定期变换体位，预防坠积性肺炎和压疮。

（二）结核药物治疗

采用四种药物联合应用，参见表 15-1。

（三）肾上腺皮质激素

在足量抗结核药物应用的同时，适当加用激素能减轻中毒症状，抑制炎症渗出，降低颅内压，减少粘连，防止脑积水发生。早期使用效果好。对脑底脑膜炎型效果最好，如患儿已发展至脑膜脑炎型、极晚期或已发生蛛网膜下腔梗阻及合并结核瘤时，激素的效果即不显著。一般使用泼尼松 1～2mg/（kg·d）（<30mg/d），1 个月后若病情好转，则逐渐减量，疗程为 2～3 个月。急性期还可用地塞米松 0.25～0.50mg/（kg·d）。重症急性期或呕吐不能保证口服用药时，可用氢化可的松 5～10mg/（kg·d）静脉滴注 2 周，病情好转后改用泼尼松口服。

（四）控制颅内压

1. 脱水疗法 可选用脱水药及利尿剂。

（1）20%甘露醇：1～2g/（kg·次），于 20～30min 内静脉滴注或静脉注射，每日 2～4 次，可连续应用数日。

（2）乙酰唑胺：20～40mg/（kg·d），<750mg/d，分 2～3 次口服，或间断服用（服 4 日停 3 日），可服用 1～3 个月或以上。适用于慢性脑积水或急性脑积水进展不快者。

（3）呋塞米：1～2mg/（kg·次），静脉滴注或静脉注射，每日 2～3 次。

2. 腰穿减压及鞘内注药 适应于，①颅内压较高，激素及甘露醇效果不好，而未作侧脑室引流者；②晚期患儿或炎症控制不好以致颅内压难于控制者；③肝功能不良，口服异烟肼被迫减量或停用者；④脑脊液蛋白质含量在 3.0g/L 以上的患儿。适当放出一定量脑脊液以减轻颅内压。同时给予异烟肼和地塞米松鞘内注射，3 岁以上者每次注入异烟肼 50mg 及地塞米松 2mg；3 岁以下者剂量减半。开始时为每日 1 次，1 周后根据病情改为隔日 1 次、1 周 2 次及 1 周 1 次，10～20 次为 1 个疗程。

3. 侧脑室穿刺引流　适用于急性脑积水、脑水肿，用激素及甘露醇后疗效不显著者，或脑疝即将形成及刚刚形成时，可起到挽救生命的作用。一般每日 30～150ml，每次引流时间为 1～2 周。

4. 脑外科治疗　若为梗阻性脑积水，经侧脑室引流等治疗难以奏效，而脑脊液检查已恢复正常者，为彻底解决颅内高压的问题，可考虑脑外科手术，行侧脑室小脑延髓池分流术。

（五）对症治疗

1. 惊厥者，给予镇静剂，如苯巴比妥钠肌内注射或水合氯醛保留灌肠，或地西泮静脉注射或肌内注射等。

2. 合并周围神经炎或肢体震颤、精神过度兴奋、多动者，给予地西泮、维生素 B_6、维生素 B_1、盐酸苯海索等。

3. 有脑血管及微循环障碍时，可用血管扩张药物。

第十六章　小儿传染病

第一节　麻　疹

麻疹（measles，rubeola）是由麻疹病毒引起的急性出疹性传染病。临床以发热、流涕、咳嗽、麻疹黏膜斑和全身斑丘疹，疹退后脱屑、留有棕色色素沉着为特征。

【诊断】

（一）流行病学

患者是唯一的传染源，在潜伏期末 2～3 天至出疹后 5 天均有传染性，如并发肺炎，则延至出疹后 10 天。通过喷嚏、咳嗽和说话等飞沫传播。

（二）临床表现

根据临床表现可分为典型麻疹和其他类型麻疹。

1. 典型麻疹

（1）潜伏期：6～18 天，平均为 10～11 天，接受过被动免疫的患者可延至 4 周。可有低热、精神萎靡和烦躁不安。

（2）前驱期

1）发热：热型不定，渐升或骤升。

2）上呼吸道感染症状：干咳、流涕、打喷嚏、咽部充血、结膜充血、流泪羞明。在下眼睑边缘见一条充血横线（Stimson 线）对诊断麻疹极有帮助。

3）Koplik 斑：为早期诊断的重要依据。出疹前 1～2 天，在两侧颊黏膜上，相对于下磨牙处，可见到直径为 0.5～1.0mm 的灰白色小点，外有红色晕圈，开始量少，但在一天内迅速增多，可累及整个颊黏膜和唇黏膜，出疹后逐渐消失。

4）其他：可有食欲减少、呕吐、腹泻，偶见皮肤荨麻疹或猩红热样皮疹。

（3）出疹期：发热 3～4 天后，体温骤然升至 40.0～40.5℃，并开始出疹，持续 3～5 天。皮疹先见于耳后发际，渐波及面部、颈部，然后自上而下延至躯干和四肢，甚至手掌和足底。皮疹为玫瑰色斑丘疹，略高出皮面。初发时皮疹稀疏，疹间皮肤正常，其后逐渐融合成片。此期咳嗽加剧，出现烦躁或嗜睡，颈淋巴结和脾脏轻度肿大，肺部可闻及湿啰音，胸部 X 线检查可见肺纹理增多。

（4）恢复期：出疹 3～4 天后皮疹按出疹顺序消退，疹退后皮肤留有糠麸样脱屑及棕色色素沉着，1～2 周后完全消失。此为后期诊断的重要依据。随着皮疹消退，体温下降，精神、食欲好转，上呼吸道感染症状消失。

2. 其他类型

（1）轻型麻疹：见于感染病毒量小、潜伏期内接受过丙种球蛋白或成人血注射。此型发热低，上呼吸道感染症状轻，麻疹黏膜斑不明显，皮疹稀疏，病程约 1 周，无并发症。

（2）重症麻疹：见于病毒毒力过强、患者身体虚弱和原有严重疾病者。此型中毒症状严重，发热高达 40℃以上，惊厥、昏迷。皮疹呈紫蓝色且有消化道出血、鼻出血、血尿、血小板减少。常伴有休克、心功能不全。皮疹密集或融合成片，有时疹出不透或突然隐退。此型死亡率高。

（3）无皮疹型麻疹：全程不见皮疹，此型不易诊断，只有根据前驱期症状及血清中麻疹抗体滴度增高才能诊断。

（4）异型麻疹：为接种灭活麻疹疫苗后引起，表现为高热、头痛、肌痛，无口腔黏膜斑，皮疹顺序先为四肢远端，后向躯干、面部发展。皮疹为多形性，有斑丘疹、荨麻疹、水疱和紫癜等。常并发手足水肿、肺炎、肝炎和胸腔积液等。

【并发症】

1. 喉、气管、支气管炎 麻疹病毒本身可引起呼吸道炎症。如继发细菌感染，可造成呼吸道阻塞。表现为声嘶、犬吠样咳嗽、吸气性呼吸困难及三凹征。重者可窒息死亡。

2. 肺炎 麻疹病毒引起的间质性肺炎，随出疹及体温下降后好转。如继发于细菌感染引起的支气管肺炎，易并发脓胸或脓气胸。常见的致病菌有金黄色葡萄球菌、肺炎球菌、链球菌及嗜血性流感杆菌等。此类肺炎可发生于麻疹过程的各个时期。中毒症状重，死亡率高。

3. 麻疹脑炎 多见于婴幼儿，发生于出疹后第 2～6 天。发病率为 0.1%～0.2%。临床表现和脑脊液变化与其他病毒性脑炎相似。病死率高，存活者留有运动、智力和精神上的后遗症。

4. 营养障碍 多见于病程中持续高热、胃肠功能紊乱及护理不当、各种营养素供给不足的患者。易发生营养不良性水肿，维生素 A 缺乏引起的干眼症等。

5. 结核病恶化 患麻疹时机体免疫功能受到暂时的抑制，使原有隐伏的结核病灶重趋恶化，可发展为粟粒型肺结核或结核性脑膜炎。

【治疗】

1. 一般治疗 卧床休息，房间内保持适当的温度、湿度、空气新鲜，口腔及眼睛经常清洗。给予易消化、富于营养的食物，补充足够的水分。

2. 对症治疗 高热时可用小剂量的退热剂，烦躁时可给予苯巴比妥等镇静。剧咳时用去痰镇咳剂。继发细菌感染时可用抗生素。麻疹时应给予维生素 A，<1 岁的小儿每日给予 10 万 U，年长儿每日给予 20 万 U，共 2 日。有干眼症者，1～4 周后应重复给予维生素 A 制剂。

3. 中药治疗 中医认为麻疹属于温热病，前驱期以辛凉解表为主；出疹期以清热解毒透疹为主；恢复期应以养阴清余热，调理脾胃。

【预防】

1. 控制传染源 早发现、早隔离、早治疗。隔离患者至出疹后 5 天，合并肺炎者延长至 10 天。接触麻疹易感者检疫观察 3 周。

2. 切断传播途径 麻疹流行季节，易感儿尽量少去公共场所。患者曾住过的房间通风，并用紫外线照射，患者的衣物在阳光下曝晒或用肥皂水清洗。

3. 被动免疫 接触麻疹后 5 天内立即肌内注射免疫球蛋白 0.25ml/kg，以预防麻疹；6～9 天注射者，仅能减轻症状。使用免疫球蛋白者如患麻疹可使潜伏期延长，临床症状不典型，且有潜在的传染性。被动免疫只能维持 8 周。

4. 主动免疫 采用麻疹减毒活疫苗是预防麻疹的重要措施。按我国规定的儿童免疫程序，初种年龄为 8 个月。鉴于疫苗的免疫期不长，当儿童进幼儿园或小学时应再次接种麻疹疫苗；进入大学者也应复种麻疹免疫。有急性结核感染者在注射麻疹疫苗的同时应给予抗结核治疗。

第二节 风 疹

风疹（rubella，german measles）是一种儿童常见的病毒性出疹性传染病。病原为风疹病毒（togavirus）。

【诊断】

（一）流行病学

风疹患者是唯一的传染源，经空气飞沫传播，多发生于冬春季，在集体机构中可引起流行。多见于 1～5 岁儿童。

（二）临床表现

1. 后天性风疹 前驱期短或不明显，表现为上呼吸道感染症状。发热第 2 天出疹并于一天内出齐。皮疹呈猩红热样斑疹，但形态多变。持续 3～4 天后，耳后、两侧颈部浅表淋巴结肿大。出疹顺序：脸部→颈部→躯干→四肢，疹退时体温恢复正常。

2. 先天性风疹综合征 母孕期感染的风疹病毒可经胎盘感染至胎儿，引起流产、死胎。活产儿可表现为永久性器官畸形和组织损伤。

（三）实验室检查

1. 病毒分离 咽部分泌物、血清可分离出病毒；用免疫沉淀、荧光或酶标法，对感染病毒孕妇取羊水、胎盘绒毛或胎儿活检组织进行病毒分离及鉴定；用间接免疫荧光法、免疫斑点、单克隆抗体和抗原杂交法直接检测抗原。

2. 血清学检查

（1）取急性期和恢复期的双份血清检测特异性抗体，4 倍以上升高可诊断近期感染。

（2）用血凝抑制试验、单扩溶血试验、免疫荧光法等，快速检测患者血清 IgM 抗体和特定异性 IgG 亲和力。

3. 血常规 白细胞总数减少，淋巴细胞相对增多。

【治疗】

1. 卧床休息。

2. 给予营养丰富、易消化的饮食。

3. 对症支持治疗。

4. 先天风疹患儿，可长期携带病毒，影响发育，须早期检测视力、听力或其他损害，予以特殊教育及治疗，提高生活质量。

【预防】

1. 隔离者隔离至出疹后 5 天。孕妇（尤其是早孕者）避免与风疹患者接触。

2. 保护易感者

（1）风疹疫苗接种：95%产生抗体，无副作用。适用年龄为 15 个月至青春发育期。

（2）高效免疫球蛋白：用于体弱、妊娠早期接触风疹者，可起预防作用。

第三节 幼 儿 急 疹

幼儿急疹（exanthema subitum）又称婴儿玫瑰疹（roseola infantum），是一种婴幼儿时期的急性出疹性传染病。病原为人类疱疹病毒 6 型和 7 型（human herpesvirus 6、7，HHV-6、HHV-7）。本病多见于 6～18 个月小儿，3 岁以后少见。

【诊断】

（一）临床表现

1. 潜伏期 7～15 天，平均 10 天。

2. 发热期 突起高热，体温 39～40℃，持续 3～5 天，可伴有惊厥、咽峡充血、头颈部浅表淋巴结轻度肿大及轻微腹泻。全身症状轻。

3. 出疹期 发热 3～5 天体温骤退，同时出现皮疹。皮疹呈红色斑疹或斑丘疹，很少融合。主要见于躯干、颈部、上肢。皮疹于 1～3 天消退，无色素沉着，也无脱皮。

（二）实验室检查

血象：病初白细胞计数增加，中性粒细胞占优势，病后第 2 天白细胞总数下降，淋巴细胞相对增高。

【治疗】

无特殊治疗，主要是对症治疗。高热时退热，伴有惊厥者镇静止痉，给予充足的水分。

第四节 水 痘

水痘（chickenpox，varicella）是一种传染性极强的出疹性疾病。病原为水痘-带状疱疹病毒，水痘是易感者的原发反应，再度受同样病原体感染时可出现带状疱疹。水痘易感儿与带状疱疹患者接触，亦可发生水痘。临床特点为皮肤黏膜同时存在斑丘疹、水疱和结痂。

【诊断】

（一）流行病学

水痘患者是主要的传染源，通过直接接触和飞沫传播。10 岁以下的儿童大多数易感，高峰为6～9 岁。本病多发生于冬春季，其他季节也可散发。

（二）临床表现

1. 典型水痘 潜伏期为 10～21 天，一般 14 天左右。出疹前可有低热、厌食，有时可见猩红热样皮疹。

（1）皮疹的特点：开始为成批的细小、红色斑疹或丘疹，6～8h 演变成清亮、泪滴状水疱，壁薄易破形成溃疡。24h 内疱液从清亮转为浑浊，然后从中心干缩而结痂。由于演变快，故在皮肤上同时存在斑丘疹、水疱和结痂。黏膜皮疹可出现在口腔、结膜、生殖器等处。

（2）出疹顺序：皮疹呈向心性，顺序为躯干、头皮、面部和腰部，四肢远端较少。有痒感。

2. 重症水痘 见于免疫缺陷或恶性疾病的患者。表现为皮疹广泛呈离心分布，四肢多，偶有血小板减少而出血，常可致死。

3. 先天性水痘 孕妇在妊娠早期感染水痘病毒，可致多发畸形：肢体萎缩、皮肤瘢痕、皮层萎缩、小头畸形、肠梗阻或 Horner 综合征；眼部异常：小眼球、白内障、脉络膜视网膜炎。患儿常在 1 岁内死亡。存活者留有严重神经系统损伤。

（三）实验室检查

1. 血象 大多数患者白细胞计数正常，偶有轻度白细胞增加。

2. 病毒分离 从疱疹液中可分离出病毒，但阳性率不高，使用 PCR 技术检测病毒抗原较敏感。

3. 血清学检查 测急性期和 2 周后的补体结合抗体滴定度，如有 4 倍增高可回顾性诊断。此外可用抗膜抗原荧光试验、免疫黏附凝血试验及酶联免疫吸附试验检测抗体，结果敏感可靠。

【并发症】

1. 继发皮肤细菌感染。

2. 水痘脑炎 可发生在出疹前，多发生在出疹后 3～8 天。发生率在 1‰以下。临床症状与一般脑炎相似。

3. 水痘肺炎 多见于免疫缺陷和新生儿患水痘时，发生在患病后 1～5 天。

4. 其他 可发生周围神经炎、肾炎、肝炎、心肌炎、关节炎等。

【治疗】

主要为对症治疗，如剪短患儿指甲，戴手套以防抓伤，勤换内衣，可用消毒水洗浴、局部涂以 2%甲紫。全身使用止痒镇静剂。水痘肺炎可用阿糖腺苷，每日 15mg/kg 静脉滴注，每日量在12h 内输入；也可用利巴韦林、阿昔洛韦静脉滴注治疗。

【预防】

1. 隔离患者 隔离患者至全部皮疹结痂。对接触的易感者检疫 3 周。

2. 保护易感者 水痘减毒活疫苗已在国外使用，副作用小，可注射进行预防。

第五节 乙型肝炎

乙型肝炎（hepatitis B）是由乙型肝炎病毒（hepatitis B virus，HBV）引起的传染性疾病。主要经注射（包括血制品）途径、母婴传播和密切接触等方式传播。儿童感染后常迁延不愈，易成为慢性病毒携带状态或慢性肝炎。

【诊断】

（一）流行病学史

1. 家族成员，特别是母亲有 HBV 感染，或所在集体机构中有乙型肝炎患者。

2. 输注过血制品或使用过非一次性注射器。

3. 未接种过乙型肝炎疫苗。

（二）临床表现

临床分为急性肝炎、慢性肝炎、重型肝炎、淤胆型肝炎和肝炎肝硬化。儿童病例常因症状缺如或轻微易被忽略，多呈亚临床型。幼龄或围生期感染易表现为慢性病毒携带状态。

1. 急性肝炎 急性肝炎分为急性黄疸型肝炎与急性无黄疸型肝炎。急性黄疸型肝炎起病较缓，主要为厌食、恶心等胃肠道症状及乏力。大约在发病后 1 周，发热消退，尿黄似浓茶，巩膜、皮肤黄染，1～2 周内黄疸达高峰。黄疸出现后，发热渐退，食欲好转，黄疸消退，症状消失，肝功能恢复正常。急性无黄疸型肝炎，一般较轻，病程短，易忽略，仅表现为乏力、食欲消退、腹胀和肝区痛，部分患者无临床症状，可有肝大。

2. 慢性肝炎 急性肝炎病程超过半年或原有乙型肝炎 HBsAg 携带史，本次因 HBV 出现肝炎病情者。根据肝损害程度又分为轻、中、重度。①轻度：症状、体征轻微或缺如，肝功能指标仅 1 项或 2 项轻度异常，如 ALT≤正常上限的 3 倍，胆红素≤正常上限的 2 倍，丙种球蛋白≤21%；凝血酶原活动度（PTA）>70%。肝活检炎症活动度（G）分级为 1～2，纤维化程度（S）分期为 0～2。②中度：症状、体征和实验室检查介于轻、重度之间。肝活检呈 G3 级、S1～S3 期。③重度：有明显或持续肝炎症状伴肝掌、蜘蛛痣、脾大但无门脉高压者，ALT 反复或持续升高；白蛋白明显下降，血清总胆红素（TB）>正常 5 倍，PTA 为 60%～40%，胆碱酯酶<2500U/L，四项中至少有一项符合；肝活检为 G4 级，S2～S4 期改变。

3. 重型肝炎 分为急性、亚急性和慢性重型肝炎。慢性重型是在慢性 HBV 携带或慢性肝炎或肝硬化基础上发生，起病时表现同亚急性重型，随病情发展而加重，有出血倾向（PTA<40%）、黄疸加深（TB>正常 10 倍）、腹水、肝性脑病等重症表现。肝活检见慢性肝病变背景上出现大块性或亚大块性新鲜肝实质坏死。

4. 淤胆型肝炎 可分为急性淤胆型和慢性淤胆型。慢性淤胆型发生在慢性肝炎基础上，黄疸持续时间更长，预后较急性淤胆型差。

5. 肝炎肝硬化 肝活检有弥漫性肝纤维化及结节形成。B 超可见肝脏缩小，表面凹凸不平，肝实质回声增强，呈结节状，门静脉和脾静脉内径增宽。代偿性肝硬化指早期肝硬化，可有门静脉高压症，但无腹水、肝性脑病或上消化道出血。失代偿性肝硬化指中晚期肝硬化，有明显肝功能异常和失代偿征象。可有腹水、肝性脑病和门脉高压症引起的侧支血管明显曲张或出血。

（三）实验室检查

1. 肝功能检查

（1）**血清胆红素**：患者在黄疸期血清胆红素逐日升高，多在 1～2 周内达高峰。

（2）**血清酶测定**：①血清丙氨酸转氨酶（ACT）在黄疸出现之前就开始上升，在病极期达峰值，急性肝炎可有极高的酶活性，恢复期随血清胆红素缓慢下降。②天冬氨酸转氨酶（AST）约 4/5 存在于细胞线粒体中，1/5 在细胞液中，线粒体损伤时，血清 AST 明显升高，反映肝细胞病变的严重性。③在病毒性肝炎时，ACT 值高于 AST 值，尤其在急性病例，AST 增高幅度不及 ACT。

2. 血清 HBV 标志物（HBV markers）检测（常用 ELISA 法）

（1）乙型肝炎表面抗原（HBsAg）和表面抗体（抗 HBs）：HBsAg 是 HBV 感染的标志，高滴度阳性提示有 HBV 复制。抗 HBs 为保护性中和抗体，在乙型肝炎恢复期或乙型肝炎疫苗免疫后出现。两者同时阳性见于疫苗免疫后 HBV 变异株感染。

（2）乙型肝炎 e 抗原（HBeAg）和 e 抗体（抗 HBe）：HBeAg 是 HBV 复制标志。HBeAg 阴转和抗 HBe 出现表明病毒复制停止，见于①急性感染恢复期；②慢性感染 HBV 非复制期；③HBV 极低复制状态或慢性期 pre-core 基因突变时。两者不会同时阳性，同时持续阴性提示 pre-core 突变株感染。

（3）乙型肝炎核心抗原（HBcAg）和核心抗体（抗 HBc）：HBcAg 是 HBV 复制的直接标志。抗 HBc IgM 亦是 HBV 复制标志，急性期呈高滴度阳性，慢性感染 HBV 复制期滴度较低。抗 HBc IgG 在 HBV 感染后常持续存在，高滴度阳性提示有 HBV 复制。

3. 血清 HBV-DNA 是 HBV 复制的直接标志，常用 PCR 法定性或定量检测。

【治疗】

（一）一般治疗

一般治疗包括合理营养、适宜活动、保护肝细胞和改善肝功能，预防肝纤维化（常采用活血化瘀中药如复方丹参注射液）和对症治疗等综合治疗措施。

（二）抗病毒治疗

其近期目标是抑制病毒增殖，改善症状和肝脏功能，减轻肝组织病变；远期目标为清除病毒，防止肝硬化和肝细胞癌的发生，提高生存率和改善生存质量。目前在世界范围批准治疗慢性乙型肝炎的药物只有干扰素和拉米夫定两种。一般认为，对于无肝损害或轻微肝病的 HBV 感染者宜进行医学观察，不推荐治疗。

1. 干扰素-α（IFN-α） 血清 HBV-DNA>10^6copies/ml 伴 ALT 异常的慢性患者适合 IFN-α 治疗，失代偿性肝硬化和患自身免疫性疾病或有重要脏器疾病者不宜使用。儿童剂量尚未统一，推荐剂量为 3MU/（m^2·次）（成人推荐 5MU/次），皮下或肌内注射，每周 3 次，疗程≥6 个月。疗效评价应以远期疗效（停药后随访 6～12 个月）为准。治疗初期常见发热等感冒样综合征，在晚间或睡眠前用药可减轻不适反应。粒细胞和血小板减少是常见不良反应，前者经加服复方阿胶浆可获改善，当白细胞<3.0×10^9/L 或粒细胞计数<1.5×10^9/L 或血小板计数<40×10^9/L 时应停药，一般可自行恢复，恢复后可重新治疗。

2. 拉米夫定 为核苷类似物，适应证同 IFN-α。儿童推荐剂量：<12 岁为 3mg/（kg·d），≥12 岁同成人：100mg/d，口服，qd，疗程暂定 1 年。用药期间应监测肝功能和血常规，若服药 6 个月以上病情复发，应考虑发生 HBV 变异而停药。一般停药 3～6 个月后，因拉米夫定作用消除而病情复发，将拉米夫定与 IFA-α 联合应用，可更早获得疗效。

3. 其他药物 ①阿地福韦（ADV）：用于治疗拉米夫定耐药的 HBV 变异株感染。儿童用药的安全性和药代动力学尚在研究中。②胸腺素 α_1（Tα_1）：通过诱导和促进细胞免疫而清除病毒，其副作用极小，12～16 岁儿童 1.6mg 皮下注射，每周 2 次，共 6 个月。患者能很好耐受，适于对 IFN 和拉米夫定不能耐受者和重型肝炎，可用于联合治疗。

4. 肝移植 国外对慢性失代偿性乙型肝炎患者采用肝移植和拉米夫定联合治疗（移植后持续服用拉米夫定），5 年存活率可达 95%以上。

【预防】

（一）乙型肝炎疫苗预防

乙型肝炎疫苗预防是控制 HBV 感染的有效手段，已纳入国家计划免疫。现采用重组基因疫苗。

1. 基础免疫 共 3 针，阻断母婴传播推荐 10μg/次，其他人群 5μg/次，采取 0、1、6 方案（新生儿出生 24h 内、1 个月和 6 个月末各 1 针），注射部位以上臂三角肌内注射最佳。

2. 加强和复种 基础免疫后应强调检测抗 HBs 水平。产生有效抗 HBs 表明免疫成功；未产生抗 HBs 者应全程复种；免疫成功后抗 HBs 水平下降或消失应加强免疫（单剂接种即可）。

（二）乙型肝炎高效免疫球蛋白的使用

高危新生儿（母亲 HBsAg 阳性，特别是伴 HBeAg 阳性者）出生后 12h 内肌内注射高效免疫球蛋白（HBIG）200～400U；单次急性接触 HBV（如输血制品、意外污染针头刺伤等）的成人或儿童在接触后 48h 内肌内注射 HBIG 600U，推荐使用二剂，间隔 30 天。接触 HBV≥7 天者不应使用 HBIG。HBIG 与乙型肝炎疫苗联合应用可更有效地阻断母婴传播 HBV。有报道，两者同时不同部位注射时，600U 的 HBIG 不足以干扰乙型肝炎疫苗的免疫反应。

第六节 猩 红 热

猩红热（scarlet fever）是由 A 族 β 溶血性链球菌引起的急性出疹性传染病。临床以发热、咽炎、草莓舌、全身鲜红皮疹、疹退后脱皮为特征。少数患者病后 2～5 周可发生急性肾小球肾炎或风湿热。

【诊断】

（一）流行病学

猩红热患者、链球菌性咽峡炎和健康带菌者均是传染源。经空气飞沫传播，或经皮肤伤口或产道入侵，后者称外科型或产科型猩红热。3～7 岁最易发病。多发生在温带地区的冬春季。

（二）临床表现

潜伏期 1～7 天，外科型 1～2 天。

1. 普通型 典型病例分为 3 期。

（1）前驱期：起病急，发热 38～39℃，重者在 40℃以上。伴有咽痛、头痛和腹痛。咽部与扁桃体充血水肿，可见脓性分泌物，软腭处有细小红斑或出血点。病初舌被白苔，舌尖及边缘红肿，突出的舌乳头也呈白色，称白草莓舌。4～5 天后，白舌苔脱落，舌面光滑鲜红，舌乳头红肿突起，称红草莓舌。

（2）出疹期：皮疹于发病 24h 迅速出现，其先出现在颈部、腋下和腹股沟处，24h 内遍及全身。皮疹的特点为全身皮肤弥漫性充血发红，其间广泛存在密集而均匀的红色细小丘疹，呈鸡皮样，触之砂纸感。面部潮红无皮疹，口唇周围发白，形成口周苍白圈。皮肤皱褶处如腋窝、肘窝及腹股沟等处，皮疹密集，其间有出血点，形成明显的横纹线，称为帕氏（Pastia）线。皮疹旺盛时在腹部、手足上可见到粟状汗疱疹。

（3）恢复期：一般情况好转，体温正常，皮疹沿出疹顺序消退。疹退 1 周后开始脱皮，其顺序同出疹顺序，面部、躯干糠屑样脱皮，手足可呈大片状脱皮，脱皮的程度和时间视皮疹轻重而异，脱皮期可达 6 周，无色素沉着。

2. 轻型 发热、咽炎及皮疹等表现均轻，易漏诊，常因脱皮或患肾炎才被回顾诊断。

3. 重型（中毒型） 骤起高热，感染中毒症状严重，表现为嗜睡、烦躁、谵妄、惊厥及昏迷。皮疹可呈片状红斑，伴有出血。咽炎、扁桃体炎症状严重，可并发咽后壁脓肿、颈部蜂窝织炎。可出现心肌炎、感染性休克、败血症和脑膜炎等。病死率高，现已罕见。

4. 外科型 皮疹从伤口开始，再波及全身。伤口处有局部炎症表现，无咽炎及草莓舌。

（三）实验室检查

1. 血象 白细胞总数（10～20）×10^9/L 或更高，中性粒细胞常>0.75，嗜酸粒细胞可达

$0.05\sim0.10$。

2. 咽拭子培养 A 族 β 溶血链球菌可阳性。

3. 血清学检查 大多数未治疗患儿感染后 1～3 周的抗链球菌溶血素"O" ＞500U 或 ＞200U/ml。

【治疗】

1. 抗菌疗法 首选青霉素。肌内注射或静脉滴注，共 7～10 天。对青霉素过敏或耐药者，可用红霉素或头孢菌素类抗生素治疗。

2. 一般疗法 呼吸道隔离，卧床休息，供给充足水分和营养，防止继发感染。

【预防】

1. 隔离传染源 隔离患者至痊愈及咽拭子培养阴性。

2. 切断传染源 消毒处理患者的分泌物及污染物，戴口罩检查患者。

3. 保护易感者 对曾密切接触患者的易感患儿，可口服复方新诺明 3～5 天，也可肌内注射 1 次长效青霉素 60 万～120 万 U。

第七节 伤 寒

伤寒（typoid fever）由伤寒杆菌引起的急性肠道传染病，临床上有持续发热、相对缓脉、全身中毒症状、玫瑰疹、脾大及白细胞减少六大特征。主要并发症为肠出血、肠穿孔。学龄儿童多见，夏秋季多见。

【发病机制】

伤寒杆菌进入小肠，在其肠壁集合淋巴结、孤立淋巴结中繁殖，经胸导管入血，形成第一次菌血症，侵入肝、肺、骨髓等单核-巨噬细胞系统，增殖，再次入血，第二次菌血症及毒血症产生初期临床症状。细菌此时可侵入全身各脏器，2、3 周后经胆道再入肠，诱发已致敏的肠淋巴组织发生迟发型变态反应，坏死、溃疡形成，以后增生。病理上主要为全身单核-巨噬细胞系统增生性反应。

【诊断】

（一）临床表现

1. 持续发热 多为稽留热，也可为弛张热及不规则高热。

2. 相对缓脉 年长儿较常见。

3. 消化系统 食欲减退，腹胀，多数便秘，少数腹泻，右下腹可有压痛。

4. 神经系统 淡漠、耳鸣、谵妄、昏迷或脑膜刺激征阳性。

5. 玫瑰疹 小儿较少见，胸、腹、背分批出现淡红色斑丘疹，2～4mm，3～5 天自退。

6. 肝脾大 质软、轻压痛，小儿较常见，甚至肝大重于脾大。

（二）临床分期

1. 初期 通常为病程第 1 周，各项表现较轻。

2. 极期 病程第 2、3 周，各项表现严重。

3. 缓解期 病程第 4 周，各项表现缓解。

4. 恢复期 病程第 5 周，症状消失，一般持续 1 个月左右恢复。

（三）临床分型

1. 典型伤寒 表现见上。

2. 不典型伤寒 以小儿及免疫功能低下的成人多见。

（1）轻型：发热持续时间短（1～2 周），病轻。

（2）顿挫型：先重后轻，1~2周自愈。

（3）迁延型：类似典型伤寒，但各种症状可持续数月。

（4）逍遥型：症状轻，无明显中毒症状，可突发肠出血、肠穿孔。

（5）暴发型：起病急，病情重，症状有畏寒、高热、休克、DIC、中毒性脑病等。个别患者症状可类似恶性组织细胞病：发热、黄疸、肝脾大、胸腔积液、腹水、谵妄、血象"三少"及血ALT升高等。

（6）新生儿型：可以是孕晚期宫内传播所致。通常出生后3日内起病，表现为呕吐、腹泻、腹胀，体温不稳，或抽搐。肝大、黄疸、食欲减退及体重下降。

（四）再燃与复发

少数患者可出现。进入恢复期之前、体温尚未降至正常而又重新上升，血培养阳性，称为再燃；热退1~3周后，症状再现，血培养再度阳性，称为复发。

（五）并发症

并发症有肠出血、肠穿孔、支气管炎、肺炎、伤寒性肝炎、中毒性心肌炎、肾炎、溶血尿毒综合征、神经系统疾病、骨髓炎等。

（六）实验室检查

1. 血象 多数患儿外周血白细胞计数降低或正常，少见升高者，但并发化脓病灶时，白细胞计数可达 $20 \times 10^9/L$ 以上。中性粒细胞减少；嗜酸粒细胞减少或消失，与病情发展相一致；病重及迁延者，常出现三少现象。

2. 伤寒杆菌培养

（1）血培养：病程1~2周内阳性率高，已用抗生素者，做血凝块培养。

（2）骨髓培养：阳性率高，持续时间长，可首选。

（3）大便培养：病程3~4周阳性率较高。

（4）小便培养：病程3~4周阳性率较高，在四种方法中阳性率最低。

（5）十二指肠引流做胆汁培养：发现带菌者。

（6）已使用抗菌治疗者，可加L型细菌培养。

3. 肥达反应（Widal test） 是用标准抗原来检测患者有无相应抗体。未经免疫者，"O"凝集价在1：80或以上和"H"效价在1：160或以上有诊断价值。但此反应的敏感性为60%左右，有不少假阴性或假阳性反应，故通常5~7天复查一次，效价逐渐升高，其诊断意义更大，同时仍须结合临床分析。但单独以此方法作为判断标记易产生错误。

4. "Vi"抗体 仅用于慢性带菌者，≥1：32为阳性。

5. 伤寒抗原、Vi抗原或其基因的检测 目前的经验还很有限。

【治疗】

（一）抗生素治疗

1. 氯霉素 剂量为50mg/（kg·d）[新生儿25mg/（kg·d）或不用]，分3~4次口服或静脉滴注，最大量小于1.5g/d。热退后减量，总疗程≤14天。副作用有粒细胞减少，偶致再生障碍性贫血、中毒性精神病。用药期间应复查血象。一般3~5日体温降至正常，但不降低肠出血、肠穿孔及慢性带菌者的发生率。

2. 复方磺胺甲噁唑 剂量为50mg/（kg·d），分次口服，疗程为10~14天。严重肝病及肾功能不良、磺胺过敏、粒细胞减少症患者及孕妇不宜使用。

3. 氨苄西林 剂量为100~200mg/（kg·d），分次口服或静脉滴注。疗效不及上述药物，但复发率及带菌率低。

4. 第三代头孢菌素 头孢曲松钠 100mg/（kg·d），静脉滴注，或头孢哌酮 100mg/（kg·d），分次静脉滴注，均有良效。

5. 氟喹诺酮类 诺氟沙星、氧氟沙星和环丙沙星等虽对多重耐药伤寒有良效，但儿科慎用。

（二）一般治疗及护理

（1）隔离、休息。

（2）注意皮肤、口腔护理，勤翻身，饮食以流质、半流质、少渣为主。

（3）注意电解质平衡及多种维生素供给。

（4）对症处理

1）物理降温，慎用解热镇痛药，必要时只用常规量的 1/6～1/4，并注意防治虚脱。

2）便秘者忌用泻药，可用开塞露或 0.9%氯化钠溶液低压灌肠。

3）腹胀忌用新斯的明，可用肛管排气或腹部热敷。

4）中毒症状严重者，在足量有效抗生素治疗前提下可小剂量使用皮质激素，但显著腹胀者应慎用。

5）肠出血者应禁食、静卧，应用止血药、酌情输血；肠穿孔者给予禁食、胃肠减压及外科手术治疗。

第八节　细菌性痢疾

细菌性痢疾（bacillary dysentery，shigellosis），简称菌痢，是由志贺菌属引起的肠道传染病。临床特征有发热、腹痛、腹泻、黏冻脓血便、里急后重；重者有惊厥和休克，可导致死亡。

【诊断】

（一）急性菌痢

潜伏期在 7 日内。

1. 典型菌痢 发热（多为高热）、食欲减退，同时或数小时后出现腹痛（常呈阵发性，以中下腹或左下腹明显）、腹泻。腹泻初为水样，继而为黏冻脓血便，半数以上患儿排版次数多、量少；里急后重，重症者大便失禁及脱肛。频泻者可引起水、电解质、酸碱平衡失调。

2. 轻型菌痢 起病稍缓，全身中毒症状不明显，不发热或低热，腹泻为稀便或黏液便，无典型黏冻脓血便。婴幼儿多见。

3. 中毒型菌痢 多见 2～8 岁小儿。突起高热，可伴头痛、畏寒。迅速出现反复惊厥、意识障碍或循环衰竭，而发病初期肠道症状不明显，常于病后 6～12h 才有黏冻脓血便。部分患者由典型菌痢发展而来，又可分为三型。

（1）休克型：精神萎靡，面色苍灰，四肢凉冷、脉搏细速，呼吸心率加快，血压偏低、脉压减小，重者谵妄或昏迷，皮肤花纹、湿冷，脉搏细弱，血压下降，心音低纯，少尿等。后期出现多脏器功能衰竭。

（2）脑型：反复惊厥、意识障碍，意识障碍包括烦躁、谵妄、昏睡、昏迷。颅内压增高，甚至脑疝形成。

（3）混合型：上述两种征象同时存在，病情更重。

（二）慢性菌痢

病程超过 2 个月。

病因：治疗不彻底、细菌耐药、营养不良、免疫功能低下等。

临床表现：

1. 迁延型 迁延不愈的腹泻，黏冻软便或成形便带黏冻或脓血便。

2. 隐匿型 无症状，大便培养阳性，直肠乙状结肠镜检可发现肠道病变。

3. 急性发作型 急性发作类似急性菌痢，但全身中毒症状不明显。

（三）辅助检查

1. 血常规 急性菌痢白细胞增高，且以中性粒细胞为主。慢性者有贫血，中毒型伴 DIC 时，血小板减少。

2. 大便常规 取黏冻脓血便送检，可见大量脓细胞和红细胞，但以白细胞为主，偶见吞噬细胞。

3. 细菌培养 大便培养是目前最可靠的确诊和鉴别诊断的依据。最好在使用抗生素之前取样，并连送数次。

4. 免疫学检查 检测大便中的抗原，但有假阳性。

5. 结肠镜检及黏膜活检 对于慢性患者，须与其他结肠炎鉴别时可考虑使用。

【治疗】

（一）一般治疗

隔离、低脂饮食、对症处理、营养支持疗法。

（二）抗生素治疗

1. 复方磺胺甲噁唑 剂量为 50mg/（kg·d），分 2 次口服，共 7 日。严重肾脏病、磺胺过敏或白细胞减少者禁用。

2. 磷霉素 剂量为 200mg/（kg·d），分次口服或静脉滴注，疗程 5 天。

3. 氨苄西林 剂量为 80mg/（kg·d），分 4 次口服或静脉滴注，疗程 5 天。

4. 其他 由于前述 3 种药物的耐药菌株日渐增多，头孢菌素、氨基苷类（均按常规量使用，疗程 5 天，但耐药株也逐渐出现）、喹诺酮类药物（小儿应慎用）正被广泛应用。

（三）中毒型菌病

1. 抗生素治疗 见上。

2. 抗休克治疗 扩容、纠酸，使用血管活性药物等。

3. 颅内高压、脑水肿、脑疝治疗 见第十二章对应内容。

4. 密切观察生命体征并做相应对症处理。

（四）慢性菌痢

1. 加强营养支持疗法。

2. 抗生素治疗，确定病原菌及药敏，疗程适当延长，并加用灌肠给药：0.5%卡那霉素、1%～2%新霉素或 1∶5 000 呋喃西林溶液，每日 1～2 次，7 天为一疗程。

第十七章 寄生虫病

第一节 蛲虫病

蛲虫病（enterobiasis）是蛲虫寄生于小肠下段至直肠所致的疾病，容易在家庭和儿童集体机构中传播，通过虫卵污染的食物、用具或手经口而感染自身或周围人群。

【诊断】

1. 临床表现　多数患儿无明显症状。仅在雌虫移行至肛门周围排卵时才会感到肛周或会阴部瘙痒，以夜间为甚，以致睡眠不安、遗尿或交叉擦腿动作。虫数较多时可引起腹痛、腹泻及排出成虫，有时蛲虫可侵入邻近器官，引起异位并发症，如尿道炎、阴道炎、输卵管炎、阑尾炎等。小儿夜间入睡后可在肛周附近找到蛲虫。

2. 实验室检查　检出虫卵或成虫即可诊断。粪便中不易查到虫卵，可用棉拭子或玻璃棒拭抹肛门周围皱襞处，然后洗脱下来涂于玻片上，在显微镜下检查蛲虫卵。

【治疗】

（一）一般护理

蛲虫寿命一般为 1～2 个月，若不被再感染可自行痊愈，故应注意个人卫生，剪短指甲，饭前便后洗手，勤换洗内衣及床褥。

（二）药物驱虫

1. 枸橼酸哌嗪　剂量为 50～60mg/（kg·d），早晚分 2 次口服，连服 7～10 日，每天量不超过 2g。为防止再感染，服药后每周继续按原剂量服药 2 天，共服 4 周。

2. 阿苯达唑　剂量为 200～400mg/次，一次顿服。为防再感染，服药后间隔 1 周再服 100～200mg/次。2 岁以下患儿禁用。

3. 恩波吡维铵　剂量为 5mg/（kg·d），睡前一次顿服。为防复发可每隔 2～3 周再服 1～2 次。口服药片不可嚼碎。

（三）局部治疗

每次排便后，用温水洗净肛门，涂以 2%氯化氨基汞软膏或 1%氧化锌油膏，既可止痒，又可减少自身再感染。也可用蛲虫软膏注入直肠以止痒杀虫。

【预防】

1. 家庭中和儿童集体机构中的成员，均应一起治疗，以杜绝相互感染。

2. 开展卫生宣教，加强个人卫生、饮食卫生和环境卫生。

第二节 蛔虫病

蛔虫病（ascariasis）是蛔虫寄生于人体小肠所引起的疾病，为小儿最常见的肠道寄生虫病，往往影响小儿食欲和肠道功能，妨害小儿生长发育，并发症多。

【病因】

蛔虫不需中间宿主，人经口摄入感染期虫卵后，其幼虫在小肠上段孵出，侵入肠壁末梢静脉→门静脉→肝→下腔静脉→右心→肺动脉→肺微血管→肺泡→细支气管，至咽部被咽下，经胃抵小肠，先后经 4 次脱皮成为成虫。从经口感染至成虫产卵需 10～11 周，在肺部发育一周后，幼虫闯入呼吸道上行至喉咙，并随宿主的咳嗽吞咽进入消化道，成虫在小肠寄生期限约 1 年。

【病理】

（一）幼虫致病

1. 幼虫移行穿破肺部血管引起出血、水肿。
2. 代谢产物和幼虫死亡可引起蛔幼性肺炎或嗜酸粒细胞性肺炎。
3. 异位移行引起胸膜炎、癫痫、视网膜炎等。
4. 钻孔习性引起肠、胆道并发症。

（二）成虫致病

1. 唇齿机械损伤肠黏膜。
2. 掠夺营养致营养不良。
3. 由成虫代谢产物和死亡虫体引起变态反应。

【诊断】

（一）临床表现

1. **幼虫移行期**　近期内生食蔬菜、瓜果等。

（1）肝：可有一过性肝炎、右上腹痛、肝大、肝功能异常等。

（2）肺：发热、咳嗽、哮喘，咳血痰，痰中可见蛔蚴，嗜酸粒细胞增多，胸部 X 线呈现出一过性阴影。

（3）异位：胸膜炎、癫痫、视网膜炎等。

（4）全身过敏症状：荨麻疹，皮肤瘙痒，颜面水肿，急性结膜炎等。

2. **成虫（肠蛔虫病）**　可无症状，或反复发作脐周疼痛，喜按，无压痛和腹肌紧张，有时伴恶心、呕吐、轻泻或便秘，营养不良。可有排虫史。偶有夜惊、磨牙、精神萎靡或易激惹等神经系统症状。

3. **并发症**　蛔虫有游走钻孔习性，当蛔虫过多或小儿出现高热、消化不良、驱虫不当等情况，均可导致蛔虫骚动。

（1）蛔虫性肠梗阻：腹部可摸到蛔虫包块或痉挛肠管，特点是包块形状和部位常发生变化。

（2）胆道蛔虫症：阵发性腹痛，绞痛后仍留微痛。腹痛极严重，但腹部体征不多，剑下或稍偏右有局限性压痛，无腹肌紧张，部分患者尚可出现胆管炎、胆囊炎、胰腺炎、肝脓肿。

（3）蛔虫性腹膜炎：自小肠或阑尾穿孔进入腹腔引起。

此外，昏迷患者，蛔虫上窜，钻入气管可引起窒息；蛔虫碎片和虫卵与胆结石形成有关。

（二）实验室检查

1. **血象**　幼虫移行期白细胞计数和嗜酸粒细胞增加，胆道、肠道并发细菌感染时白细胞和中性粒细胞增多。

2. **B 超**　胆道蛔虫可做 B 超检查，可疑时做静脉胆道造影。

3. **粪便**　0.9%氯化钠溶液直接涂片或饱和盐水漂浮法寻找虫卵。

【鉴别诊断】

蛔虫幼虫移行症与肺炎、哮喘、肺结核、肺含铁血黄素沉着症等鉴别；肠蛔虫症与胃肠炎、其他营养不良等鉴别；胆道蛔虫主要与其他急腹症鉴别。

【治疗】

（一）驱虫治疗

1. **苯咪唑类**　阿苯达唑、甲苯咪唑均为广谱驱虫药，驱虫作用较慢，服药后 2～4 天才排虫。

阿苯达唑，400mg（2片）顿服，治愈率为 96%，虫卵转阴率为 100%。甲苯咪唑：200mg 顿服，或 100mg bid×3，未愈者于 3 周后重复第二疗程，作用缓慢，对蛔虫有激惹作用。

2. 噻嘧啶 广谱驱线虫药，作用快。每片 300mg，含基质 100mg，基质剂量为 5～10mg/kg，睡前顿服，驱蛔率几乎 100%。

3. 左旋咪唑 又名驱钩蛔片，剂量为 1.5～2.0mg/（kg·d），睡前顿服，必要时 1 周后重复 1 次。

4. 枸橼酸哌嗪 作用温和缓慢，剂量为 100～160mg/（kg·d），每天最大量≤3g，睡前顿服或分 2 次口服，连服 2 天。严重感染者，1 周后重复。

（二）并发症治疗

1. 胆道蛔虫 以内科治疗为主。原则：解痉止痛、早期驱虫、抗炎。内科治疗持久不缓解者，必要时行手术治疗。

2. 蛔虫性肠梗阻 不全性梗阻者，先内科治疗：胃肠减压、纠正失水与酸碱平衡紊乱、禁食、解痉止痛。腹痛缓解后驱虫，口服植物油（60ml）有松解蛔虫团的作用。完全性肠梗阻者及时手术。

第三节 猪绦虫病和囊虫病

猪绦虫病（taenia solium）是绦虫病的一种。人进食含有猪绦虫囊尾蚴的未煮熟的猪肉（俗称"米猪肉"）后，囊尾蚴在人肠腔内发育成成虫，产生一些消化系统症状；同时人还是猪绦虫的中间宿主，即被猪绦虫的受精卵污染的食物等被人吞下后，卵中的六钩蚴脱壳，穿过人肠壁，进入血流，转移至全身各部位，发展成囊虫病（cysticercosis），其中以皮下组织和脑最为严重。我国各地都有报道，青年人发病最多，但小儿受染也不少见。

【诊断】

1. 有食未煮熟的猪肉史或食入被绦虫卵污染的食物史。

2. 临床表现

（1）成虫引起的症状：大便中发现虫体节片；腹痛，常位于中上腹或脐部，隐痛、烧灼感或剧烈绞痛，进食后腹痛缓解；可有腹泻、便秘、食欲亢进等；婴儿可有发热、呕吐。有时可引起阑尾炎、肠梗阻、肠穿孔、肝脓肿及胆囊炎等。

（2）囊虫病：全身各组织都可受累，症状因受累组织而异，尤以脑、肌肉、皮下组织及眼较为常见。

1）脑囊虫病：表现多样，从无症状至猝死不等。通常有癫痫、颅内高压、失眠、精神异常、共济失调、脑神经麻痹等。脑脊液检查多正常，少数病例可有细胞数和蛋白轻度增高。

2）肌肉、皮下组织囊虫病：囊尾蚴形成结节，分布以头、躯干较多，四肢少，不痛、不痒、不粘连，无色素；有 1 个至数千个。最后钙化，少数可自行消退。

3）眼囊虫病：以玻璃体受累最为多见。眼底检查可见玻璃体内有大小不等的圆环浅灰色包囊。

3. 实验室检查

（1）皮内试验：囊尾蚴液作皮内试验。

（2）血清学检查：酶联免疫吸附试验、补体结合试验等，可用于检查血清和脑脊液标本。

4. 头部影像学 头部 CT 或 MRI 具有诊断价值。

【治疗】

（一）驱成虫疗法

1. 氯硝柳胺 为首选药。总剂量为 1.5～2.0g，分 2 次空腹服用（2 次间隔 1h，服用时应嚼碎吞服），服用 2h 后给予 50%硫酸镁溶液 30～40ml 等泻药。

2. 甲苯咪唑 100mg/次，一日两次，连用 3 天。

3. 仙鹤草酚 全粉 0.7～0.8g/kg 或仙鹤草芽浸膏 45mg/kg，清晨顿服，1.5h 后常规服用硫酸镁。

4. 驱虫注意事项

（1）服驱虫药后排便时应静坐在预先放有与体温相同温度的 0.9%氯化钠溶液的便盆上，不可牵拉虫节。

（2）应仔细检查 24h 全部粪便，寻找头节；未找到者，应继续随访。2～3 个月后粪便中不再发现节片或虫卵可视为治愈。

（二）囊虫病治疗

1. 阿苯达唑 为治疗脑囊虫病的首选药物。剂量为 20mg/（kg·d），分 2 次于餐前半小时口服，10 日为一疗程。治疗中可合并应用激素及甘露醇等脱水剂。

2. 吡喹酮 皮下-肌肉型囊虫病的总剂量为 120mg/kg，30mg/（kg·d），分 3 次口服，4 天为一疗程。脑囊虫病的总剂量为 180mg/kg，20mg/（kg·d），分 3 次口服，9 天为一疗程。此药杀虫作用迅速，囊结周围炎症反应严重，易加重颅内高压，个别可发生脑疝，故用药前应测颅内压，必要时先用降颅内压药物，也可同时使用激素。眼型者均应于初次服药 10 天、半年、3 年后复治一疗程。

3. 手术治疗

（1）脑囊虫病可定位者或有阻塞性脑积水者，在药物治疗前应先手术，除去梗阻或作引流，以免药物治疗后发生脑疝。

（2）眼囊虫病者在治疗前应先手术取出眼内囊虫。

第四节 阿米巴痢疾

阿米巴痢疾（amoebic dysentery）是由溶组织阿米巴原虫侵犯结肠黏膜并在该处形成溃疡所致，易迁延为慢性，有复发倾向。主要临床特征为黏冻样、血便样腹泻。

【诊断】

（一）流行病学史

在流行地区有饮食不洁情况，或与患者有密切接触史。

（二）临床表现

潜伏期为 1 周至数月不等，症状轻重不一。轻者仅有腹部不适和食欲不振。一般发病较缓，先腹痛，继之排便，表面带有小量黏液及血液；典型者表现为猪肝酱样，里急后重不显著，每天 5～6 次；部分患者便秘和腹泻交替出现，病程迁延不愈；重症者可有菌痢样改变。全身症状不重，白细胞总数略升高。

（三）并发症

1. 肠内并发症 肠出血、肠穿孔、局限性腹膜炎、阑尾炎、肠狭窄和肠阿米巴瘤。

2. 肠外并发症 阿米巴肝脓肿、阿米巴胸膜炎、心包炎、膈下脓肿、阿米巴肺脓肿、脑脓肿、宫颈阴道炎等。

（四）实验室检查

1. 粪便直接镜检 送检粪便要新鲜，挑选含黏液、脓血部分，至少送检 4～6 次，反复检查找到滋养体。

2. 乙状结肠镜检查 用于多次粪便检查为阴性而临床不能排除本病者。在直肠和乙状结肠可见到大小不等散在溃疡，中心区有渗出，边缘整齐，周围有一红晕，溃疡间黏膜正常。边缘涂片或活检可见滋养体。

3. 血清学检查 粪检多次为阴性而高度怀疑者，用对流免疫电泳或 ELISA 法检测，亦可作血凝抑制试验。

4. 其他 可行钡灌肠及钡餐 X 线检查。

【治疗】

（一）一般治疗

急性期卧床休息，根据病情给予流质或少渣饮食。慢性患者应避免刺激性食物，注意维持营养。大量腹泻者纠正水电解质紊乱，必要时静脉补液，发生休克时及时输血，并加用血管活性药物。

（二）抗生素治疗

抗阿米巴治疗要及时、充分、全疗程，必要时重复 1～2 个疗程以防复发。

1. 甲硝唑 剂量为 35～50mg/（kg·d），儿童最大量为 1g，分 3 次口服，5～7 天为一个疗程，多用于急性期病例。

2. 氯碘喹 每次 10～20mg/kg，每天 3～4 次，连服 10 天。

3. 双碘喹啉 每次 10～15mg/kg，每天 2～3 次，连服 15～20 天。

（三）其他治疗

合并细菌感染时加用适当抗生素；肠出血时及时输血，肠穿孔时及时行手术治疗，并应用甲硝唑及广谱抗生素。

第五节 疟 疾

疟疾（malaria）是疟原虫经雌性按蚊叮咬所传播的一种寄生虫病。临床主要特征是间歇性、定时性、发作性的寒战、高热、大汗及贫血和脾大。间日疟及三日疟常复发，而恶性疟发热不规则，常侵犯内脏，可致凶险发作。夏秋季发病较多，而热带、亚热带四季都可发病。

【病因】

疟原虫分四种：间日疟、三日疟、卵形疟及恶性疟，他们需两个宿主：蚊体内的有性繁殖及人体内的无性繁殖。在人体内又可分为红细胞外期（肝细胞内发育）和红细胞内期。疟原虫通过在红细胞内增殖、破裂、再增殖的循环使红细胞成批破裂而产生相应临床表现。

【诊断】

（一）流行病学

有流行区、流行季节的居住或旅游史，近期疟疾发作史及治疗史，近期输血史及孕母有疟疾病史。

（二）临床表现

1. 典型发作 间日疟潜伏期在 13～15 天，长潜伏期可达 6 个月以上；三日疟潜伏期在 24～30 天，卵形疟为 13～15 天。三种疟疾临床表现大体相似。

（1）寒战期：10min 至 2h，突起畏寒、寒战，常伴头痛、恶心、呕吐；同时体温上升。

（2）高热期：2～6h，体温常≥40℃，全身灼热、口干，烦躁，重者谵妄。

（3）大汗期：1～2h，大汗，体温迅速下降，症状消失，但感疲乏。

（4）间歇期：仅疲乏。

（5）热程特点：①初发数日，发热不规则，5～7 天后呈典型隔日发作（三日疟则每 3 日发作一次）；②多在中午前或傍晚发作；③发热程度变化为轻→重→轻；④发作 5～7 次后，可自行停止，2～3 个月后可再次发作（近期复发）。

（6）体征：①脾大，随着发作增多，脾大轻至重度，可出现巨脾，质地变硬；②肝大，程度较轻，部分患儿有肝功能异常，可见黄疸；③贫血，发作次数越多越明显。

2. 恶性疟 潜伏期为 7～12 天，起病急缓不一，多为急性，无寒战，而仅有畏寒，热型不规则，持续发热时间长，出汗期不明显，无明显缓解期，贫血明显，无远期复发。

3. 凶险发作 主要见于恶性疟，偶见间日疟及三日疟。

（1）脑型：来势凶险、病死率高，高热、剧烈头痛、呕吐、昏迷、抽搐、瘫痪及脑膜刺激征；脑脊液压力、细胞及蛋白无明显异常。

（2）超高热型：急起持续性高热（＞41℃），谵妄、昏迷、抽搐，可数小时内死亡。

（3）厥冷型：体温不升，突然昏倒、虚脱、休克。

（4）胃肠型：腹泻、恶心、呕吐、腹痛。

（5）急性肾衰型：进行性少尿至尿闭，尿中蛋白、红细胞、白细胞及管型存在。

（6）胆汁型：弛张型高热、呕吐胆汁、黄疸、贫血、肝脾大、昏迷。

4. 特殊类型疟疾

（1）孕妇疟疾：贫血显著，易致流产、早产、死胎、胎儿先天性疟疾。

（2）先天性疟疾：出生后 6 日内即贫血、脾大，血中疟原虫与母同种。

（3）婴幼儿疟疾：弛张热或持续高热，易惊厥，贫血明显，脾大更甚；热型不典型，少有寒战、大汗，而消化道症状明显，复发率及病死率高。

（4）输血后疟疾：潜伏期 7～10 天（少数为 1 个月），症状典型。

5. 并发症

（1）黑尿热：急性血管内溶血的表现，见第八章第四节。

（2）疟疾性肾病：①急性肾炎型，抗疟治疗可缓解；②肾病综合征型：抗疟无效，激素反应差。

（三）实验室检查

1. 血象 白细胞正常或减少，大单核细胞增多，贫血。

2. 外周血 寒战时取厚、薄血片两张多次查找疟原虫。

3. 骨髓穿刺。

4. 免疫学方法、核酸杂交及 PCR 技术 查疟原虫的抗体和 DNA。

（四）诊断性治疗

临床疑似、但多次检查疟原虫阴性，可口服氯喹 3 日，24～48h 后发热被控制可能为疟疾；反之，若患者不是来自疟原虫耐药地区，则可基本除外。

（五）鉴别诊断

1. 一般疟疾 应与败血症、伤寒、胆道感染鉴别，主要从流行病学、典型发作、查到疟原虫及试验治疗着手。

2. 脑型疟疾 应与乙型脑炎、中毒型菌痢、中暑、化脓性脑膜炎及病毒性脑炎相鉴别。一是警惕性，二是注意流行病学特点，三是参照相关疾病的实验检查，不难鉴别。

【治疗】

（一）抗疟治疗

1. 一般疟疾的抗生素治疗

（1）现症患者：氯喹 3 日＋伯氨喹 4 日联合治疗，见表 17-1。

表 17-1 氯喹与伯氨喹联合治疗（剂量以每日片数计）

年龄（足岁）	氯喹（0.25g/片）				伯氨喹（13.2mg/片）	
	第 1 日	第 2 日	第 3 日	总量	第 1～4 日	总量
≤3 岁	1	1/4	1/4	1.5	1/2	2
4～6 岁	1.5	1/2	1/2	2.5	1	4
7～10 岁	2	1	1	4	2	8

年龄	氯喹（0.25g/片）				伯氨喹（13.2mg/片）	
（足岁）	第1日	第2日	第3日	总量	第1~4日	总量
11~12岁	3	1.5	1.5	6	2.5	10
>12岁	4	2	2	8	3	12

注：伯氨喹的副作用有头晕、呕吐、腹痛、发绀、药物性葡萄糖-6-磷酸酶缺陷病发作。

（2）休止期患者：乙胺嘧啶2日＋伯氨喹4日联合治疗，见表17-2。

表 17-2　乙胺嘧啶与伯氨喹联合治疗（剂量以每日片数计）

年龄（足岁）	乙胺嘧啶（6.25mg/片）			伯氨喹（13.2mg/片）	
	第1日	第2日	总量	第1~4日	总量
≤3岁	—	—	—	1/2	2
4~6岁	1	1	2	1	4
7~10岁	2	2	4	2	8
11~14岁	3	3	6	3	12

注：≤3岁用环氯胍代替，1/2，qd×4天。

2. 耐药疟疾的治疗

（1）标准：我国大部分恶性疟株及海南部分间日疟株对氯喹耐药。用体内法判断的标准：服用氯喹3天，血中疟原虫无性体在7日内消失，28天内无复燃，为敏感，否则为耐药。

（2）药物选择：①硫酸奎宁加乙胺嘧啶，硫酸奎宁为25mg/（kg·d），分3次口服，共3日，最大量<650mg/次；乙胺嘧啶，>25kg者，25mg/天；10~25kg者，12.5mg/d；<10kg者，6.25mg/d，共3日。副作用有耳鸣、耳聋、头晕、心悸及荨麻疹，大剂量可致心脏抑制。②>7岁儿童，硫酸奎宁＋四环素［5mg/（kg·6h）×7天］。③≤7岁儿童或孕妇，单用硫酸奎宁7天。④甲氟喹≥15kg者，25mg/（kg·次），口服，最大量≤1250mg。孕妇禁用。⑤青蒿素或蒿甲醚、磷酸咯萘啶。

3. 凶险型疟疾的抗疟治疗　先静脉给药，神志清醒后改用口服，并加用伯氨喹。

（1）二盐酸奎宁：5~10mg/（kg·次）＋10%葡萄糖溶液（浓度为1mg/ml），静脉滴注，24h内不超过3次，同时给予心电监护。

（2）青蒿素：成人口服为0.6g/次，一日3次，共3天，总量5.4g；或肌内注射200~300mg/次，qd或bid×3天。儿童酌减。

（3）磷酸氯喹注射液：用于不抗药者，3~5mg/（kg·次），加入10%葡萄糖溶液或0.9%氯化钠溶液中静脉滴注。首日不超过3次。

（4）磷酸咯萘啶注射液：3~6mg/（kg·d），加入5%葡萄糖溶液或0.9%氯化钠溶液中静脉滴注，或分次肌内注射。

（二）对症治疗

1. 高热、急性颅高压、休克、DIC、肾衰竭、贫血、肺水肿的处理，请参考有关章节，但脑型疟疾者禁用激素。

2. 黑尿热者停用奎宁与伯氨喹，改用氯喹、乙胺嘧啶及蒿甲醚。

3. 实行重症监护管理。

第十八章 儿科常见急症

第一节 小 儿 惊 厥

惊厥（convulsions）是全身或局部骨骼肌群突然发生的不自主强直性或阵挛性收缩，常伴意识障碍。大多由过量的大脑运动神经元冲动引起，亦可由末梢神经肌肉刺激阈的降低引起，如血清游离钙或镁过低引起的低钙或低镁惊厥。惊厥是儿科常见而重要的急症之一。应注意与癫痫的区别和联系：惊厥可成为癫痫的一个表现形式，癫痫可成为惊厥的一个病因。

【病因】

（一）感染性因素

1. 颅内感染 细菌、病毒、寄生虫（疟原虫、弓形虫、肺吸虫、血吸虫、囊虫、包虫等）引起的脑膜炎、脑炎、脑膜脑炎、脑脓肿等。

2. 颅外感染

（1）高热惊厥（fibrile convulsion）：为小儿惊厥最常见的原因。典型的高热惊厥具有以下特点：①多见于6个月至3岁小儿，6岁后罕见；②患儿体质多较好；③常见于上呼吸道感染，惊厥多发生在病初体温骤升时；④惊厥呈全身性，次数少，时间短，恢复快，预后好，一般无异常神经系统体征。参见第十二章第三节"癫痫"。

（2）中毒性脑病：急性感染过程中可出现类似脑炎的表现，但并非病原体直接侵入脑组织所致，而可能与感染中毒、人体对病毒的过敏反应、缺氧、脑细胞充血水肿、小血管内膜细胞肿胀造成脑局部缺血性坏死等多种因素有关。特点：①任何年龄、各种体质小儿均可发生；②多见于细菌性痢疾、伤寒、百日咳、败血症、肺炎等疾病的极期；③惊厥可呈全身性或局限性、次数多、时间长，常有意识障碍及神经系统体征，昏迷越久，产生后遗症的可能性越大。

（3）其他：如破伤风、Reye综合征等。

（二）非感染性因素

1. 颅内疾病 原发性癫痫（大发作、婴儿痉挛症等）；颅内占位性病变（肿瘤、囊肿、血肿等）；颅脑损伤（产伤、缺氧、外伤等）；颅内畸形（脑积水、脑血管畸形、神经皮肤综合征）等；其他（脑白质营养不良、脱髓鞘病等）。

2. 颅外疾病 ①代谢性：如低血糖症、低钙血症、低镁血症、低钠血症、高钠血症、高胆红素血症；遗传代谢缺陷（苯丙酮尿症、半乳糖血症、有机酸尿症、维生素 B_6 依赖症、脂质累积症等）；维生素（B_1、B_6、D、K）缺乏症等。②中毒性：灭鼠药（如氟乙酰胺、毒鼠强）、一氧化碳、药物（中枢兴奋药、氨茶碱、阿托品等）等急性中毒。③心源性：严重的心律失常可致急性心源性脑缺血综合征（阿-斯综合征）。④肾源性：肾脏疾病导致高血压脑病或尿毒症时均可引起惊厥。⑤其他：出血性疾病伴颅内出血者；嗜铬细胞瘤发生高血压脑病者；接种百日咳疫苗后；每日大剂量放射治疗（损伤血管内皮可致脑水肿及多处出血）等，均可导致惊厥。

【诊断】

（一）临床表现

1. 惊厥 多突然发作，意识丧失，两眼凝视、斜视或上翻，头后仰，面肌及四肢呈强直性或阵挛性抽搐，可伴喉痉挛、呼吸暂停甚至青紫。惊厥后昏睡，少数病例抽搐时意识可清楚，如手足搐搦症。惊厥呈持续状态常提示病情严重。

2. 体检 惊厥发作时应注意是全身性还是局限性，强直性还是阵挛性；可行一般望诊及心脏听诊（有无停搏、心率减慢或增快），待惊厥停止后再进行全面体检。神经系统尤应重点检查：观察神志变化，如神经萎靡、嗜睡常提示病情较重，精神良好常提示病情较轻；应检查有无颅内压增高症（前囟是否紧张、饱满，骨缝有无增宽）及眼部异常；有发热者，应仔细寻找有无瘀点、皮疹，有无脑膜刺激征或阳性神经征；发热者应注意有无局部感染灶（如咽部疱疹等）；应测血压，以排除高血压脑病。

（二）实验室检查

1. 三大常规 2～7 岁病因不明的感染性惊厥，尤其在夏秋季，必须作冷盐水灌肠取粪便镜检除外中毒型菌痢。小儿惊厥时白细胞计数可增高，故据此鉴别病毒性或细菌性感染的价值不大，但血中嗜酸粒细胞显著增高常提示有脑型寄生虫病。婴幼儿病因不明的感染性惊厥，应查尿液除外尿路感染。

2. 血生化检查 如血糖、血钙、血镁、血钠、血尿素氮、肌酐等。

3. 脑脊液检查 患儿精神萎靡、嗜睡、颅内感染不能除外时，均应行腰穿作脑脊液检查。

（三）特殊检查

根据以上检查结果仍不能作出诊断时，可选择以下检查。

1. 眼底检查 新生儿先天性感染可能有视网膜脉络膜炎；广泛视网膜下出血提示颅内出血。视盘水肿提示颅内占位性病变。

2. 硬脑膜下穿刺 对硬脑膜下出血、积液、积脓可立即肯定诊断，作涂片、培养还可明确病原。

3. 脑电图 80%～90%癫痫患儿经诱发试验和反复检查的脑电图都有癫痫波形可见（棘波、尖波、棘慢波、尖慢波、高幅阵发性慢波等）；婴儿痉挛症则有特征性的高峰节律紊乱。随访检查脑电图有助于对新生儿惊厥的预后推测。

4. 头颅 X 线片 颅内钙化灶常提示先天性感染，如脑室周围钙化，提示巨细胞病毒感染。

5. 脑 B 超 适用于前囟未闭患儿，对脑室内出血、脑积水等诊断十分有用，且可随访。

6. 脑 CT 对蛛网膜下腔出血等颅内出血、各种占位性病变和颅脑畸形等均很有价值。

7. MRI 或 MRS 比 CT 更精确，尤其对脑内细小病变较为敏感。

【治疗】

（一）一般治疗

1. 确保患儿呼吸道通畅，及时清除鼻咽腔的分泌物。患儿头部应转向一侧，以防误吸与窒息。防止舌咬伤及关节损伤。

2. 常规给氧，以减少缺氧性脑损伤。

3. 保持安静，禁止一切不必要的刺激。

（二）抗惊厥药物的应用

详见第十二章第三节癫痫持续状态治疗部分。

（三）对症治疗

高热者宜物理降温（25%～50%乙醇溶液擦浴；冷盐水灌肠；颈旁、腋下、腹股沟等大血管处置冰敷），同时行药物降温（可选用对乙酰氨基酚、安乃近、双氯酚酸钠），退热作用迅速。昏迷患儿常有脑水肿，可静脉注射甘露醇及呋塞米，肾上腺皮质激素对炎症性、创伤性脑水肿效果较好，对缺氧缺血性脑病引起者效果差，应尽量避免使用，或仅短时应用，以免引起不易发现的严重感染。

（四）病因治疗

积极查找病因和诱因，查出病因后，及时治疗，以防止惊厥的复发。

第二节 心跳呼吸骤停与心肺复苏

对心跳呼吸骤停（cardiopulmonary arrest，CPA）者，应立即分秒必争地进行心肺复苏（cardiopulmonary resuscitation，CPR），恢复已中断的呼吸与循环功能。心跳呼吸骤停后首先会导致机体出现严重缺氧与 CO_2 潴留，因脑细胞对缺氧最敏感而首先受损害，可迅速出现昏迷。心跳呼吸停止 4～6min 后即可导致脑细胞死亡，形成不可逆性脑损害。由此可见，心肺复苏已扩大为心、肺、脑复苏。心肺复苏包括三个阶段：基本生命支持（basic life support，BLS）、进一步生命支持（advanced life support，ALS）、延续生命支持（prolonged life support，PLS）。

【诊断】

（一）临床诊断依据

1. 突然神志丧失，出现昏迷、抽搐。

2. 颈动脉和股动脉搏动消失，血压测不出，听诊心音消失。

3. 心跳、呼吸停止，由原发损害决定哪个先停止，其间隔可长可短。

4. 瞳孔散大。

5. 面色苍白或青紫。

（二）心电图监护

小儿心搏骤停的心电图类型可表现为心动过缓、室性心动过速、心室纤颤及心室停搏或呈等电位线。

【心肺复苏步骤】

心跳呼吸骤停中现场及时发现和抢救是重要的一环，抢救的目的是用人工方法重建呼吸和循环，尽快恢复肺部气体交换及全身的血液和氧的供应。心脏复跳后再转送医院继续抢救。心肺复苏应同步进行，不可偏废。一期复苏成功后，再进一步明确病因，进行相应治疗。

（一）一期复苏

立即实施 ABC 抢救措施，给患儿提供 BLS。

1. A（airway）—通畅气道　施行人工呼吸前须用手指或吸引法清除患儿口咽部分泌物、呕吐物及异物（如泥沙）等。然后抬高下颌角使下颌骨上移，头呈后仰位，以使气道平直，注意防止舌根后坠压迫咽后壁、阻塞气道。

2. B（breathing）—人工呼吸　实施口对口人工呼吸，适于现场抢救。抢救时，患儿呈平卧位，肩背部稍垫高，头后仰。抢救者站于患儿一侧，一手将患儿下颌向前上方托起，如为小婴儿，仅将手置于患儿颈后，使头略后仰即可；另一手的拇指、示指捏紧患儿鼻孔。抢救者深吸一口气，对准患儿口腔将气吹入，直到患儿上胸部抬起，停止吹气，放松鼻孔，患儿胸廓及肺的弹性能将气体自然排出。牙关紧闭者，可用手捏住其口腔，采用口对鼻孔吹气；对婴儿可用口对口鼻同时吹气。重复上述步骤。吹气与排气的时间之比应为 1:2。呼吸频率年长儿宜为 18～20 次/分，婴幼儿为 30～40 次/分。吹气要均匀，不可用力过猛，以免肺泡破裂。数次吹气后应缓慢挤压患儿上腹部一次，以排除胃内积聚的空气。

3. C（circulation，cardia massage）—人工循环，心脏按压

（1）心前区叩击：为了争取时间，应先用拳头叩击患儿的心前区，可连续叩击数次。

（2）胸外心脏按压：患儿仰卧于硬板上，以保证按压效果。对年长儿用双掌法：施救者双手掌重叠将掌根部置于患儿胸骨中、下 1/3 交界处，亦可置于乳头连线下方胸骨上。术者肘关节伸直，凭借体重及肩、臂之力垂直向患儿脊柱方向挤压，使胸骨下陷 3～4cm。下压与放松时间相等，或下压时间占按压周期的 60%。一般按压频率：年长儿为 80 次/分，婴幼儿至少 100 次/分。挤压时手指不可触及胸壁，避免压力传至肋骨引起骨折。放松时手掌不应离开胸骨，以免按压点移位。

用力不可过猛，否则可能造成肺、肝、胃破裂。对幼儿可用单掌法或平卧位双指按压法，使胸骨下陷 2～3cm，频率为 100 次/分。对婴儿、新生儿多采用环抱法，即双手围绕患儿胸部，用重叠的双拇指按压，使患儿胸廓下陷 1.5～2.0cm，频率为 120 次/分。新生儿还可用单掌环抱法，即将拇指向后背四指方向挤压。不论年龄大小，心肺复苏时心脏按压与人工通气频率之比均为 5∶1。

（3）胸内心脏按压：进行胸外心脏按压 10min 无效，或患儿胸骨、脊柱畸形无法正确施行胸外心脏按压时，应立即开胸直接用手挤压心脏，一般由外科医师协助施行。于患儿第 4 或第 5 肋间、自胸骨左缘至腋前线作横切口，术者分别将右手示指、中指及拇指插入患儿心脏的后方及前方，同时按压左右心室，然后放松，反复进行，直至心脏复跳。心脏较大时，可用双手按压，此时需切除肋骨。行胸内心脏按压时，不得压迫心房或使心室扭转移位，以免妨碍静脉回流。儿科极少采用胸内心脏按压，目前主要用于手术过程中发生呼吸心搏骤停的患儿。

（4）心脏复苏成功的标志：①扪到颈动脉、肱动脉、股动脉跳动，测得收缩压＞60mmHg；②听到心音，心律失常转为窦性心律；③扩大的瞳孔收缩为组织灌流量和氧供给量足够的最早指征；④口唇、甲床颜色转红。

（二）二期复苏

继续实施 DEF 抢救措施，给患儿提供 ALS。

1. D（drugs）— 复苏药物应用 为促使患儿自主呼吸与心跳恢复，在人工呼吸和心脏按压的同时或 1～2min 后，应根据心电图监护显示心搏骤停的类型，由静脉或气管内注射复苏药物。

（1）心跳停止（asystole）时药物应用

1）肾上腺素：一般常用 1∶10 000 肾上腺素，首次 0.1ml/kg（0.01mg/kg）静脉注射，无效时或心脏停搏时，剂量即增加至 1∶1000 肾上腺素 0.1ml/kg（0.1mg/kg），每 3～5min 给药一次，一般 3～5 次。待心脏复跳后，以 0.05～1.00μg/（kg·min）的速度持续静脉维持一段时间，尤适于复苏后的低血压患儿。对房室传导阻滞所致的心室停搏，临时心脏起搏（心内起搏或心外起搏）常可奏效。应先用肾上腺素使心脏停搏转为交界性或窦性节律后再进行临时心脏起搏。有严重代谢性酸中毒时肾上腺素效果较差，故应在纠正酸中毒后再用；肾上腺素不能直接加入碳酸氢钠溶液中输入，因为碱性药物可降低其效果。

2）5%碳酸氢钠：心跳停止较久后（10min 以上）或原已有代谢性酸中毒时应充分纠酸。在使用碳酸氢钠时，应充分通气，排出 CO_2。复苏时，一般先给予 5%碳酸氢钠溶液 5ml/kg 稀释成等张液体快速静脉滴注，此后依据血气与血生化结果酌情补充，应维持 pH 在 7.25 以上。

3）钙剂：10%氯化钙每次 0.3～0.5ml/kg（最大剂量为 1g）或 10%葡萄糖酸钙每次 1～2ml/kg（最大剂量为 2g）缓慢注射。肾上腺素与钙剂同时使用，可加重心肌损害，诱发心室纤颤，同时钙为脑细胞损伤和死亡的内源性化学介质，因此钙剂不作为心肺复苏一线药物，仅用在已确定的代谢紊乱时，如低钙血症、高钾血症、高镁血症、钙通道阻滞剂过量时。已用洋地黄饱和量者慎用。

（2）心动过缓（bradycardia）：严重窦性心动过缓，或二、三度房室传导阻滞，亦可为心跳停搏的先兆。可应用：①阿托品，每次 0.02～0.10mg/kg，最大量为 1mg/次，5min 一次，静脉注射。②肾上腺素，2μg/（kg·次）静脉注射或 0.05～1.00μg/（kg·min）静脉滴注。

（3）室性心动过速（ventricular tachycardia）：常用药物为利多卡因。首次量为 1mg/kg 加 5%葡萄糖溶液 10ml 静脉注射，其半衰期为 30min，必要时 5～10min 后可重复使用，直到心动过速停止或在 20min 内总量已达 5mg/kg 为止。并根据病情继以 20～50μg/（kg·min）静脉滴注维持。无效时迅速进行电复律。

（4）心室颤动（ventricular fibrillation）：首先电除颤，无条件时可应用药物除颤。①利多卡因，用法如上述。②苯妥英钠，每次 2～4mg/kg，溶于 5%葡萄糖溶液缓慢静脉注射，一次量不超过 250mg，如无效可在 5～10min 后重复一次。

（5）呼吸兴奋药：如洛贝林、二甲弗林等，在建立机械通气后可使用，以促进恢复自主呼吸。洛贝林每次 1.5～6mg 静脉注射，必要时 3～5min 重复一次，直至呼吸出现。此后用 9～15mg 静脉滴注维持。二甲弗林每次 0.1～0.2mg/kg 静脉注射。大剂量可引起抽搐。

（6）其他：血管活性药物多用于维持血压。激素、利尿剂、镇静剂、能量合剂等均可酌情选用。

2. E（electrocardiaogram）—心电监护　心电监护或反复心电图检查，可了解心搏骤停原因、心脏受累程度，指导治疗。

3. F（defibrillation）—除颤，胸外直流电除颤　心肺复苏时剂量较大，首次 2J/kg，无效即改为 4J/kg，共 3 次；仍无效时静脉注射利多卡因后，再除颤一次，4J/kg；如仍无效，在静脉应用利多卡因、溴苄胺或肾上腺素后，按 4J/kg 除颤一次。除颤前应保证氧的供应，并纠正酸中毒。电击复律后，加用利多卡因或溴苄胺，防止复发。

4. 气管插管，机械通气。

5. 其他处理

（1）做好记录：仔细记录患儿的临床表现（面色、脉搏、血压、心率，有无自主呼吸，瞳孔大小、肌张力，有无自主动作及尿量等），实验室检查结果（如血气分析、血生化，经皮氧分压及二氧化碳分压、呼出气二氧化碳含量或分压、血氧饱和度及心电图结果等），呼吸心搏停止及恢复的时间，抢救措施（如心脏按压开始时间及方法、人工通气方法、插管时间、呼吸器参数等），用药种类、时间、剂量、方法，患儿对治疗的反应等。

（2）低温处理：低温状态下脑组织对缺氧的耐受性明显增强。在人工呼吸、心脏按压的同时或稍后，即应给予降温处理。可采用正规冬眠疗法使患儿体温降至肛温 35℃ 左右。特别应重视头部降温，即将患儿头置放在冰槽中或戴冰帽，使头部温度降到 32℃ 左右，有条件者可测耳鼓膜温度，因鼓膜温度更接近颅内温度。重症患儿应持续降温 3～5 天，待出现听觉后即可复温。

（3）停止心肺复苏术的指征：经积极抢救 15～30min，患儿仍然深昏迷，瞳孔扩大、固定，无自主呼吸，往往提示脑死亡，继续复苏成功机会甚少。有时心搏虽恢复，脑功能的恢复却无保证，即使此后能自主呼吸也有处于植物状态的可能。临床上凡证实为脑死亡者应停止抢救，但须注意某些药物可能影响患儿意识状态或使患儿瞳孔扩大；而过度换气又可抑制患儿自主呼吸，造成脑死亡假象，因此应反复排除上述可能。

（三）三期复苏

实施心、肺复苏后，给患儿提供 PLS。必须专人监护，及早采取措施，以防止心脏和呼吸再度骤停或发生严重的并发症和后遗症。

1. 病因治疗　在抢救过程中，应积极寻找引起心跳、呼吸骤停的原因，并采取相应治疗。

2. 改善心、肺功能

（1）改善心功能及维持有效血液循环，①在补充血容量的基础上选用酚妥拉明和多巴胺，以增强心肌收缩力，使心率加快，增加心排血量，改善组织器官的血液供应；②亦可采用山莨菪碱（654-2），改善微循环；③纠正低血压：用升压药维持血压在正常范围而不出现末梢血管收缩现象为宜。

（2）改善呼吸功能：在心跳恢复的数日内常易发生呼吸衰竭。应采取以下措施以促进呼吸功能的恢复：①湿化气道分泌物及雾化吸入治疗，定期吸痰以保持呼吸道通畅；②病情较重者，需气管插管或气管切开，并使用人工呼吸器加压给氧；③防治肺部感染，疑有感染者，应及时送痰培养及细菌药敏试验。

3. 积极实施脑复苏　主要针对尚未出现不可逆损害的脑细胞，终止其损害过程的发展。

（1）减轻或清除继发的脑低灌注状态，维持正常或稍高的脑灌注压，保证充分的氧和能量供应。

（2）防治脑水肿和颅内高压：采用降温、脱水疗法、过度通气、应用肾上腺皮质激素等，保持低温、低压的颅内环境。

（3）消除可能损害脑细胞的生化代谢因素：脑内葡萄糖过多，导致脑内乳酸酸中毒，而发生脑水肿、脑细胞死亡，因此高危患儿不宜用高渗葡萄糖，必须使用时，可加用胰岛素，按每 3～4g 葡萄糖给予 1U 胰岛素方法使用。

（4）应用促进脑细胞恢复药物。

（5）应用钙通道阻滞剂：可用尼莫地平乙醇溶液静脉滴注，脑水肿时禁用。每次 10mg，每日 1 次，滴注速度：开始 2h 内 0.5mg/h，2h 后增至 1.0mg/h。

4. 维持水电解质与酸碱平衡

（1）水的供给，复苏患儿均有水潴留，应维持出入量负平衡，以不使体重增长为宜。

（2）纠正酸中毒。

（3）低钾血症：若体内缺钾与代谢性碱中毒，应及时补钾。

（4）高钠血症：由于大量使用碳酸氢钠及肾上腺皮质激素，在复苏后早期可出现高钠血症，补液时宜用 1/5 或 1/6 张溶液。

第三节　充血性心力衰竭

充血性心力衰竭（congestive heart failure，CHF）是指心泵功能减退，心排血量不能满足机体需要，体、肺循环静脉压升高而表现的临床综合征。可因心肌负荷过重（压力、容量负荷）、原发性心肌功能改变、代谢紊乱等引起。小儿各年龄期均可发生，以婴幼儿期最常见，如不及时控制，往往威胁小儿生命。

【诊断标准】

1. 具备以下 4 项考虑心力衰竭

（1）呼吸急促：婴儿>60 次/分，幼儿>50 次/分，儿童>40 次/分。

（2）心动过速：婴儿>160 次/分，幼儿>140 次/分，儿童>120 次/分。

（3）心脏扩大（体检、X 线或超声心动图检查中任意一项证明即可）。

（4）烦躁、喂哺困难、体重增加、尿少、水肿、多汗、青紫、呛咳、阵发性呼吸困难（2 项以上）。

2. 具备以上 4 项加以下 1 项或以上 2 项加以下 2 项即可确诊心力衰竭

（1）肝大：婴幼儿在肋下≥3cm，儿童>1cm；进行性肝大或伴触痛者更有意义。

（2）肺水肿。

（3）奔马律。

3. 严重心力衰竭可出现周围循环衰竭。

【治疗】

（一）一般处理

1. 休息与镇静　应卧床休息，严重者取半卧位。保持患儿安静，避免一切不必要的刺激和情绪激动。烦躁不安者应给予镇静剂如地西泮、苯巴比妥等。

2. 吸氧　气急、发绀者给氧。

3. 饮食　低盐饮食，少量多餐，水肿严重者应限制钠盐，每日应不超过 0.5～1.0g。静脉输液应控制速度和总量。每日入液量（包括口服量）应不超过患者基础需要量（婴幼儿 60～80ml/kg，年长儿 40～60ml/kg）。

4. 积极治疗原发病，去除引起心力衰竭的诱因。

（二）洋地黄制剂的应用

可选用地高辛口服，必要时用地高辛或去乙酰毛花苷静脉注射；使用时应注意心肌情况，如有心肌疾病，应减少剂量，还应注意个体差异。一般及慢性心力衰竭用地高辛维持量法（开始即以维持量服用），急性及重症心力衰竭用地高辛洋地黄化法或地高辛、去乙酰毛花苷静脉注射法。

1. 常用洋地黄制剂的剂量及用法 见表 18-1。

表 18-1 洋地黄类药物的临床应用

洋地黄制剂	给药法	洋地黄化总量（mg/pg）	每日平均维持量	效力开始时间	效力最大时间	中毒作用消失时间	效力完全消失时间
地高辛	口服	<2 岁 0.05~0.06	1/5 洋地黄化总量，分 2 次	2 小时	4~8 小时	1~2 天	4~7 天
		>2 岁 0.03~0.05					
		（总量不超过 1.5mg）					
	静脉	口服量的 1/3~1/2		10 分钟	1~2 小时		
毛花苷丙（西地兰）	静脉	<2 岁 0.03~0.04		15~30 分钟	1~2 小时	1 天	2~4 天
		>2 岁 0.02~0.03					

2. 用药注意事项

（1）用药前必须详细询问以往服用洋地黄类药物情况，特别是近 2 周内所用制剂、剂量和用法。情况不明而必须立即用药者应从小剂量开始，谨慎使用。

（2）应根据患者原发疾病、具体情况、个体差异、心功能不全的轻重缓急选用剂型和剂量。早产儿及小于胎龄儿肝肾功能较差，剂量宜偏小，较婴儿剂量减少 1/3~1/2。心肌炎症、缺氧、缺血、电解质紊乱（如低钾血症、低镁血症、高钙血症）、肝肾功能不全时，心肌对洋地黄较敏感，剂量须偏小，并密切观察。

（3）用药过程中应密切观察注意心率、心律、呼吸次数、肝脏大小、尿量、体重等，并根据其变化随时调整剂量。

3. 洋地黄的毒性反应

（1）一般症状：年长儿可出现食欲不振、恶心、呕吐等胃肠道症状，偶有头痛、嗜睡、谵妄、视觉异常等神经系统症状，但婴幼儿较少见心脏外毒性反应。

（2）心脏症状：以心律失常为主。常见窦性心动过缓、期前收缩、阵发性房性心动过速伴房室传导阻滞、交界性心动过速伴房室分离，以及 P-R 间期延长、二至三度房室传导阻滞等。心律失常在婴幼儿多为房性，而年长儿及成人以室性者多见。

（3）实验室检查：用放射免疫法测定血清地高辛浓度可作为用药参考。新生儿>6.4nmol/L（5ng/ml），婴儿>5.1nmol/L（4ng/ml），儿童>3.8nmol/L（3ng/ml），成人>2.5nmol/L（2ng/ml）指示洋地黄中毒。

4. 洋地黄中毒的处理原则

（1）即刻停用洋地黄。在怀疑有中毒时立即停用，待症状消失后，必要时可重新从小剂量开始治疗。

（2）停用排钾利尿剂。

（3）有心律失常而无二度Ⅱ型及以上房室传导阻滞者，常规用 0.15%~0.30%氯化钾溶液静脉滴注，每日总量不超过 2mmol/kg（0.15g/kg）。

（4）有异位节律者多首选苯妥英钠，以每次 2~3mg/kg 为宜，静脉缓慢注射，必要时每 15min 可重复一次，总量不超过 5 次。

（5）心动过缓（<50 次/分）者，加用阿托品，剂量为每次 0.01~0.03mg/kg，肌内注射或静脉注射。

（6）二度或接近三度房室传导阻滞者可以异丙肾上腺素 0.5mg 加入 10%葡萄糖溶液 100ml 中

按 0.05～0.50μg/（kg·min）滴注。必要时临时心内起搏。

（7）严重中毒者可用地高辛的特异抗体 anti-digoxin Fab 中和。所需剂量为 Fab（mg）＝血清地高辛浓度（ng/ml）×5.6×体重（kg）×64／1000，以上剂量于 30min 以上静脉滴注。注意：①先做 Fab 皮试；②监测血钾浓度；③每瓶含 Fab 40mg，可结合地高辛 0.66mg。

（8）必要时可行血液透析治疗。

在上述治疗过程中，应测血压及观察心电图改变，必要时测血清地高辛、钾及镁浓度以作治疗参考。

（三）利尿剂的应用

1. 一般心力衰竭 用双氢克尿噻，剂量 1～2mg/（kg·d）分次服用，慢性病例，长期用药可引起低钾血症、低氯血症，故可采用间歇疗法（每周服药 4 天，停药 3 天）并补充钾盐，亦可与保钾利尿剂联用。常用双氢克尿噻和螺内酯或氨苯蝶啶，后两项剂量分别为 1～3mg/（kg·d）及 2～4mg/（kg·d）。

2. 心力衰竭水肿较重者 可加用呋塞米，每次 1～2mg/kg，肌内或静脉注射。

长期应用洋地黄或排钾利尿剂者，应注意加用 10%氯化钾。单用洋地黄时宜给予小剂量，40mg/（kg·d），洋地黄与排钾利尿剂并用者，剂量为 75mg/（kg·d），加用呋塞米时，临时再加 75mg/kg 一次。

（四）血管扩张剂的应用

1. 卡托普利 作用于小动脉和静脉，使两者皆扩张。按 0.4～0.5/（kg·d）剂量给予，首剂 0.5mg/kg，分 2～4 次口服。以后根据病情逐渐加量至 1～2mg/（kg·d），每日 2～4 次。

2. 硝普钠 扩张小静脉，减轻前负荷；扩张小动脉，减轻后负荷。开始剂量为 0.5～1.0 μg/（kg·min）静脉滴入，密切观察，疗效不理想时可逐渐加量，一般不超过 4～5μg/（kg·min）。病情稳定后渐减量至停用。开始减量时加用口服血管扩张剂，继续服用至病情稳定。

3. 哌唑嗪 作用于小动脉和静脉，以减轻后、前负荷。多用于慢性心力衰竭，静脉滴注硝普钠有效者，以此来替换维持，剂量为每次 25～50μg/kg，口服，每 6h 一次，可长期服用。

应用血管扩张剂时，须注意血容量是否足够，应密切观察疗效和血压，及时调整剂量，婴幼儿慎用。

（五）洋地黄以外增强心肌收缩力药物的应用

1. 多巴胺 直接作用于心肌内 $β_1$ 受体和间接刺激交感神经末梢 $β_1$ 受体，使心肌收缩力增强。在适宜的治疗剂量时，可使周围阻力下降，增加心排血量。如剂量过大，则使周围血管收缩，反而增加心脏后负荷，肾血流量亦减少。剂量为每次 10～20mg，加入 5%～10%葡萄糖溶液 100ml 中静脉滴注。一般以 5～10μg/（kg·min）为宜，如剂量＞10μg/（kg·min），则使周围血管收缩，增加心脏负荷。

2. 多巴酚丁胺 通过刺激 $β_1$、$β_2$ 和 α 肾上腺素能受体，使心肌收缩力增强，对周围血管作用很弱。剂量为 2.5～10.0μg/（kg·min）静脉滴注。

3. 氨力农 为磷酸二酯酶抑制剂，具有正性肌力和血管扩张作用；静脉注射，需用 0.9%氯化钠溶液稀释，负荷量为 1～3mg/kg，于 30min 以上缓慢静脉注射；维持量为 5～10mg/（kg·min）。

（六）急性左心衰竭（肺水肿）的处理

1. 采取坐位，双腿下垂，以减少静脉回流及增加肺活量。必要时可轮流束缚三个肢体，压力维持在收缩压和舒张压之间。

2. 抗泡沫剂 将氧气通过 35%乙醇溶液吸入，每次 10～20min，间歇 15～30min，重复 1～2次，以减少肺水泡沫，改善氧合功能。

3. 吗啡　有镇静及减轻呼吸困难的作用。剂量每次为 0.1～0.2mg/kg，皮下或静脉注射，如为无呼吸抑制而仍烦躁不安患儿，20～30min 后可重复一次。

4. 强效利尿剂　呋塞米每次 1～2mg/kg 静脉注射。

5. 毛花苷丙　可快速洋地黄化。

6. 血管扩张剂　常用酚妥拉明，以每次 0.3～0.5mg/kg（每次总量不超过 10mg）溶于 10%葡萄糖溶液 10～20ml 中，静脉缓慢注射，隔 15～30min 可重复一次。

7. 氨茶碱　每次 2～4mg/kg 静脉缓慢注射，有增强心肌收缩、扩张冠状动脉、利尿及解除小支气管痉挛的作用，亦可选用。

8. 糖皮质激素　静脉滴注氢化可的松或地塞米松对肺水肿有一定疗效。

9. 机械通气　应用呼气末正压辅助呼吸。

10. 对高血容量者，必要时可采用腹膜透析或血液透析。

第四节　急性呼吸衰竭

急性呼吸衰竭（acute respiratory failure，ARF）是由于呼吸中枢和（或）呼吸器官的原发或继发病变引起的急性通气和（或）换气功能障碍，导致缺氧和二氧化碳潴留及一系列代谢功能紊乱的临床综合征，$SaO_2 \leqslant 85\%$，$PaO_2 \leqslant 50mmHg$，$PaCO_2 \geqslant 50mmHg$。ARF 为小儿常见的急症之一，亦是小儿病死的常见病因。若仅 $PaO_2 < 50mmHg$，称 I 型 ARF，即低氧血症型 ARF；若 $PaO_2 < 50mmHg$，$PaCO_2 > 50mmHg$，称 II 型 ARF，即低氧、高碳酸血症型 ARF。

【诊断】

（一）病因

1. 严重呼吸系统疾病　重症肺炎（严重急性呼吸综合征、急性呼吸窘迫综合征），毛细支气管炎，哮喘持续状态，气管异物，急性喉梗阻，气胸，大量胸腔积液，广泛性肺不张，肺水肿，刺激性气体吸入等。

2. 中枢神经系统疾病　如中枢神经系统感染（脑炎、脑膜炎），颅脑损伤，颅内出血，脑水肿、脑缺氧等。

3. 中毒　有机磷中毒、一氧化碳中毒、药物过量（吗啡、麻醉剂、苯巴比妥、氯丙嗪）等。

4. 其他疾病　如多发性神经根炎、脊髓灰质炎、重症肌无力、严重低钾等。

（二）临床表现

1. 原发疾病的相应症状和体征。

2. 呼吸系统　呼吸功能紊乱为呼吸衰竭的基本特征，伴面色青紫或面色灰白，二氧化碳潴留可致面色潮红。

（1）周围性呼吸衰竭：以呼吸困难为主，表现为鼻翼扇动、三凹征、点头呼吸，一般无呼吸节律改变。上呼吸道梗阻以吸气性呼吸困难为主，下呼吸道梗阻以呼气性呼吸困难为主，肺部病变多为混合性呼吸困难；早期呼吸浅速，后期呼吸无力，呼吸减慢<25 次/分。当呼吸次数<8～10 次/分时提示病情严重，<5～6 次/分提示呼吸即将停止。

（2）中枢性呼吸衰竭：呼吸节律不齐，早期为潮式呼吸，晚期出现抽泣样呼吸、叹息样呼吸、呼吸暂停、下颌运动等。

3. 循环系统　早期心率增快；晚期减慢，心律失常，心音低钝，血压下降。

4. 神经系统　烦躁不安、头痛、意识障碍、双眼凝视，甚至昏迷、惊厥，视盘水肿，瞳孔缩小或忽大忽小，一大一小。

5. 其他　黄疸、腹胀、消化道出血、少尿、无尿等。

（三）实验室检查

1. 三大常规 大便隐血，肝、肾功能，血电解质测定。

2. 血气分析 为诊断依据，且为监测主要指标。应采取动脉血进行，新生儿和婴幼儿可用毛细血管动脉化血代替，如采血为静脉血，则正常值有所不同，判断时应注意。

【治疗】

1. 病因治疗 积极治疗原发疾病，消除病因，应用有效抗生素防治感染。

2. 气道管理 保持呼吸道通畅，改善通气功能，应用支气管解痉剂和祛痰剂，如 β_2 受体激动剂、氨茶碱、溴己新、肾上腺皮质激素等，超声雾化吸入，翻身拍背，多次吸痰，使呼吸道分泌物排出。

3. 氧气吸入 有自主呼吸者可用鼻导管给氧，导管插入鼻前庭约 1cm，给予纯氧，实际吸入氧浓度为 30%左右；新生儿、婴幼儿可用面罩或鼻罩给氧，氧气应通过温水玻璃瓶加温湿化后吸入，病情稳定后改为间歇用氧。

4. 呼吸兴奋剂的应用 药物直接兴奋呼吸中枢，或刺激颈动脉窦和主动脉的化学感受器反射地兴奋呼吸中枢，以加强呼吸，如尼可刹米、东莨菪碱、洛贝林等，药物可交替使用。

5. 纠正酸碱失衡和电解质紊乱 呼吸衰竭常伴呼吸性酸中毒或混合性酸中毒，纠正方法主要是改善通气，适当应用 5%碳酸氢钠溶液 2～3ml/（kg·次）。电解质紊乱常见高钾、低钾、低氯、低钠，应根据血液生化检查结果，及时补充纠正。

6. 气管插管或气管切开 便于吸出呼吸道分泌物，保持呼吸道通畅，并通过气管插管直接给氧，有利于纠正严重缺氧和二氧化碳潴留，应注意气管插管深度、位置是否正确，严格无菌操作。

7. 机械通气。

8. 其他治疗 维持重要器官功能，伴有颅内压增高和脑水肿时，应限制液体入量在 60～80ml/（kg·d），应用脱水剂如甘露醇、呋塞米等，合并心力衰竭时应用强心剂、利尿剂、血管活性药物等。注意保护肝、肾功能。给予足够能量。